中西医结合
睡眠医学概要

主　审：刘艳骄　高　和
主　编：王东岩
副主编：朱延梅　冯丽媛　王春霞　黄昕红　李　涛
　　　　李雪燕　陈开兵

人民卫生出版社
·北 京·

图书在版编目（CIP）数据

中西医结合睡眠医学概要 / 王东岩主编. —北京：人民卫生出版社，2020.7

ISBN 978-7-117-30215-9

Ⅰ.①中… Ⅱ.①王… Ⅲ.①睡眠障碍 - 中西医结合疗法 Ⅳ.①R749.705

中国版本图书馆 CIP 数据核字（2020）第 123492 号

| 人卫智网 | www.ipmph.com | 医学教育、学术、考试、健康，购书智慧智能综合服务平台 |
| 人卫官网 | www.pmph.com | 人卫官方资讯发布平台 |

中西医结合睡眠医学概要
Zhongxiyi Jiehe Shuimian Yixue Gaiyao

主　　编：王东岩
出版发行：人民卫生出版社（中继线 010-59780011）
地　　址：北京市朝阳区潘家园南里 19 号
邮　　编：100021
E - mail：pmph @ pmph.com
购书热线：010-59787592　010-59787584　010-65264830
印　　刷：北京铭成印刷有限公司
经　　销：新华书店
开　　本：787×1092　1/16　　印张：19　　插页：2
字　　数：462 千字
版　　次：2020 年 7 月第 1 版
印　　次：2020 年 8 月第 1 次印刷
标准书号：ISBN 978-7-117-30215-9
定　　价：88.00 元

打击盗版举报电话：010-59787491　E-mail：WQ @ pmph.com
质量问题联系电话：010-59787234　E-mail：zhiliang @ pmph.com

主 编 简 介

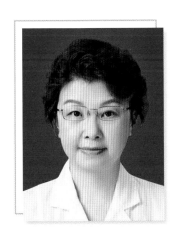

王东岩 二级教授、主任医师、博士研究生导师,现任黑龙江中医药大学第二临床医学院副院长,国家中医药管理局重点学科——针灸学科后备带头人,全国名老中医孙申田教授学术继承人。黑龙江省青年五四奖章获得者,哈尔滨市第十届青年科技奖获得者。美国 Creighton University 访问学者。兼任中国针灸学会脑病科学专业委员会副主任委员,中国老年学和老年医学学会睡眠科学分会副主任委员,世界中医药学会联合会睡眠医学第三届专业委员会副会长,黑龙江省睡眠学会副会长,黑龙江省慢性病管理学会中西医结合脑病分会主任委员,黑龙江省中西医结合学会第一届睡眠医学分会副会长等职务。

主持国家自然科学基金面上项目"基于 EEG-fMRI 的电针四神聪调节睡眠结构、改善认知功能的中枢机制研究"等 2 项;主持黑龙江省领军人才梯队后备人才项目"时间针法改善原发性失眠患者睡眠结构和日间觉醒状态影响的研究";黑龙江中医药大学优秀领军人才支持计划项目"电针改善卒中相关睡眠呼吸障碍的临床及机制研究"。主持国家中医药管理局、国家重点实验室项目、省自然科学基金项目等各级科研课题 24 项;科研成果获奖 27 项,其中,"黑龙江省科学技术进步二等奖"5 项(主持 2 项)、"黑龙江省科学技术进步三等奖"2 项、"中华中医药学会科学技术进步三等奖"2 项(主持 1 项)、"黑龙江省教育教学成果一等奖"2 项(主持 1 项)。获国家发明专利 1 项。主持编写《内科系统疾病诊疗常规》等论著 3 部,参编全国高等院校中医药类"十三五"《神经病学》等规划教材 10 部,任副主编 5 部。发表学术论文 100 余篇,部分被 EI、SCI 检索收录。

率先在黑龙江中医药大学开设《睡眠医学基础》选修课程,组建黑龙江中医药大学第二临床医学院睡眠医学中心,开设睡眠特色门诊,积极推动睡眠学科发展。临床中以传统医学为基础,融入现代睡眠医学理念,针药并用,创立了一套有效的慢性失眠的管理方法。

《中西医结合睡眠医学概要》
编写委员会

主　审　刘艳骄（中国中医科学院广安门医院）

　　　　高　和（中国人民解放军空军特色医学中心）

主　编　王东岩（黑龙江中医药大学第二临床医学院）

副主编　朱延梅（哈尔滨医科大学附属第二医院）

　　　　冯丽媛（黑龙江中医药大学第二临床医学院）

　　　　王春霞（黑龙江中医药大学第二临床医学院）

　　　　黄昕红（黑龙江中医药大学佳木斯学院）

　　　　李　涛［中国科学院大学深圳医院（光明）］

　　　　李雪燕（甘肃中医药大学）

　　　　陈开兵（甘肃中医药大学附属医院）

编　委（以姓氏笔画为序）

　　　　王若愚（黑龙江中医药大学）

　　　　田　芃（黑龙江中医药大学第二临床医学院）

　　　　邢继杰（黑龙江中医药大学第二临床医学院）

　　　　杨海永（黑龙江中医药大学）

　　　　吴　迪（黑龙江中医药大学第二临床医学院）

　　　　何　雷（连云港市中医院）

　　　　宋　晶（黑龙江中医药大学第二临床医学院）

　　　　张　丹（黑龙江中医药大学第二临床医学院哈南分院）

　　　　张　丹（黑龙江中医药大学第二临床医学院）

　　　　张　莹（黑龙江中医药大学）

　　　　张　蕊（中国人民解放军空军特色医学中心）

　　　　武文鹏（黑龙江中医药大学第二临床医学院）

　　　　范璟兰（黑龙江中医药大学）

　　　　金晓璐（黑龙江中医药大学）

　　　　郑迎虹（黑龙江中医药大学第二临床医学院）

　　　　唐　微（黑龙江中医药大学第二临床医学院）

　　　　常美玲（黑龙江中医药大学）

　　　　崔乃松（黑龙江中医药大学第二临床医学院）

　　　　矫梦璐（黑龙江中医药大学）

　　　　麻聪聪（黑龙江中医药大学）

董　旭（黑龙江中医药大学第二临床医学院）

韩晓霞（中国人民解放军空军特色医学中心）

韩滨宇（黑龙江中医药大学第二临床医学院）

路思宇（黑龙江中医药大学）

詹子琦（黑龙江中医药大学）

霍　宏（黑龙江中医药大学）

协　编　张虹岩（黑龙江中医药大学）

张博洋（黑龙江中医药大学）

刘佳惠（黑龙江中医药大学）

序　言

北国的哈尔滨美丽如画,也是人才辈出的地方,更是静心钻研学术的地方。大约在 6 年前的冬季,黑龙江中医药大学的王东岩教授,邀请我和空军特色医学中心(原空军总医院)睡眠中心的高和教授一起到哈尔滨参加由王东岩教授主持的学术会议。由此,我们相逢,并进行了广泛的学术交流。

2018 年,当我们再次来到哈尔滨的时候,我们共同提出了寒带地区睡眠医学研究的总体框架,并建议王东岩教授牵头研究寒区睡眠问题。王东岩教授考虑到自身的学术基础,决定先编写一部融汇中西医睡眠医学的书籍,这就是即将出版的《中西医结合睡眠医学概要》。

该书在认真学习中医睡眠医学与现代睡眠医学的基础上,以其针灸专业人特有的敏锐目光,介绍了针灸专业人研究睡眠障碍应当具有良好的神经科学的基础,提出睡眠医学的中西医结合基础理论与方法。本书简要介绍了中西医睡眠医学的历史、睡眠医学的中西医基础理论、睡眠障碍的中西医治疗、认知行为疗法,以及睡眠养生的基本方法。现代中医睡眠医学在发展中前进,现代睡眠医学更是飞速发展,如何将两者有机结合,进而造福于各种睡眠障碍的患者,还需要进一步探索,该书也需要进一步在临床实践中加以完善。

"不曾扬帆,何以至远方"。黑龙江中医药大学附属第二医院王东岩教授主编的《中西医结合睡眠医学概要》即将出版发行之际,余乐之为序,期待王东岩教授领导的团队,未来能在寒区睡眠医学的研究方面做出更大的贡献。

中国中医科学院广安门医院心理睡眠科南区睡眠中心　刘艳骄

2019 年初冬于北京

目　录

第一章 概 论

中西医结合睡眠医学是一门交叉学科,是在中医理论指导下,结合现代睡眠医学的基础原理,研究睡眠的生物学机制和各类睡眠 - 觉醒障碍的病理生理机制、临床评估、诊断、治疗以及养生保健的学科。它是睡眠科学体系的重要分支学科,也是中医药学术体系的重要组成部分。研究内容几乎涉及基础与临床医学所有专业,特别是与神经病学、精神病学、呼吸病学、心理学、耳鼻咽喉科学、口腔医学、儿科学、老年医学、行为医学和临床电生理学等学科存在密切联系。现代睡眠医学的专业分支有睡眠生物学、睡眠生理学、睡眠药理学、睡眠医学工程学、临床睡眠医学、睡眠精神医学、儿童睡眠医学、睡眠环境学、睡眠心理学、老年睡眠医学、睡眠障碍流行病学等。

第一节 中医学对睡眠医学的认识

中医学对睡眠障碍的研究有悠久的历史,早在《灵枢·营卫生会》篇中即有睡眠生理规律的论述,历代医家又各有发挥。中国历代中医学文献是阐述睡眠障碍的主体,但是,这些关于睡眠和睡眠障碍的认识,并不是作为一门专科疾病来认识的,它符合中医学发展的历史特点,和其他医学专门学科一样,关于睡眠与睡眠障碍论述,是逐渐积累起来的,并不断深化、完善。当然,从今天的眼光来看,古人的论述含有一些猜测和设想,尽管有些病例没有像今天这样有统计学处理和对照观察,但这些简单的文字记录是古人最真实的记载,更符合时代的特点。不论是中医,还是西医,对于疾病的论述都是从最简单的描述开始的,其治疗措施也是逐渐探索出来的。

一、中医睡眠医学的发展简史

随着实践经验的积累和古代哲学思想及其他自然科学知识的渗透,中医对睡眠的认识也不断发展和完善。

早期比较注重睡眠中的梦,充斥着神秘主义,也是对睡眠认知的初步阶段,在《黄帝内经》中记载了一些对睡眠障碍的论述,如失眠("不得眠""卧不能眠""不得卧"等)、嗜卧,以及各种梦疾,如梦飞、梦坠等,对于睡眠产生的理论有营卫学说、阴阳学说等,对中医认识睡眠障碍起到了重要的指导作用。唐·孙思邈《备急千金要方》中记载的睡眠障碍有:各种原因的"不得眠""梦惊""多魇""梦寐惊魇""梦寐恐畏""梦寐惊悸""魇梦""梦歌乐"等,以及治疗这些疾病的相应方药。唐宋时主要提出了关于睡眠的诸多学说,并以失眠和多寐为主,有其系统的理法方药的论述,但此时也有另一种关于梦的理念,由神秘化而演变为系统的说词。

在宋代和金元时期,对睡眠认识更加细致,开阔了对睡眠障碍的治疗思路。《太平圣惠方》记载的睡眠障碍有:"胆虚不得睡""胆热不得睡""伤寒后不得睡""虚劳心热不得睡"。《博济方》中记载有血证引起的"夜多盗汗""多困睡""伤寒烦躁不得睡",并提出用和气温中,安神魂的方法进行治疗。《苏沈良方》中用朱砂膏、蕊珠丹、至宝丹、白雪丸治疗失眠和"眠中惊魇"。《圣济总录》中记载的睡眠障碍有:因伤寒引起的"不得眠";因霍乱引起的"不得眠";因胆热引起的"多睡";因胆寒引起的"夜间少睡""睡即惊觉""睡卧不安"和因虚劳引起的"不得眠"。《太平惠民和剂局方》中记载了因各种原因引起的睡眠障碍,如"夜多异梦,昼少精神""夜梦惊恐""嗜卧少起""梦寐惊魇""寐即惊魇""睡卧不稳,梦寐遗精""梦寐惊悸""睡卧不宁,梦涉危险"等,其治疗方药各不相同。《济生方》中记述了"梦寐惊恐""夜多异梦""梦寐惊悸""夜多不寐""梦寐不安""睡卧不安"等,并提出了成因与相关疾病。《素问玄机原病式》首次提出了梦呓,认为梦呓的产生与"火"有关。《脾胃论》中提出了"嗜眠""食后则昏冒欲睡"等与脾胃有关的嗜睡病。张从正继承刘完素的学术思想,力矫世医好用温补之时弊,宗《内经》《难经》之旨及张仲景汗、吐、下三法,创立了以"攻邪论"为中心的理论学说,并将"不寐"作为单独疾病来看待。他运用心理疗法治疗各种情志性疾病,失眠(不寐)就是其中的一例。

明清时期对于睡眠的理论和实践上都取得了较大进步,对于睡眠障碍的治疗更有规律。《本草纲目》中记载了"不寐""多眠""离魂""夜啼""梦呓"之病。并有方药相佐。并提出了"脑为元神之府"的重要论述。《景岳全书》对失眠病的论述尤为精详。《医宗必读》提出了失眠病的五大类治法。《症因脉治》中的"不得卧"分外感和内伤。《医碥》认为"阴虚有火则动扰,故心烦而不得卧也",而"大抵精明之人卧少,浑浊之人卧多,饱食终日,无所用心,静而不扰则多卧。"而"湿盛""火盛"也常引起多卧。《医学原始》是对睡眠论述较多的著作,专用辟有《寤寐论》和《梦论》,从中医学阐述觉醒和睡眠之间的关系,以及自生之梦、"正梦""极醉者无梦""梦中魇""魂出为梦"等,这在此之前是没有的。中华民国时期清瘰在《神州国医学报》上对睡病进行了考证,发表了《睡眠考》。

新中国成立以后,中医诊治的睡眠疾病主要归属于中医临床各科中,尤以中医内科最为详尽,各种睡眠疾病散见于临床报道中。用中医药学的理论和方法解决现代睡眠疾病,正是时代赋予中医药学者的责任,用现代的认识方法来思考中医学治疗疾病的机制,用现代的认识工具来剖析中医药的作用途径,对整个睡眠学研究来说,都是有意义的。现今,中医睡眠研究和现代科学认识结合,分化为独立的学科。

二、中医学中的睡眠学说

中医对睡眠的认知有着悠久的历史,睡眠理论记载比较完整,主要包括阴阳睡眠学说、神主睡眠学说、营卫睡眠学说、脑睡眠学说、魂魄睡眠学说、水火睡眠学说等。

(一)阴阳睡眠学说

传统医学认为,觉醒与睡眠是人体阴阳动静之间对立统一、相互交替的两种不同的功能状态,是人类长期为适应自然变化规律而形成的心身活动规律。从广义的角度来说,阴阳失调是睡眠障碍发病的总病机;从狭义的角度来说,阴阳失调是睡眠障碍发病的重要病机。阴阳失调,心肾不交,水火不济,可见失眠、多梦、梦游等多种睡眠障碍。

（二）营卫睡眠学说

营卫睡眠学说与阴阳睡眠学说有着异曲同工之妙。营气行于脉中，属阴，卫气行于脉外，属阳。人体正常的睡眠和觉醒，是营卫正常循行所决定的。营卫循行睡眠学说认识到，睡眠、觉醒规律与大自然的昼夜交替规律相统一。《素问·五十营》说，人体的营卫一昼夜循行五十周，至夜营卫都会于阴，营卫时会时人入睡，叫做"合阴"。五十营为日周期，是人体生命节律之一。营卫睡眠学说还指出，失眠发生的机制是多元性的，在卫气行于五脏六腑之时，无论哪一个环节，只要卫气运行失常，都会出现睡眠障碍。《灵枢·大惑论》说："夫卫气者，昼日常行于阳，夜行于阴，故阳气尽则卧，阴气尽则寤。"营卫睡眠学说，还把睡眠与人的体质、免疫功能联系在一起。该学说主张营卫循行规律的周期变化引起睡眠和觉醒的生理现象，且与现代睡眠学说相通融，这种认识是相当先进的。

（三）神主睡眠学说

神主睡眠学说认为睡眠和觉醒由神的活动来主宰，神安则人能进入睡眠，神不安则人不能入睡，正如明·张景岳所说："盖寐本乎阴，神其主也，神安则寐，神不安则不寐。"《类经·疾病类》说："盖心为君主之官，神之所舍也。神动于心，则五藏之神皆应之，故心之所至即神也，神之所至即心也。"《素问·灵兰秘典论》也说："主明则下安……主不明则十二官危。"神源于脑髓，统摄于心，关乎五脏，也就是说睡眠与人体全身的活动功能状态有关。中医神主睡眠学说体现了一种整体睡眠观，这种观念可以利用中医在整体上对于睡眠进行调整。

（四）脑睡眠学说

脑为精之类，是为髓之海，故而属阴；头为诸阳之会，脑又为精明之府，是全身真气集聚之所。心脑相通，总摄元神。因此，人身之元神，也藏于脑髓。脑髓内藏元神，与心气相通，故主睡眠，协调全身脏腑功能和人的精神活动。中医脑睡眠学说与神主睡眠学说相通，实际上仍然认为睡眠是人体整体生命活动。

（五）魂魄睡眠学说

魂魄睡眠学说是中医神主理论与脑髓理论的组成部分，魂魄生于脑，藏于脏，表现于外。魂魄不能相离，运行协调，相互为用，则睡眠安宁。魂魄作为中医神的概念之一，与睡眠密切相关，其内容涉及脏腑、精神、情志、魂魄，相互协调，运作正常，则人体睡眠安宁，魂魄睡眠理论，内容广泛，集中体现在中医对睡眠梦觉和睡眠幻觉的临床实践中，特别是对指导临床用药很有参考价值。

（六）水火睡眠学说

中医藏象学认为，人的睡眠是心（脑）与肾相互交济的结果。正常的生理状态，心火必须下降于肾，以助肾阳的升发；肾水必须上济于心，以滋心阴；心肾相交，则水火相济。在病理状态下，若心火不能下降于肾而独亢，肾水不能上济于心而凝聚，心肾之间的生理功能就会失去协调，而出现一系列病理表现，称为心肾不交。这种心肾不交就表现出以失眠为主症，同时伴有心悸、怔忡、心烦、腰膝酸软，或男子梦遗、女子梦交等症。水火交济睡眠学说，体现了心（脑）、肾对睡眠的调节作用。

三、中医对睡眠障碍的认识

（一）先天禀赋

人的体质强弱,与先天禀赋有密切联系。不同的体质类型,就有不同的性格特征,这些特征在某种程度上,会影响成年以后的睡眠质量。先天禀赋,受之于父母的先天之精,对人的生后体质强壮有很大的影响。父母的睡眠类型对子女的睡眠类型有一定的影响。先天禀赋不足,脏腑元气虚弱,是导致一些人在一定年龄阶段出现睡眠障碍的基础。

（二）生理失调

中医学强调阴阳平衡的重要性,人体阴阳失衡,进而导致周身气血的失调,出现一系列的生理失调表现,这些生理失调现象很多与睡眠密切相关。生理学反映的是一个人成长过程中诸多的基本变化,导致人体出现睡眠障碍的生理因素主要有脏腑功能的失调,元气虚损,以及因七情剧烈变化而导致的睡眠障碍。脏腑虚损,元气不足,是人体生理功能失调的基本反映。脏腑虚损,阴精不足,营血亏虚,是产生虚证失眠的直接原因,同时也是实证失眠之病邪产生的基本条件。无论内伤致病,还是外邪侵袭,均可导致人体的气血精液的亏损,进而扰乱神明,产生各种睡眠障碍。导致脏腑虚损的另一个原因,是人的七情变化,而七情的变化,又是产生睡眠障碍的重要原因。《素问·举痛论》说:"百病生于气也,怒则气上,喜则气缓,悲则气消,恐则气下……惊则气乱……思则气结。"情志的变化过甚,必会影响脏腑的功能活动,脏腑功能活动异常,常会扰动心神,波及脑神而发生睡眠障碍。

（三）外邪内扰

引起睡眠障碍的病因是多方面的。根据睡眠疾病的特点,以下内外因素与睡眠疾病发生之间的关系密切。①气候异常:当天气突然变化时,人体自身的调节尚未适应,就会发生疾病。腹泻、中暑、疟疾等病中均有睡眠障碍的存在。随着生活条件的改善,可以出现类似的疾病,如夏月空调过冷,可能受寒,而影响睡眠。②地土方域:不同的地理环境对人们的睡眠质量有不同的影响。如时差病、轮班不适综合征等。③外感病邪:外感病邪,风、寒、暑、湿、燥、火都可作用于人体,而产生疾病并影响睡眠,这些睡眠问题或睡眠障碍可以随着疾病的好转而恢复,也可以随着病情的加重而加重。④毒药所致:药物既可以治病,又可以致病。兴奋性药物可导致人睡眠减少,或彻夜难眠。过量服用镇静催眠药可产生药物性失眠。⑤环境影响:环境的破坏也可成为睡眠障碍的诱因。战乱时期,人们往往寝食难安;和平时期,人们体健身肥又会产生鼾眠症。

（四）节律紊乱

我们生活在一个有节律变化的世界中,若因出现时间的改变、速度的变化、时区的改变、而不能适应,可出现一过性或短暂的睡眠和觉醒问题。不良的睡眠习惯,同样会使睡眠的节律发生改变。机体生物节律改变,将影响人们对工作的热情。节律紊乱是现代中医认识睡眠障碍不可忽视的方面。

第二节　现代睡眠医学的形成与发展

有史以来,人类就对睡眠与梦产生了极大兴趣,现代科学技术的进步是推动睡眠医学显著进展的动力。在睡眠医学领域,不同时期所取得的若干重大发现与进步,代表了睡眠医学

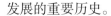

发展的重要历史。

一、睡眠医学研究的基础——脑电活动的发现

1929 年,德国精神病学家 Berger 在人头皮上记录到脑电活动,极大地促进了睡眠医学的研究与发展。既往是根据引起受试者觉醒所需要的刺激强度(听觉、视觉或痛觉刺激等)来判断睡眠的深浅,自从发现脑电活动后,可以通过同时记录脑电图、肌电图、眼动电图、心电图、呼吸气流与呼吸运动图、鼾音和阴茎勃起情况等多项生理指标,进行睡眠生理与睡眠分期的研究,1974 年 Holland 将其命名为多导睡眠图(polysomnogram)。目前,多导睡眠图已经成为睡眠障碍评估、诊断、鉴别诊断和疗效评估的重要手段。

二、睡眠医学发展的重要里程碑——快速眼球运动睡眠期的发现

1953 年,美国芝加哥大学的 Kleitman 和 Aserinsky 发现并明确了快速眼球运动(rapid eye movement, REM)睡眠期的存在,证实了 1937 年 Loomis、Harvey 和 Hobart 提出的周期性睡眠模式假说。相对应地,非快速眼球运动(non-rapid eye movement, NREM)睡眠阶段被称为 NREM 睡眠期。1957 年,Kleitman 和 Dement 进一步将 NREM 睡眠分为 I~IV 期,分别代表睡眠由浅入深过程的不同阶段。2007 年美国睡眠医学会将睡眠过程修改为清醒期、浅睡眠期、深睡眠期和快速眼球运动睡眠期。

在发现 REM 睡眠同时,还观察到做梦与 REM 睡眠期密切相关:将受试者从 REM 睡眠期唤醒,约 80% 的人叙述正在做梦,而从 NREM 睡眠期唤醒,仅有不足 20% 的人叙述在做梦。这些观察结果,引起了临床与基础研究工作者的极大兴趣和广泛重视,许多科学家在此基础上进行了广泛深入的研究。由于人在做梦时伴随出现的快速眼球运动、肌紧张消失,以及脑桥网状结构、背外侧膝状体和枕叶皮质周期性高幅放电等生理学特点,在绝大多数哺乳动物也会出现,所以研究人员认为哺乳动物也会做梦,只是它们不能像人一样陈述梦境而已。自此,对梦的生理学研究也就从单一以人为研究对象,扩展到动物模型研究;亦将梦的生理学研究从非侵入性方法,发展到侵入性研究阶段;同时把梦的生理学研究从临床脑电图、肌电图、眼动电图等传统方法,发展至细胞水平的显微研究;特别是细胞内微电极记录的发展,使梦的生理学研究进入了新的阶段。自此,睡眠的发生机制、生理意义和睡眠与做梦关系等各方面的研究都有了飞速发展,使人们对于睡眠的本质有了新的认识,尤其是发现在 REM 睡眠期消化性溃疡患者的胃动力与分泌功能增强,REM 睡眠期相关阴茎勃起,以及据此可以鉴别是器质性还是功能性勃起障碍等,说明 REM 睡眠期的发现及其影响,远远超出了神经科学本身,它对于睡眠生理学、睡眠生物学、睡眠药理学、睡眠病理生理学以及睡眠内分泌学等方面都产生了深远的影响,提示睡眠与睡眠障碍本身已经成为一门独立学科。从此,睡眠医学研究走向了更加科学和规范的道路。

三、中枢神经系统对于睡眠与觉醒主动调节机制理论的确立

早期提出的睡眠发生机制学说,无论是强调特异性感觉冲动的输入减少,还是强调网状结构的紧张性活动下降,其共同点都是将睡眠视为被动过程。但是,晚上上床睡眠时出现感觉输入减少,这也许可解释成是上行网状激活系统的关闭,而早晨的觉醒通常并不一定需要有感觉输入的增加。因此,这些观点始终不能圆满解释睡眠与觉醒的发生机制。以后大量

的实验研究证明,睡眠不是觉醒状态的简单终结,而是中枢神经系统产生的主动调节过程。在脑干内存在特定的睡眠诱导区,位于脑桥中央水平与延髓尾侧之间,它们包括中缝核、孤束核、蓝斑以及网状结构背内侧的一些神经元。这些核团发出的上行纤维,组成脑干上行网状抑制系统,脑干上行网状抑制系统与上行网状激活系统功能的动态平衡,调节着睡眠与觉醒的相互转化。因此,睡眠是中枢神经系统产生的主动调节过程这一理论逐渐获得公认。随着生物化学技术的发展,目前已经明确 5-羟色胺(5-hydroxytryptamine, 5-HT)、去甲肾上腺素(noradrenaline, NA)和乙酰胆碱(acetylcholine, ACh)等神经递质参与睡眠与觉醒的调节过程。

四、睡眠医学临床研究的重要历程

早期有关睡眠医学研究中最突出的重要观察,是 1685 年 Willis 首先描述了不宁腿综合征的临床症状,1945 年,瑞典神经病学家 Ekbom 正式进行报道并给予命名。1880 年,Gélineau 首次描述了发作性睡病,成为完整收集与描述这一疾病各种临床表现的第一位学者;1916 年,Hermeberg 将发作性睡病患者出现的情感性肌无力现象命名为"猝倒症";1960 年,Vogel 首次正式报告了发作性睡病患者存在睡眠始发的快速眼球运动现象。十分有趣的是,临床最常见的睡眠障碍——睡眠呼吸暂停综合征的首次描述者并非临床医师,而是英国著名作家 Dickens。1836 年,Dickens 在小说《匹克威克外传》中,详细地描述了主人公Pickwick 的特征:肥胖、响亮的鼾声、日间思睡。1956 年,Burwell 等将具有思睡、过度肥胖、发绀、红细胞增多、肺泡通气不足等一组症状者,命名为"Pickwick 综合征"。直到 1965 年,关于睡眠呼吸暂停综合征的正规报道才分别见于法国和德国的医学期刊。目前睡眠呼吸暂停综合征已经成为临床睡眠医学中的常见病,也是迄今为止涉及专业范围广、投入精力多、研究较深入、取得进展最显著的睡眠障碍之一。随着 PSG 技术的临床应用,对于睡眠障碍的临床研究十分广泛,而且不断深入,临床常见的失眠、睡眠相关性癫痫、睡行症、睡惊症等临床报道越来越多。快速眼球运动睡眠期行为紊乱(REM sleep behavior disorder, RBD)是中老年人常见的睡眠障碍,近年来越来越多的临床研究证实,RBD 并非是一个孤立性的睡眠障碍,RBD 与某些神经系统变性疾病,尤其是突触核蛋白病关系密切,如帕金森病、路易体痴呆、多系统萎缩等。1996 年,Schenck 首先报道了特发性 RBD 患者的随访结果,38% 的患者在出现临床症状后,经历平均 13 年时间发展为帕金森病。目前认为,RBD 是从正常人向神经系统变性疾病发展的一个过渡阶段,是这些疾病重要的生物学标志之一。

随着睡眠障碍的临床研究日益深入,睡眠相关的临床专著相继问世,如《夜间正常睡眠与病理性睡眠》《过度睡眠与周期性呼吸暂停》《人类的异常睡眠》等。1989 年,由 Kryger 教授等主编的睡眠医学教科书《睡眠医学理论与实践》正式出版,这是一部汇集众多睡眠医学专家的集体智慧,在国际上享有睡眠医学"圣经"的美誉,本书的出版为睡眠医学的迅速发展和人才培养奠定了坚实的基础。从此,睡眠与睡眠障碍受到世界大多数国家相关专业人员的重视,并逐渐开展有关的基础和临床研究工作。

五、睡眠医学组织机构和学术研究发展概况

在 20 世纪 70 年代,睡眠医学得到了极大发展,睡眠医学作为一门学科的轮廓逐步形成,其内容也不断得到丰富,有关的组织机构相继成立。从 20 世纪 60 年代开始,美国已经

出现睡眠相关机构并开展睡眠的临床和科研工作。1972年,欧洲睡眠研究会成立,每两年举办一次睡眠会议。1987年,世界睡眠研究联合会成立。最有影响的是在1978年成立的美国睡眠医学会,有力地推动了世界睡眠医学的兴起。1994年,美国睡眠医学会组织编写出版了《睡眠障碍国际分类》,并于2005年和2014年分别进行了修订,对睡眠障碍的临床诊断与分类进行了规范。2007年,美国睡眠医学会出版了《AASM睡眠及其相关事件判读手册:规则、术语和技术规范》,是第一部现代多导睡眠监测与判读标准,建立了系统的标准化方法,对于睡眠中发生的各种事件及其性质进行定义,并且对于睡眠电生理中的常用名词术语和参数起到了重要的规范化作用。睡眠相关的国际性与区域性学术组织编辑出版的英文学术刊物有《睡眠》《睡眠研究杂志》《睡眠与呼吸》《睡眠医学》《睡眠医学综述》《睡眠和生物节律》和《睡眠研究在线》等。

2005年,美国医学研究生教育鉴定委员会及美国专业委员会,正式承认睡眠医学为二级学科,在全科医学、内科学、耳鼻咽喉科学、儿科学、神经和精神病学等临床专业设置睡眠医师教育课程;2007年,美国内科医师考试委员会专门设立了睡眠医学专业认证考试。这些举措标志着睡眠医学已成为临床医学领域一个独立的专业。目前,美国部分有条件的医学院或医院(如哈佛大学医学院和宾夕法尼亚大学医学院)已经设置了独立的睡眠医学科。

第三节 睡眠医学学科的建设与发展

一、现代睡眠医学学科的建设与发展

现代睡眠医学起源于20世纪30年代的美国,并引导世界的睡眠科学研究。20世纪70年代美国斯坦福大学成立了专门的睡眠疾病诊断中心,并应用多导生理记录仪,对睡眠呼吸暂停综合征进行睡眠监测。由此,睡眠呼吸暂停综合征成为一种独立的疾病,带动西方发达国家睡眠医学的迅速兴起。美国睡眠医学(American Academy of Sleep Medicine, AASM)于1978年成立,这是国际上最重要的睡眠医学组织之一,成员单位包括全美众多睡眠中心和从事睡眠工作的医务人员,并于1986年和睡眠研究会(Sleep Research Society, SRS)联合成立专业睡眠联合会(Associated Professional Sleep Societies, APSS),共同主办杂志 *SLEEP* 和举行每年一次的睡眠学术会议。另外,欧洲睡眠研究会(European Seep Research Society, ESRS)于1972年成立,每两年举办一次睡眠会议,主办《睡眠研究杂志》(*Journal of Sleep Research*),这是欧洲促进睡眠研究的重要组织。世界睡眠研究会联合会(World Federation of Sleep Research Societies, WFSRS)成立于1987年。1997年,美国睡眠专业学会正式出版了第一版《国际睡眠障碍性疾病分类(ICSD)》,标志着睡眠医学在美国成为了临床独立学科。目前,美国睡眠医学已制定了规范的诊疗体系和诊治标准,形成了完整的继续教育及培训系统,构建了独立的睡眠医师和技师的认证体系,设立了规范的资格准入及考试制度。

二、我国睡眠医学学科的建设与发展

我国的睡眠医学研究萌芽于20世纪50年代初,产生于60年代中期,80年代初,我国的睡眠研究主要以基础性研究和个案报道为主,1981年诊断了第一例睡眠呼吸暂停患者。

1982年第二军医大学附属长征医院的饶治诚等报告了剥夺睡眠是癫痫脑电图的诱发方法之一。另一方面,失眠的报道也较多,并且重视睡眠与精神、心理的关系研究。1986年北京协和医院黄席珍教授建立了我国第一个睡眠实验室。中国睡眠研究会从1987年开始筹备至1994年正式成立,对我国睡眠医学事业的发展起到积极的推动作用。世界中医药学会联合会睡眠医学专业委员会于2011年成立。越来越多的学术会议、各种专题讨论会和讲学活动的举办,促进了我国睡眠医学发展。另外,睡眠相关的学术专著和学术期刊也应运而生,如《睡眠医学精要》《中医睡眠医学》《中西医结合睡眠障碍诊疗学》《睡眠障碍》《阻塞性睡眠呼吸暂停低通气综合征手册》《现代睡眠医学》等。除此之外,韩芳主译的《临床睡眠疾病》、高和等主译的《睡眠医学基础》等国外经典的睡眠书籍的学术专著也相继出版发行。中国睡眠研究会成立后编辑发行了不定期刊物《睡眠研究通讯》,2014年世界中医药学会联合会主办的《世界睡眠医学杂志》经国家中医药管理局批准正式发行。这些睡眠学术著作和刊物的问世,为临床医师和相关专业人员学习提高睡眠及睡眠障碍相关知识提供了主要参考,有助于我国睡眠医学的学术交流和提高,有利于睡眠医学学科建设工作。

据不完全统计,目前我国有2 000多家医院成立了睡眠中心、睡眠门诊或睡眠实验室,几乎遍及各大医科大学附属医院、省市级医院,少数医院设立了独立的睡眠专科,但是大部分睡眠研究工作仍然是依托于各个相关专业平台。尽管如此,越来越多的临床医师和基础研究工作者主动选择睡眠医学为主要研究方向,也逐渐开展了睡眠医学培训,在我国住院医师规范化培训组织管理体系中,特别是在专科培训中,内科专科设置建议表中已将睡眠医学这一条明确标注。2016年,国家公布的三级医院医疗服务中,神经科、耳鼻喉科、呼吸科、儿科将睡眠检测纳入多种疾病的诊断手段中,精神科更是指明建设睡眠医学科作为专科医疗服务的诊疗科目。

三、展望

睡眠医学是一门新兴学科,更是一门多学科交叉的综合学科,横跨诸多学术领域,涉及几十种疾病,其发展的重要意义不言而喻。在过去的几十年中,睡眠医学领域不断发展,但为了推动学科发展,广大睡眠研究工作者仍有很多任务要完成。睡眠医学研究中仍存在很多的未知领域和未解之谜,如时间生物学的调节机制、睡眠与认知神经科学的关联、睡眠时间和质量的调控等一系列的现实问题,这些都有待深入研究和解决。除此之外,推动睡眠学科与专科的发展,还要加强睡眠医学标准化建设,积极制订我国睡眠医学专科建设标准、实验室、研究室建设标准以及各种睡眠疾病诊疗规范(含西医、中西医结合与中医)和诊疗指南等,培养各类型的睡眠相关人才等,这样才能加快我国睡眠医学的发展速度。

综上所述,近几年中国睡眠医学进展迅速,并在继承与创新中求发展,与时俱进。加快建设有中国特色的睡眠医学,并使之走向世界将是我们的共同目标。我们坚信,随着睡眠医学在我国的发展和普及,将为促进世界睡眠医学的发展及我国人民的健康发挥重要作用。

第二章 睡眠生理基础

第一节 概 述

睡眠是恒温哺乳动物的一种行为状态，是人与高等动物普遍存在的生理现象，是周期出现的一种自发的和可逆的静息状态，表现为机体对外界刺激的反应性降低和意识的暂时中断，是一个相当复杂的生理和心理变化过程。与觉醒相比，睡眠时许多生理功能都发生了变化，这种周而复始的变化，决定着机体的正常工作。当这种变化紊乱时就会出现一系列的病理生理改变，同时也伴随出现一系列与睡眠相关的心理和躯体变化。睡眠常被分为不同时期。

睡眠分期主要依赖于脑电记录技术的发展。目前根据多导睡眠图、眼动图和肌电图手段可以明确区分非快速眼球运动（non-rapid eye movement，NREM）睡眠和快速眼球运动（rapid eye movement，REM）睡眠。生理学上，一般习惯根据睡眠深度不同，将 NREM 睡眠分为 1 期、2 期和 3 期。REM 睡眠以 R 期表示。

1. N1 期 脑电图中表现为低电压混合频率波，频率在 4~7Hz 的低波幅 EEG 波形。没有睡眠梭形波和非觉醒相关性 K 复合波。此时，人对周围环境的注意力已经丧失，处于意识不清醒状态。

2. N2 期 脑电图中出现 1 个或多个非觉醒相关性 K 复合波或 1 个或多个睡眠梭形波。这一期颏肌电张力多变，但通常低于清醒水平，几乎无眼球运动。

3. N3 期 脑电图中出现慢波活动，频率在 0.5~2Hz，峰 - 峰值 > 75μV。颏 EMG 张力多变，但通常比清醒期低。成年男性 N3 期随着年龄增长而减少，但女性不是这样。

4. R 期 通常是低电压混合频率波，α 波比 N1 期更明显，通常频率比清醒期慢 1~2Hz，锯齿波通常出现在本期，REMs 阵发性出现，颏肌电比其他睡眠期的都低，是整个记录的最低水平，可见短暂肌电活动。

正常成人的睡眠呈周期性。整夜睡眠中 NREM 睡眠和 REM 睡眠交替发生。通常每晚有 3~5 个这样的 NREM/REM 睡眠周期。

睡眠结构用于表示睡眠的构成。青年人 N1 期通常占总睡眠时间（total sleep time，TST）的 5%~10%。N1 期是清醒期和其他睡眠期的过渡阶段。N2 期占 TST 的比例最大，占 50%~60%。N3 期占 TST 的 15%~20%，R 期占 20% 左右。N3 期慢波的波幅和 N3 期时长在第 1 个睡眠周期中最大。R 期每 90~120min 出现一次，并在整夜过程中依次延长。

第二节　睡眠的特征

一、睡眠的发育特征

人类睡眠结构与年龄关系密切。胎儿从 24~36 周出现明显的觉醒与睡眠状态，24~30 周出现快波睡眠，32~36 周出现慢波睡眠。新生儿需要的睡眠时间很长，每天睡 16~18 小时。每昼夜觉醒 - 睡眠周期为 5~6 次。随着婴儿的成熟，短的睡眠逐渐合成长的睡眠，觉醒行为逐渐集中到白天时间，而睡眠时间则逐渐集中到夜晚。

幼儿在 1~2 岁时 REM 睡眠的百分比下降至 30%，3~5 岁继续下降至 20%~25%。随着青春期临近，随 N2 期增加，N3 期和 R 期呈降低趋势。总睡眠时间从儿童期到青春期减少，从早期 1 岁时的 14h 减少到早期青春期的 9h。随着年龄的增长，N1 期和 N2 期之和改变甚小，N3 期随着年龄增长而减少，50 岁后 R 期显著减少。有研究推测这种变化与大脑皮质突触密度减少、突触活动下降、代谢率下降等有关，代表了中枢神经系统早期老化的生物标志。

在所有物种中，REM 睡眠在生命早期占有重要地位，不论是胎儿还是新生儿期，它都是最初的优势状态，在个体发生学上，REM 睡眠被认为是原始睡眠，当 NREM 睡眠与觉醒随着个体成熟而出现时，REM 睡眠时间就减少。在生命中的最初一段时间，婴儿入睡时先进入 REM 睡眠，出生后 3~4 个月这种转化形式消失。REM 睡眠在生命早期的时间和比例均高，其后迅速下降。成人快波睡眠一夜平均为 100 分钟，约占总睡眠时间的 20%。

总睡眠时间随着年龄增长逐渐减少，在生命早期的变化尤为明显。成人的睡眠时间相对稳定，老年人的睡眠时间又再度减少。慢波睡眠的时间随着年龄增长减少得不明显。脑电中的 α 波活动随着年龄的增长而逐渐增加，δ 波活动随年龄增长而逐渐减少。3~5 岁儿童的 α 波不到 10 分钟 / 小时，老年人超过了 20 分钟 / 小时；3~5 岁儿童的 δ 波超过了 40~50 分钟 / 小时，而老年人仅为 10 分钟 / 小时。

二、生物节律

（一）中医对生物节律的认识

早在《黄帝内经》时代，关于时间和生命健康的联系就已经有相关记载，从阳气的作用、营卫之气的运行、阴阳跷脉的循行等角度，对生物节律有着多方面的认识和理解，虽未提出"昼夜节律"的概念，但蕴含着相同的思维。在生物节律的理论探讨中，阴阳消长节律、五脏生克乘侮节律、子午流注是其重要内容。

（二）睡眠昼夜节律

睡眠昼夜节律是所有生物体对可预测环境变化的一种综合性适应，它是可以持续运行并以大约 24 小时为周期的生物节律，它不仅是生物体对环境变化的被动反应，而且也是一种内源性的，似乎有一种内在机制所启动，这种计时机制称为生物钟。Stephan 于 1972 年证明，人类生物钟位于下丘脑前部视交叉上核（SCN），SCN 包含了自我控制的昼夜节律振荡器，并因此使内源性昼夜节律系统和外界的光 - 暗周期耦合起来。许多基因与生物钟有关，称之为生物钟基因。

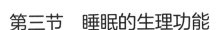

第三节 睡眠的生理功能

对于睡眠的功能,广泛接受的理论是"恢复"和"休息"的理论。然而,多方面的研究结果显示,睡眠是动物长期进化的一种适应性行为,也是一种本能行为。睡眠除了具有恢复和休息的功能之外,还对脑的发育、记忆信息在脑内的加工、激素的分泌,以及身心健康维持有重要作用。

一、睡眠剥夺对精神、神经系统的影响

在日常生活中,几乎每个人都有过睡眠减少的经历,所以睡眠剥夺在现代社会是一种普遍现象。近年来人们对睡眠剥夺的研究愈来愈深,大量科学研究证明,睡眠剥夺对机体的影响是多方面的,是建立在一定物质基础上的。睡眠剥夺分为全睡眠剥夺和选择性睡眠剥夺。而选择性睡眠剥夺又分为快动眼睡眠剥夺和非快动眼睡眠剥夺。作为临床内科医生有必要了解睡眠剥夺的意义和它对机体的影响。

睡眠剥夺对精神的有害影响有失误、认知能力下降、记忆力损害、警觉下降及注意力难以集中、最佳反应能力下降等。睡眠剥夺对运动能力的影响表现为最大运动能力下降、自我控制的步行速度减慢、可察觉的运动增加。而动物实验发现,睡眠剥夺时动物的自发活动减少 40% 以上。Lee 等发现睡眠剥夺后听觉事件相关单位(auditory event-related potentials,AERPs)P300 和 N200 的潜伏期延长、波幅降低,P200 的波幅增加。24 小时以上的睡眠剥夺即可使听觉和视觉反应时间延长。在睡眠剥夺与对抗措施的生理心理实验研究中,发现睡眠剥夺条件下完成任务的难度增大、反应速度降低、视觉鉴别及搜索能力下降。而对接受睡眠剥夺的受试者进行体格检查,很少有阳性结果,即使偶有也能在短时间内恢复。

二、慢波睡眠的功能

觉醒期间体内分解代谢活动占优势,尤其在体力劳动与锻炼之后,以及疼痛和受伤时分解代谢水平更高。由于慢波睡眠时体内的合成代谢占优势,因此充足的睡眠可以使人们消除疲劳,恢复体力。睡眠与激素的分泌有比密切的关系。垂体前叶分泌多种激素,如生长素、催乳素和黄体生成素(青春期)在睡眠过程中分泌增加,其中生长素最为明显。生长素在入睡后第一个慢波睡眠大量分泌,2 小时达到高峰,之后逐渐下降。所以慢波睡眠有助于生长发育。

三、REM 睡眠的功能

目前最为公认的观点是 REM 睡眠在记忆巩固中发挥着重要的作用。一些早期的动物实验结果表明 REM 睡眠剥夺干扰了学习,但是后期的一些研究表明 REM 睡眠剥夺过程中的压力比 REM 睡眠剥夺本身更重要。一些研究者则认为 REM 睡眠比 NREM 睡眠更加重要,一些则持反对观点,其他的则认为两种睡眠状态都是必要的。临床上很多人服单胺氧化酶抑制剂或三环抗抑郁药长达数 10 余年,这些药物显著抑制甚至完全消除 REM 睡眠的所有可检测征象,然而无一例关于治疗导致记忆缺失的报告。另一种被多次提起的观点是:REM 睡眠用于刺激大脑。这种假说解释了在大多数情况下 NREM 睡眠之后 REM 睡眠出现的原因。这也解释了人类在早上醒来之前 REM 睡眠时间增加。

第四节　睡眠的产生机制概述

过去观点认为下丘脑后部为觉醒中枢,前部为睡眠中枢,现大多认为睡眠和觉醒由一个相互呈链状连接的复杂系统调节,这个系统中某部位损害并不产生持久的睡眠 - 觉醒状态紊乱,而由环路中性质相似的神经元代偿。

神经生理学研究证明,睡眠不是觉醒的简单终结,而是中枢神经系统内主动的、节律性的过程,这一节律是独立于自然界的昼夜交替而自我维持的,其中被认为参与睡眠机制的特殊神经结构有:①视交叉上核;②丘脑、下丘脑;③脑干中缝核、孤束核;④网状结构;⑤大脑皮质。

一、NREM 的神经生理机制概述

睡眠被动理论认为睡眠是由于外界感觉信号的传入减少或停止引起的,上行性网状激活系统是维持觉醒所必需的。丘脑是传入信号减弱的第一站,NREM 的重要脑电振荡,即睡眠梭形波、δ 波和慢波振荡主要起源于丘脑和皮层,其电生理改变是神经元超极化,主要功能是中断脑与外界的联系,诱导睡眠。许多实验证明下丘脑前端的视前区(preoptic area,POA)损伤可使动物睡眠减少,因此 POA 是与睡眠有关的主要脑区。

二、REM 的神经生理机制概述

快速眼动(REM)睡眠起初得名于其最显著的行为特征:睡眠中的快速眼球运动。大多数成年哺乳动物,REM 睡眠期,新皮层呈现低电压脑电波,而海马呈现规则的高电压 θ 波。产生 REM 睡眠的关键脑结构是脑干,尤其是脑桥和中脑的邻近部分。这些部分和下丘脑含有两类细胞:一类是 REM 睡眠期最活跃的细胞即 REM- 发放细胞(REM- 启动),另一类是 REM 睡眠期最不活跃的细胞即 REM- 沉寂细胞(REM-关闭)。REM- 发放细胞的神经递质是 γ- 氨基丁酸、乙酸胆碱、谷氨酸或甘氨酸等。REM-沉寂细胞群则是去甲肾上腺素、肾上腺素、5- 羟色胺和组胺等。REM 睡眠可能是由 REM-沉寂细胞和 REM- 发放细胞之间的相互作用而控制。

三、中医学对睡眠发生的认识

中医睡眠理论认为睡眠是以神的活动为主导,营卫之气的阴阳出入为机枢,五脏藏精化气为基础的整体生理过程。

中医理论中神的含义较为复杂,神主要指五脏所藏之神。睡眠以脾肾意志为基,心神的自觉内敛为主导,肝魂肺魄随之潜隐,则精神活动减弱乃至停止,各种感觉与运动反应迟钝,进入睡眠状态。在睡眠状态下,心神屈藏止息,魂魄相合而安宁,魂不游荡而无梦,魄处其舍而形静。

营卫之气的阴阳出入为睡眠之机枢,《灵枢·营卫生会》云:"卫气行于阴二十五度,行于阳二十五度,分为昼夜,故气至阳而起,至阴而止……夜半而大会,万民皆卧,命曰合阴。"《灵枢·卫气行》云:"天周二十八宿……房昴为纬,虚张为经。是故房至毕为阳,昴至心为阴。阳主昼,阴主夜。故卫气之行,一日一夜五十周于身,昼日行于阳二十五周,夜行于阴二十五周,周于五脏。是故平旦阴尽,阳气出于目,目张则气上行于头。"五脏主气化。睡眠的各种神志信息由营卫气血载负运转,而营卫气血的生成、运行与五脏密切相关。只有五脏气化和调、营卫气血充实、升降出入有序,才能使气顺神宁,睡眠以时而沉酣。故肝之藏血疏泄生发气机、心脾之化营生血、肺之主气行营卫、肾之主水蒸腾津液,以及肝脾调和、肝肺升降相因、肝肾藏泄适宜、心肾水火相交、脾肾先后天互养等,对睡眠活动的各个环节都有着重要的生理意义。

五脏藏精,是一切生理活动,也是睡眠活动的基础根底。先天之精化为五脏躯体,五脏主躯体又生化后天之精,以为气化活动基础。五脏之精充盛,其气化活动才有充足化源,睡眠以精为根基,精盛体壮才能寤起精神充沛、寐息深沉酣畅,是以少壮之人"昼精而夜瞑",老人"昼不精夜不瞑"。

概括地说,《黄帝内经》睡眠理论有三,即阴阳理论、营卫理论和五脏理论,而阴阳理论当为核心。中医学睡眠理论体现了天人合一思想,重视整体,重视时间因素,重视时间的周期变化,又强调睡眠(寐)与清醒(寤)由心神所主宰,神静则寐,神动则寤。心神是五脏神之一,心神能否发挥主宰作用有赖于五脏神之间的协调和各司其职,所以人的正常睡眠依靠人体"阴平阳秘",卫气营血协调运行,各脏腑功能正常而保持。

第五节　睡眠和觉醒机制

睡眠是一个复杂的节律性生理过程,目前,有关睡眠的发生机制尚不完全清楚,正常睡眠受睡眠内稳态和昼夜节律的驱动而发生和维持。促睡眠系统和促觉醒系统的交互抑制和兴奋决定了睡眠 - 觉醒状态的正确转换。任何促睡眠系统的功能减退或促觉醒系统的抑制不全或兴奋过度均会导致失眠的发生和维持。

一、睡眠机制的相关假说

(一)经典的催眠术理论

研究表明,在睡眠或睡眠剥夺的动物脑组织及体液中,存在一种活性的睡眠诱导物质,称为睡眠催化物,它是由尿苷及氧化谷胱甘肽组成。尿苷可增强突触水平的 γ- 氨基丁酸尿苷受体复合物的神经递质,氧化谷胱甘肽则可通过突触水平的谷氨酸受体抑制兴奋性神经的传递,因而认为睡眠催化物主要通过对一种重要的神经传递系统进行调节而促进睡眠。

(二)睡眠的神经突触理论

该理论认为,睡眠起源于神经元水平,在清醒期神经元突触维持着正常的神经传递及调节作用,睡眠则可保护突触超级结构的稳定性。研究表明,神经元的睡眠调节与突触的某些代谢物质有关,当有足够数量的神经元处于睡眠状态时,人就会入睡。

(三)神经元膜去毒化假说

印大中教授根据衰老生化的最新研究成果提出了睡眠过程的神经元膜去毒化假说,认为觉醒过程中种种生化副反应造成的垃圾堆积导致神经系统的"疲劳";指出睡眠过程的单胺复原可能是主要的睡眠生化机制。

（四）睡眠的稳态机制

该理论认为睡眠的稳态机制与觉醒有关,因为在一个长时间的觉醒状态后会跟随一次加强的睡眠,这种加强的睡眠主要表现为睡眠潜伏期缩短、每次睡眠的持续时间延长以及非快速动眼睡眠期脑电图的 δ 波增强。

二、睡眠 - 觉醒中的化学物质

睡眠与觉醒是中枢神经系统主动活动的结果,通过生物钟周期性的开启通向睡眠诱导区（中缝核、孤束核）和觉醒诱导区（如蓝斑头部）并通过上行抑制系统或激励系统利用特殊的神经递质对大脑皮层产生抑制或易化,从而产生睡眠或觉醒。如果这种生物功能或参与其中的某些解剖结构发生病理性的改变就会导致睡眠障碍。中枢神经递质与睡眠与觉醒所涉及的神经机制非常复杂,多种神经递质参与了睡眠与觉醒生理周期的调控。谷氨酸和 γ- 氨基丁酸是哺乳动物中枢神经系统内最重要的氨基酸类神经递质,对神经元的活动分别具有兴奋性及抑制性调控作用。

研究证明,不同脑区谷氨酸和 γ- 氨基丁酸含量及其受体功能的改变参与睡眠 - 觉醒过程及不同睡眠时相的转换,在睡眠的调节中发挥着重要的作用。去甲肾上腺素主要位于延髓网状结构、脑桥蓝斑、中脑网状结构,对中枢神经元既有兴奋又有抑制作用,在特定的部位有其特定的作用,常以兴奋作用为主。5- 羟色胺主要分布在脑干背侧中线附近的中缝核等处,多呈抑制效应,脑干中的 5- 羟色胺有利于维持慢波睡眠,而慢波睡眠又有利于疲劳的恢复。某些肽类物质也参与了睡眠 - 觉醒节律的调节,如褪黑激素、血管活性肠肽以及 β- 内啡肽等,均有不同程度的促睡眠作用。

褪黑激素是公认的生理性睡眠因子,它是以色氨酸为原料在松果体细胞内合成的,松果体对中枢神经起着生物钟作用。正常光照周期通过下丘脑视交叉上核昼夜起搏点,作用于昼夜节律系统,进而调节行为及生理功能的节律变化。光的强度可影响褪黑激素的合成,由于光周期的影响,导致褪黑激素昼夜节律变化,白天光照时可抑制褪黑激素分泌,故白天血浆浓度下降;而黑暗则刺激褪黑激素分泌,使夜晚血浆浓度升高,午夜 2~3 点达到高峰。褪黑激素的这种下降与升高水平影响中枢神经系统而产生对机体的生理效应,如睡眠与觉醒等。王芳等认为褪黑激素的催眠作用可能与下丘脑中 γ- 氨基丁酸含量的升高有关,催眠剂量的褪黑激素可使下丘脑 γ- 氨基丁酸含量升高,γ- 氨基丁酸是中枢神经系统内一个重要的控制性的神经递质,对睡眠 - 觉醒周期产生抑制作用,从而起诱导睡眠作用。睡眠的调节过程十分微妙复杂,而褪黑激素对中枢神经系统的影响又十分广泛,很难用单一因素对其催眠作用机制加以解释。因此人们尝试从多角度来解释其机制:①对神经内分泌系统的作用;②对神经递质及其受体的作用:脑内多种经典的神经递质如去甲肾上腺素、5- 羟色胺、γ- 氨基丁酸以及多巴胺等都参与;③作用于视交叉上核:研究表明,褪黑激素对视交叉上核有直接作用,视交叉上核上分布有许多褪黑激素受体,褪黑激素与受体结合,通过受体后机制发挥其对生物节律的调节作用,从而参与睡眠时相的调节;④体温调节作用:这一学说认为褪黑激素的镇静催眠作用是降低体温的结果。体温节律与睡眠 - 觉醒节律是明显相关的,睡前 3~4 小时体温开始降低,觉醒前开始升高,因此认为体温调节作用亦是褪黑激素镇静催眠作用的可能机制之一;⑤神经免疫调节作用:从 20 世纪 80 年代初起,人们对褪黑激素的免疫调节作用相关的报道越来越多,现已公认它是一种免疫调节剂,能通过促进细胞因子的释放来增加睡眠。

β- 内啡肽是一种主要在下丘脑弓状核及垂体中叶合成、分泌的神经肽,具有较强的吗啡样活性与镇痛作用,并参与免疫功能的调节和维持神经内分泌环境的相对稳定,它可作为内源性神经安定剂具有抗精神分裂症的效应,诱导患者睡眠。

血管活性肠肽直接作用于执行睡眠的脑结构,也可影响垂体分泌某些催眠物质(如生长激素和催乳素)间接影响睡眠。

近年对睡眠的免疫调节研究甚多,均证实人在睡眠中其免疫功能也发生了许多改变,剥夺睡眠会影响免疫细胞及细胞因子的活性。细胞因子不但是重要的免疫调节因子,而且具有广泛的中枢调节作用。细胞因子不仅在外周血液中存在,而且外周神经和大脑中也存在,因此细胞因子能通过不同线路影响中枢神经系统的睡眠过程。

其他与睡眠相关的睡眠因子主要有:①腺苷;②褪黑素;③前列腺素;④白介素 -1(IL-1);⑤肿瘤坏死因子等。

三、觉醒机制

觉醒是保证脑的高级功能如认知、情绪、学习、记忆、注意力及行为正常进行的基础。大脑皮层本身不具有自身激活的内在机制,必须依靠皮层下和脑干的上行网络的聚合和辐散对皮层产生兴奋性冲动。

具有几种投射途径:①脑干网状结构上行激活系统。②基底前脑与大脑皮层激活。③脑干单胺类神经递质的皮层激活作用。④下丘脑后部与大脑皮层的激活。

四、梦的行成及其发生机制

20 世纪 90 年代中期,人们开始对梦做深入研究,但是由于对于梦的定义没有统一标准、无法描述梦的行为学特点等原因,截至目前,它仍然是一个不太成熟的领域。但是,可以确定的是做梦是绝大多数人每晚必须经历的。

科学上对于梦的定义基本是依据物理上的客观存在或者机制或可测量结果决定的过程。睡眠专业协会和梦研究协会曾得出如下结论"由于目前应用的定义的多样性……对梦制定单一的定义几乎是不可能的",部分研究者对梦做出了限制(见表 2-1)。综上原因,一些研究者完全采用"睡眠心理活动"来代替"做梦"。具体指睡眠期间经历的知觉、想法和情绪或者是睡眠中认知、思想和情绪表达的过程。

表 2-1 梦定义的限制

任何能够回忆的睡眠期间的心理活动
任何清醒或睡眠状态下的"做梦样"心理活动
任何 REM 睡眠期的心理活动
任何睡眠时的幻觉性心理活动
任何睡眠时幻觉性或故事性或情绪性的心理活动

现在,研究者从各个角度来研究梦的机制,主要包含以下几个方面:①时间生物学:梦

受多种生物节律调节,主要包括超日节律、昼夜节律、半昼夜节律和月节律等;②神经生物学:主要是和经脑干和间脑的上行觉醒系统激活前脑结构有关,REM 期有相对更多的边缘下皮质和皮质的激活以及与执行功能有关的多通道皮质联合区的失活。其中边缘、前额和视觉的联合以及顶下小叶在梦的构建中起关键作用。另外,神经调节物质,如乙酰胆碱、去甲肾上腺素、多巴胺等影响梦的质量和数量。

主要参考文献

[1] 张昱,王哲. 睡眠及睡眠障碍 [J]. 神经疾病与精神卫生,2003,3(2):149-150.

[2] 江帆. 与睡眠相关的中枢单胺类递质 [J]. 国外医学:精神病学分册,2001,28(1):56-58.

[3] 付乙. 中药对运动性失眠单胺类神经递质和免疫功能的影响 [J]. 四川中医,2004,22(4):14-15.

[4] 陈家伟,翁辉康,温预关. 褪黑素的研究近况 [J]. 医药导报,2003,22(10):689-690.

[5] 王芳,李经才,徐峰. 褪黑素对睡眠的调节作用及与脑内氨基酸递质的关系 [J]. 中国现代应用药学, 2000,17(6):469-470.

[6] 骆天炯. 健脾疏肝法对肠易激综合征血浆及黏膜 β- 内啡肽的调节作用 [J]. 中国中西医结合杂志, 2003,23(8):616-618.

[7] 张景行. 探讨深慢波睡眠机制的重要意义 [J]. 中国中医基础医学杂志,2001,7(8):66-69.

[8] 肖雁. 睡眠的免疫调节研究进展 [J]. 医师进修杂志,2003,26(6):57-58.

[9] 王春燕,赵忠新. 细胞因子与睡眠剥夺的研究进展 [J]. 脑与神经疾病杂志,2004,12(2):154-156.

第三章 现代医学评估量表

睡眠医学的诊断和评估方法在睡眠疾病的诊断和治疗方面有重要的地位,睡眠医学常用的诊断方法分为客观和主观两类,客观诊断方法有多导睡眠图、移动式睡眠记录方法等,主观诊断方法主要为睡眠相关的评估量表。

睡眠量表评估是患者与临床医师对睡眠问题进行主观评定,结合患者临床症状及客观睡眠检查,对于睡眠障碍的诊断和鉴别诊断具有重要价值。睡眠量表的信度指测验结果的一致性、稳定性及可靠性,一般多以内部一致性来加以表示该测验信度的高低。信度系数愈高即表示该测验的结果愈一致、稳定与可靠。睡眠量表的效度即有效性,它是指测量工具或手段能够准确测出所需测量的事物的程度。效度是指所测量到的结果反映所想要考察内容的程度,测量结果与要考察的内容越吻合,则效度越高。

第一节 睡眠状况及类型筛查量表

一、睡眠状况自评量表(Self-Rating Scale of Sleep, SRSS)

睡眠状况自评量表(SRSS)由李建明教授于 2000 年编制,并在全国协作组制定出中国标准。此量表适用于筛选不同人群中有睡眠问题者,也可用于睡眠问题者治疗前后评定效果对比研究。见表 3-1。

指导语:此量表有 10 个题目,请仔细阅读每一条,然后根据您近 1 个月内实际情况,在最适合您状况的答案序号上打一钩(√)。

表 3-1 睡眠状况自评量表

序号	问题	①	②	③	④	⑤
1	您觉得平时睡眠足够吗?	睡眠过多了	睡眠正好	睡眠欠一些	睡眠不够	睡眠时间远远不够
2	您在睡眠后是否已觉得充分休息过了?	觉得充分休息过了	觉得休息过了	觉得休息了一点	不觉得休息过了	觉得一点儿也没休息
3	您晚上已睡过觉,白天是否打瞌睡?	0~5 天	很少(6~12 天)	有时(13~18 天)	经常(19~24 天)	总是(25~31 天)

续表

序号	问题	①	②	③	④	⑤
4	您平均每个晚上大约能睡几小时?	≥9 小时	7~8 小时	5~6 小时	3~4 小时	1~2 小时
5	您是否有入睡困难?	0~5 天	很少(6~12 天)	有时(13~18 天)	经常(19~24 天)	总是(25~31 天)
6	您入睡后中间是否易醒?	0~5 天	很少(6~12 天)	有时(13~18 天)	经常(19~24 天)	总是(25~31 天)
7	您在醒后是否难于再入睡?	0~5 天	很少(6~12 天)	有时(13~18 天)	经常(19~24 天)	总是(25~31 天)
8	您是否多梦或常被噩梦惊醒?	0~5 天	很少(6~12 天)	有时(13~18 天)	经常(19~24 天)	总是(25~31 天)
9	为了睡眠,您是否吃安眠药?	0~5 天	很少(6~12 天)	有时(13~18 天)	经常(19~24 天)	总是(25~31 天)
10	您失眠后心情(心境)如何?	无不适	无所谓	有时心烦、急躁	心慌、气短	乏力、没精神、做事效率低

评定标准:SRSS 为自评量表,需在 20 分钟内完成。共有 10 个项目,每个项目分 5 级评分(1~5),总分数愈低,说明睡眠问题愈少;总分数愈高,说明睡眠问题愈重、愈多。此量表最低分为 10 分(基本无睡眠问题),最高分为 50 分(最严重)。

二、慕尼黑睡眠类型问卷(Munich Chronotype Questionnaire,MCTQ)

慕尼黑睡眠类型问卷(MCTQ)用于评估个体的睡眠类型,包括觉醒和睡眠时间节律、全天的精力水平、睡眠潜伏期、睡眠习惯和日光暴露时间。该量表主要应用于科研领域,研究睡眠类型和年龄、性别和外部环境是如何相关的(例如:日光暴露、社区)。见表 3-2。

表 3-2 慕尼黑睡眠类型问卷

序号	条目	内容
在工作日:		
1	我必须起床的时间是	_____:_____
2	我需要	_____分钟醒来
3	我通常醒来是	在闹铃响之前
4	从	_____点钟开始我觉得全部清醒了
5	在大概	_____点钟,我感觉到精力下降了
6	在工作日之前的晚上,我上床的时间是	_____点钟
7	然后我通常用	_____分钟入睡

续表

序号	条目	内容
8	如果我可以选择,我会午睡 / 打盹	
	正确	我会睡_____分钟
	不正确	我会在午睡 / 打盹后感到糟糕
在假期(请只判断普通的假日):		
1	我梦想可以一直睡到	_____点钟
2	我通常醒来的时间是	_____点钟
3	如果我醒来的时间和工作日醒来的时间类似,我会尝试再次入睡	正确　　　不正确
4	如果我再次入睡,我会再睡	_____分钟
5	我需要	_____分钟醒来
6	从	_____点钟开始,我完全清醒了
7	在大概	_____点钟,我开始精力下降
8	在假期之前的晚上,我上床的时间是	_____点钟
9	我通常	_____分钟入睡
10	如果我可以选择,我会午睡 / 打盹	
	正确	我会睡_____分钟
	不正确	我会在午睡 / 打盹后感到糟糕
11	一旦我在床上,我会阅读	_____分钟
12	但是会在	_____分钟之内入睡
13	我偏爱在完全黑暗的房间睡觉	正确　不正确
14	当早上的阳光照进我的房间时,我更容易清醒	正确　不正确
15	您平均每天在室外暴露在日光下的时间有多长?	在工作日:_____小时_____分钟
		在假期:_____小时_____分钟

评分方法:本量表需要 5~10 分钟完成,总分范围在 16~86 分,可划分为绝对清晨型、中度清晨型、轻度清晨型、正常类型、轻度夜晚型、中度夜晚型、绝对夜晚型 7 种睡眠类型。最低分表示绝对夜晚型。

第二节　失　眠　量　表

一、匹兹堡睡眠质量指数(Pittsburgh Sleep Quality Index,PSQI)

匹兹堡睡眠质量指数(Pittsburgh Sleep Quality Index,PSQI)是美国匹兹堡大学精神科医生 Buysse 博士等人于 1989 年编制的。该量表适用于入睡或睡眠维持困难、过度嗜睡、重性抑郁障碍、癌症以及纤维肌痛患者评价睡眠质量,同时也适用于一般人睡眠质量的评估。见表 3-3。

表 3-3 匹兹堡睡眠质量指数

序号	条目	①	②	③	④
1	近一个月,您晚上上床睡觉的时间通常是_____点钟				
2	近一个月,每晚通常要_____分钟才能入睡				
3	近一个月,每天早上通常_____点钟起床				
4	近一个月,每夜实际睡眠_____小时(注意:不等于卧床时间)				
从以下每一个问题的答案选项中选择一个最符合您的情况,打"√"					
5	近一个月,您是否因为以下问题影响睡眠而烦恼:				
	a)入睡困难(不能在 30 分钟内入睡)	无	<1次/周	1~2次/周	≥3次/周
	b)夜间易醒或早醒	无	<1次/周	1~2次/周	≥3次/周
	c)夜间起床上厕所	无	<1次/周	1~2次/周	≥3次/周
	d)出现呼吸不畅	无	<1次/周	1~2次/周	≥3次/周
	e)响亮的鼾声或咳嗽声	无	<1次/周	1~2次/周	≥3次/周
	f)感到太冷	无	<1次/周	1~2次/周	≥3次/周
	g)感到太热	无	<1次/周	1~2次/周	≥3次/周
	h)做噩梦	无	<1次/周	1~2次/周	≥3次/周
	i)感到疼痛	无	<1次/周	1~2次/周	≥3次/周
	j)其他影响睡眠的事情	无	<1次/周	1~2次/周	≥3次/周
如果存在以上问题,请说明:					
6	近一个月,总的来说,您认为自己的睡眠	很好	较好	较差	很差
7	近一个月,您用药来催眠的情况	无	<1次/周	1~2次/周	≥3次/周
8	近一个月,您常常感到困倦,难以保持清醒状态吗?	无	<1次/周	1~2次/周	≥3次/周
9	近一个月,您做事情的精力不足吗?	没有	偶尔有	有时有	经常有
10	近一个月有无下列情况(请询问同寝室者):				
	a)高声打鼾	无	<1次/周	1~2次/周	≥3次/周
	b)睡眠中较长时间的呼吸暂停现象	无	<1次/周	1~2次/周	≥3次/周
	c)睡眠中腿部抽动或痉挛	无	<1次/周	1~2次/周	≥3次/周
	d)睡眠中出现不能辨认方向或意识模糊的情况	无	<1次/周	1~2次/周	≥3次/周
	e)睡眠中存在其他影响睡眠的特殊情况	无	<1次/周	1~2次/周	≥3次/周

填表注意事项:以上问题仅与过去一个月的睡眠习惯有关。对过去一个月多数白天和晚上睡眠情况进行准确的回答。

评估方式：笔答，自我报告，完成大概需要5~10分钟。

评分方法：该量表评分既包括Likert式评分法，又包括开放式问题。包含19个自评条目和5个由睡眠同伴评定的条目组成，分别归属于7个成分：主观睡眠质量、睡眠潜伏期、睡眠持续性、习惯性睡眠效率、睡眠紊乱、睡眠药物使用以及日间功能紊乱。评估受试者过去的一个月内他们出现这些睡眠问题的频率以及总体的睡眠质量状况。每一个问题从0~3分，总分范围为0~21，分数越高代表睡眠紊乱越严重。0~5代表睡眠质量很好；6~10代表睡眠质量还行；11~15代表睡眠质量一般；16~21代表睡眠质量很差。

二、阿森斯失眠量表（Athens Insomnia Scale，AIS）

阿森斯失眠量表（AIS）是美国俄亥俄州立大学医学院于1985年设计的，因其医学院位于阿森斯大学城，所以被称为阿森斯失眠量表，为国际医学界公认评价失眠的标准量表。该量表用于评估近1个月的睡眠情况、失眠严重程度。见表3-4。

指导语：这个量表是记录您自我评估的睡眠困难情况，请根据您在睡眠中体验到的困难，选出下面符合您情况的选项。

表3-4 阿森斯失眠量表

序号	条目	①	②	③	④
1	睡眠延迟（关灯后到入睡的时间）	没有问题	轻微	明显	显著或基本没睡
2	夜间睡眠中断	没有问题	轻微	明显	显著或基本没睡
3	早醒	没有问题	轻微	明显	显著或基本没睡
4	总睡眠时间	没有问题	轻微不足	明显不足	显著不足或基本没睡
5	对总体睡眠质量评价（不论睡眠时间长短）	没有问题	轻微不满	明显不满	极度不满
6	对白天情绪的影响	没有问题	轻微影响	明显影响	显著影响
7	对白天功能的影响（身体与心理）	没有问题	轻微影响	明显影响	显著影响
8	白天睡意情况	没有问题	轻微	明显	强烈

评估方式：自评、笔答，完成大概需要3~5分钟。

评分方法：该量表共有八个条目，评估包含入睡时间、夜间及晨间觉醒、睡眠时间、睡眠质量、主诉的频率和持续时间、由于失眠带来的不愉快感及日间功能受损等指标。受试者应用Likert式评分法来评估过去一个月内某些睡眠困难对他们的影响。评分范围从0（没有问题）到3（问题显著），AIS-8总分0~24，分数越高，代表失眠越严重。0~3分表示无睡眠障碍；4~5分表示可能有睡眠问题；6分及以上表示失眠，需要寻求治疗。

三、睡眠日志

睡眠日志是评估睡眠-清醒昼夜节律障碍必不可少的工具，要求至少记录7天，最好是14天的数据，需涵盖工作和非工作时间，从长远角度看可增加测量可靠性。其记录内容包括：日常入睡时间及起床时间，是否服用酒精和咖啡因，是否使用催眠药物，疲劳程度和嗜睡等情况。见表3-5。

表 3-5　睡眠日志

日期	中午	下午 时间											午夜	上午 时间											睡眠质量
	12	1	2	3	4	5	6	7	8	9	10	11	12	1	2	3	4	5	6	7	8	9	10	11	
例										↓	▽	→	→	→	→	→	→	→	→	△	↑				
周一																										
周二																										
周三																										
周四																										
周五																										
周六																										
周日																										

说明：

用下列符号表示：↓ = 上床时间　▽ = 入睡时间

△ = 觉醒时间　↑ = 起床时间　→ = 实际睡眠时间

睡眠质量评分：差 0 1 2 3 4 5 6 7 8 9 10 很好

注释：是否服药诱导睡眠

填写睡眠日志可以引导患者注意一些容易被忽视的行为,并且能够帮助识别睡眠时间和不良的睡眠卫生。记录的这些数据可反映患者未提及的睡眠行为模式和睡眠行为的变化。在初诊前填写两周的睡眠日志,也能够作为一个基础水平以判断患者对治疗的反应。

四、Jenkins 睡眠量表(Jenkins Sleep Scale)

Jenkins 睡眠量表用于科学研究及评估某种睡眠障碍发生的频度和强度,涉及入睡困难、夜间频繁觉醒、睡眠维持困难和睡后仍感疲惫、嗜睡等。该量表仅仅包括 4 个条目,不能描述整个睡眠障碍谱系的内容,仅可用作睡眠障碍的基础筛查工具,具有较好的预测价值。见表 3-6。

在过去一月中,您发生以下事件的频率:

表 3-6　Jenkins 睡眠量表

序号	条目	0	1	2	3	4	5
1	有入睡困难?	从不	1~3 天	4~7 天	8~14 天	15~21 天	22~31 天
2	每夜醒来几次?	从不	1~3 天	4~7 天	8~14 天	15~21 天	22~31 天
3	有维持睡眠困难(包括早醒)?	从不	1~3 天	4~7 天	8~14 天	15~21 天	22~31 天
4	睡眠如常,但醒后仍感疲乏或精疲力尽?	从不	1~3 天	4~7 天	8~14 天	15~21 天	22~31 天

评估方式:需要 2~5 分钟完成,访谈或自评的方式评估,笔答。

评分方法:受试者应用 Likert 式评分法对他们经历的某种睡眠障碍近一月来发生的频率进行评分,0 分表示"从不",5 分表示有"22~31 天发生"。总分范围为 0~20 分,分数越高,睡眠障碍越严重。

五、失眠严重程度指数量表(Insomnia Severity Index,ISI)

失眠严重程度指数量表(ISI)是由 7 个问题组成的自评量表,用于失眠筛查、评估失眠的治疗反应。ISI 适用于评价受试者 2 周内的睡眠障碍的性质和症状。量表条目涉及受试者对睡眠质量的主观评价,包括症状的严重程度、受试者对其睡眠模式的满意度、失眠程度对日常功能的影响、受试者意识到失眠对自己的影响以及因睡眠障碍所带来的沮丧水平。见表 3-7。

表 3-7　失眠严重程度指数量表

序号	条目	①	②	③	④	⑤
1	描述您最近 2 周失眠问题的严重程度:					
	a)入睡困难	无	轻度	中度	重度	极重度
	b)维持睡眠困难	无	轻度	中度	重度	极重度
	c)早醒	无	轻度	中度	重度	极重度
2	对您当前睡眠模式的满意度:	很满意	满意	一般	不满意	很不满意
3	您认为您的睡眠问题在多大程度上干扰了您的日间功能:					
		没有干扰	轻微	有些	较多	很多干扰
4	与其他人相比,您的失眠问题对您的生活质量有多大程度的影响或损害:					
		没有	一点	有些	较多	很多
5	您对自己当前睡眠问题有多大程度的担忧/沮丧:					
		没有	一点	有些	较多	很多

评估方式:本量表为自评量表,笔答,只需要大约 5 分钟即可完成。

评分方法:受试者应用 Likert 式量表评分法对量表各条目进行评分,评分范围 0~4 分,所有 7 个条目评分相加（1a+1b+1c+2+3+4+5），总分范围 0~28 分，分数越高表明失眠症状越严重。0~7 分表示无临床意义的失眠；8~14 分表示亚临床失眠；15~21 分表示临床失眠（中重度）；22~28 分表示临床失眠（重度）。

第三节　睡眠呼吸暂停量表

一、柏林问卷（Berlin Questionnaire，BQ）

柏林问卷（BQ）是一个简单的睡眠呼吸暂停筛查问卷，1996 年在德国柏林召开的睡眠基础护理治疗大会的成果，是国际上较广泛应用的睡眠呼吸暂停综合征定性诊断工具，用于快速识别睡眠呼吸障碍的风险。问卷针对睡眠呼吸暂停综合征的主要症状设计有 10 个问题，涵盖 3 方面内容，即打鼾、日间嗜睡和高血压 / 肥胖情况。基于对各个项目的相应和症状类别中的总体评分，每题不同选项有相应分值，根据得分情况给出高风险和低风险两类结果。该问卷既可用于科学研究，也可应用于临床医生快速筛查患者是否存在呼吸暂停的危险因素。见表 3-8。

表 3-8　柏林问卷

（一）

序号	问题	
1	你睡觉打呼噜吗？（最好问家人或者同屋的人）	A 是
		B 否
		C 不知道
2	如果您睡觉打呼噜，您的鼾声有多响亮？	A 比正常呼吸时响
		B 同说话时一样声响
		C 比说话更声响
		D 非常响，其他房间都能听到
3	您打呼噜的次数多吗？	A 几乎每天
		B 一周 3~4 次
		C 一周 1~2 次
		D 一个月 1~2 次
		E 没有或者几乎没有 / 不知道
4	您的鼾声影响其他人吗？	A 是的
		B 不影响
		C 不知道
5	在您睡觉时，您的爱人，家属或朋友注意到您有呼吸间歇 / 停止现象吗？	A 几乎每天都有
		B 一周 3~4 次

续表

序号	问题	
		C 一个月 1~2 次
		D 一周 1~2 次
		E 没有或者几乎没有 / 不知道
6	您早晨醒来后感觉睡觉不解乏吗?	A 几乎每天都有
		B 一周 3~4 次
		C 一个月 1~2 次
		D 一周 1~2 次
		E 没有或者几乎没有 / 不知道
7	白天您还有疲劳,乏力或精神不够吗?	A 几乎每天都有
		B 一周 3~4 次
		C 一个月 1~2 次
		D 一周 1~2 次
		E 没有或者几乎没有 / 不知道
8	当你开车的时候你会打盹或者睡觉吗?	A 是
		B 否
如果是		
9	这种现象多吗?	A 几乎每天都有
		B 一周 3~4 次
		C 一个月 1~2 次
		D 一周 1~2 次
		E 没有或者几乎没有 / 不知道

(二)

序号	问题	几乎每天	经常	有时	根本不会
1	你通常醒来时口干吗?	☐	☐	☐	☐
2	你通常醒来时喉咙痛吗?	☐	☐	☐	☐
3	您夜里会流口水到枕头上吗?	☐	☐	☐	☐
4	男性:您是否有勃起障碍?	☐	☐	☐	☐
5	您频繁起床排尿吗?	☐	☐	☐	☐
6	您夜里经常胃痛或反酸吗?	☐	☐	☐	☐
7	您早上起床会头痛吗?	☐	☐	☐	☐
8	您有过下巴骨折、鼻骨骨折或口腔问题吗?	☐	☐	☐	☐
9	您曾经做过重体力锻炼或手工劳动吗?	☐	☐	☐	☐

续表

（三）

10	您有高血压吗？	
	A. 有	
	B. 没有	
	C. 不知道	
11	您的体质指数（BMI）是多少？	

评估方式：自评问卷，笔答，完成需要 5~10 分钟，需要测量血压、身高和体重，以计算体重指数。

评分方法：该量表的评分过程相较于其他呼吸暂停评估量表更为复杂，因此建议由睡眠专家或者接受过类似相关培训的人员使用。该调查有的条目应用"是或否"来回答问题，有的是多项选择，还需要在空白处计算受试者的体重指数（Body Mass Index, BMI）。针对"是或否"的问题，每回答"是"则计 1 分。在多项选择部分，选择呼吸暂停高度严重的两个选项各计 1 分。如果受试者得到 2 分及以上的分数则认为其具有高度风险，有第一部分和第二部分障碍。第三部分（肥胖和高血压），受试者出现血压高或者 BMI > 30kg/m² 则认为其具有高度风险。

二、STOP-Bang 量表（STOP-Bang Questionnaire）

STOP-Bang 量表用于评价睡眠呼吸暂停、手术前评估及其术后并发症的风险。该问卷是为筛查外科手术患者是否存在阻塞性睡眠呼吸暂停（OSA）症状而设计的，现在也可应用于一般人群的筛查该量表为临床提供一个简短的筛查阻塞性睡眠呼吸暂停的工具。见表 3-9。

表 3-9 STOP-Bang 量表

序号	因素	选项
回答下列问题，并把最符合你想法的答案后打"√"		
1	您打鼾的声音大吗，比说话的声音大或者关上门都能听见？	是□ 否□
2	您白天感到疲倦、劳累或嗜睡吗？	是□ 否□
3	有人发现您睡眠中有呼吸暂停吗？	是□ 否□
4	您有高血压吗？	是□ 否□
请计算答案为"是"的选项，并将数字填写在这个方框里□		
1	您的体重指数大于 35？	是□ 否□
2	您的年龄大于 50 岁？	是□ 否□
3	您的颈围超过 40 厘米？	是□ 否□
4	您的性别？	男□ 女□
如果身高是 厘米 147 152 157 163 168 173 178 183 188 193		则 BMI > 35
且体重大于 千克 76 81 86 92 99 105 111 117 124 130		

评分方法:评估需要 1 分钟。开始 4 个用"是/否"作答的问题,如果回答"是"则评 1分,回答"否"不计分。后面的 4 个填空条目,如果满足下列标准,则每一条目得 1 分:体重指数大于 35kg/m², 年龄 ≥ 50 岁,颈围 > 40cm,男性。如果前 4 个问题得分相加,总分 ≥ 2分则认为患有 OSA 的风险为高度。如果使用完整的 STOP-Bang 问卷,总分大于或等于 3 分则认为患有 OSA 的风险为高度。

三、打鼾结局调查表(Snore Outcomes Survey, SOS)

打鼾结局调查表(SOS)用于评估睡眠呼吸障碍(SDB)患者的睡眠相关生活质量,SOS包含 8 个条目,涉及 SDB 相关的症状强度、持续时间、频率以及对 SDB 症状的影响。此外,含有 3 个测量条目的配偶/床伴调查表也包括在本量表内,有助于从另一个角度评估打鼾习惯。该工具既可以应用于研究领域,也可以在临床工作中评估睡眠呼吸障碍患者的生活质量改变情况。见表 3-10。

表 3-10　打鼾结局调查表

序号	问题	①	②	③	④	⑤	⑥
1	过去 4 周,据您所知,睡着后自己会打鼾吗?	一直	大部分时间	有时	很少	从来不打	不知道
2	过去 4 周,您如何描述自己打鼾的情况或者别人是如何向您描述您打鼾的情况?	一直	大部分时间	有时	很少	从来不打	不知道
3	我的鼾声会把我从睡眠中吵醒并且/或让我在第二天感觉疲惫	非常正确	有些正确	不知道	错误	非常错误	
4	过去 4 周,打鼾对您的正常睡眠和精力产生多大影响?	根本没有	一点影响	中度影响	较多影响	极度影响	
5	您打鼾是否打扰/妨碍您的配偶/床伴?	极度影响	较多影响	中度影响	一点影响	根本没有	不知道
6	你早晨醒来感觉睡觉不解乏吗?	几乎每天都有	一周 3~4 次	一周 1~2 次	一个月 1~2 次	没有或者几乎没有	
7	白天您还有疲劳,乏力或精神不够吗?	几乎每天都有	一周 3~4 次	一周 1~2 次	一个月 1~2 次	没有或者几乎没有	
8	当你开车的时候你会打盹或者睡觉吗?如果是	是	否				
9	这种现象多吗?	几乎每天都有	一周 3~4 次	一周 1~2 次	一个月 1~2 次	没有或者几乎没有	

评分方法：评估该量表大概需 5 分钟。该量表应用 Likert 式评分法针对受试者的打鼾状况进行评估，得分越低则表示打鼾后果越严重。标准化量表分数范围为 0~100。

第四节　嗜 睡 量 表

一、Epworth 嗜睡量表（The Epworth Sleeping Scale, ESS）

Epworth 嗜睡量表又称 Epworth 日间多睡量表，是目前国际公认的一种较为简易的嗜睡估量表，用来评定白天过度瞌睡状态，分数越高，代表白天嗜睡越严重。该量表要求受试者对自己在 8 种情况下出现瞌睡或入睡的可能性做出评价。见表 3-11。

运用下列标度给每种情况选出最适当的数字，从每一行中选一个最符合你情况的数字：

表 3-11　Epworth 嗜睡量表

序号	情况	睡觉的可能（0~3）			
1	坐着阅读书刊	0	1	2	3
2	看电视	0	1	2	3
3	在公共场所坐着不动（例如在剧场或开会）	0	1	2	3
4	作为乘客在汽车中坐一个小时，中间不休息	0	1	2	3
5	在环境允许的情况下，躺下休息	0	1	2	3
6	坐下与人谈话	0	1	2	3
7	午餐不喝酒，餐后安静地坐着	0	1	2	3
8	遇堵车时停车数分钟	0	1	2	3

0= 从不打瞌睡；1= 轻度可能打瞌睡；2= 中度可能打瞌睡；3= 高度可能打瞌睡

评分方法：评分方法量表使用从 0~3 分的评分范围（0 代表"从不瞌睡"，3 代表"高度可能打瞌睡"）来评估在不同情境下入睡的可能性。量表的总分范围在 0~24 分之间，在 24 分的评分中，> 6 分提示瞌睡，> 11 分则表示过度瞌睡，> 16 分提示有危险性的瞌睡。

量表的结果解释：Johns 和 Hocking 发现在正常人群中该量表的最终得分平均为 4.6±2.8，Johns 认为将该量表的划界值定为 10，可以用于区别具有潜在临床意义的日间嗜睡。

二、Karolinska 嗜睡量表（Karolinska Sleepiness Scale, KSS）

Karolinska 嗜睡量表（KSS）是用于评估一天中特定时间的主观嗜睡程度。根据量表的选项，受试者选择哪个水平最能反映他们在过去 10 分钟内的心理 - 生理状态。KSS 用于评估情境嗜睡程度，可以敏感地反映嗜睡程度的波动性。见表 3-12。

表 3-12 Karolinska 嗜睡量表

序号	因素	计分
1	极度警觉	1
2	非常警觉	2
3	警觉	3
4	有点警觉	4
5	既不警觉也不嗜睡	5
6	有一些嗜睡的征象	6
7	嗜睡，但是还可以保持清醒	7
8	嗜睡，需要努力才能保持清醒	8
9	非常嗜睡，需要十分努力才能保持清醒，尽力克服不睡着	9
10	极度嗜睡，不能保持清醒	10

评分方法：该量表需要 5 分钟，为 9 分量表（1= 极度警觉，3= 警觉，5= 既不警觉也不嗜睡，7= 嗜睡，但维持清醒不困难，9= 极度嗜睡，尽力克服不睡着）。修订后的 KSS 量表还包括另一个条目：10= 极度嗜睡，总是会睡着。较长时间的清醒后，KSS 的分数会增高，并且与一天中进行评定的时间高度相关。

三、Stanford 嗜睡量表（Stanford Sleepiness Scale，SSS）

Stanford 嗜睡量表（SSS）是为某一时间点提供量化指标的自评量表，反映受试者的困倦程度，用于评估嗜睡情况的主观评定工具，主要评估特定时刻的嗜睡感受，通常用于科学研究和临床筛查。针对目前的困倦程度，从 1 至 7 中做出选择。其中 1 代表充满活力，清醒和警觉程度最高，7 代表已经不能抵抗困意，马上就能睡着。见表 3-13。

表 3-13 Stanford 嗜睡量表

序号	嗜睡的程度	评分
1	感觉精力充沛，头脑清醒，毫无倦意	1
2	精力较充沛，但不是最佳状态，能够集中注意力	2
3	清醒但有些松散，对外界的刺激有反应但不够警觉	3
4	有一定程度的昏昏沉沉，不精神	4
5	昏昏沉沉；在清醒时对周围事物兴趣不大；迟钝	5
6	瞌睡；很想躺下；但努力保持头脑清醒；头昏	6
7	不想再努力保持清醒；很快就入睡；有做梦的感觉	7
8	睡着	×

评分方法:该量表需要 1~2 分钟完成。受试者使用从 1 到 7 的分数变化来评价自己目前的嗜睡情况。所得分数可以在一天内的不同时间点、不同季节以及治疗的不同阶段进行纵向比较。然而,研究者和临床医生都应注意在不同个体间进行分数的相互比较时可能存在基础嗜睡程度的不同。

第五节 睡眠觉醒节律量表

一、昼夜节律类型问卷(Circadian Type Inventory , CTI)

昼夜节律类型问卷(CTI)评估影响受试者改变自身睡眠节律能力的两个因素:睡眠习惯的刚性/弹性,能/否克服困倦。见表 3-14。

表 3-14 昼夜节律类型问卷

序号	问题	①	②	③	④	⑤	得分
1	在空闲时间,您容易短时间打盹吗?	非常容易	比较容易	一般	比较困难	非常困难	
2	您晚上参加聚会到很晚,如果第二天没什么事妨碍您,早晨您容易睡懒觉吗?	非常容易	比较容易	一般	比较困难	非常困难	
3	连续几天熬至深夜,如果您早点上床睡觉,会容易入睡吗?	非常容易	比较容易	一般	比较困难	非常困难	
4	您有没有这种情况,例如:连续几个晚上,入睡困难?	没有	很少	有时	经常	频繁	
5	如果白天必须睡觉,您容易入睡吗?	非常容易	比较容易	一般	比较困难	非常困难	
6	即使不是必须,您会规律定时上床睡觉和起床吗?	从不	偶尔	有时	经常	总是	
7	您多大程度上倾向于定点吃饭?	无倾向	偶尔倾向	有时倾向	经常倾向	强烈倾向	
8	您在休假期间,多大程度上会坚持正常的作息时间?	非常困难	很坚持	有时坚持	经常坚持	完全坚持	
9	如果有一晚上睡眠很少,您第二天会觉得昏昏欲睡吗?	正是这样	经常	有时	偶尔	几乎从不	
10	您在多大程度上会觉得在白天/晚上某个特定时间段工作更好,并非其他时间?	正是这样	经常	有时	偶尔	根本不是	
11	您是那种一夜不睡也没什么影响的人吗?	绝对不是	有时影响	一般	经常影响	绝对是	

续表

序号	问题	①	②	③	④	⑤	得分
12	如果您在一个非正常时间觉醒，您会觉得清醒，并且可以正常做您应该做的事情吗？	很困难	比较困难	一般	比较容易	非常容易	
13	如果您有非常重要的事情要做，但是您感觉昏昏欲睡，您容易克服吗？	很困难	比较困难	一般	比较容易	非常容易	
14	如果您熬夜到很晚，您第二天能恢复精力吗？	总是这样	经常	有时	偶尔	从来没有	
15	您喜欢在一天的空闲时间：白天或者晚上，去工作吗？	非常喜欢	比较喜欢	一般	很少	一点都不喜欢	
16	您是那种觉得白天比清晨或者深夜更有精力的人吗？	绝对不是	经常	有时	偶尔	绝对是	
17	如果您没有闹钟，您能在特定时间自己醒来吗？	从来没有	偶尔	有时	经常	总是如此	
18	您觉得一大早起床容易吗，比如您要外出度假？	非常困难	比较困难	一般	比较容易	非常容易	
19	假如您连续数天必须在特定时间起床，您会在闹钟响之前就醒来吗？	从来没有	很少	偶尔	有时	经常	

评分方法　该量表需时 5~10 分钟完成。受试者根据他们的睡眠习惯和偏好，应用 Likert 式量表 5 分法回答问题。量表得分范围是从 1 分"几乎没有"到 5 分"几乎总是"。对于刚性分量表，得分越高表明昼夜节律的灵活性越高，而对于克服困倦分量表，得分越低则表明应对睡眠减少的能力越强。

二、复合清晨型问卷（Composite Morningness Questionnaire, CMQ）

复合清晨型问卷（CMQ）中条目明确分成三个因子：清晨活动性、清晨的影响和夜晚情况。见表 3-15。

表 3-15　复合清晨型问卷

序号	内容
1	只考虑您自己"感觉最好"的节律，如果您能完全按自己的计划安排一天，您打算在什么时间起床？
	A. 上午 11:00~ 中午 12:00　　　　　B. 上午 9:45~11:00
	C. 上午 7:45~9:45　　　　　　　　　D. 上午 6:30~7:45
	E. 上午 5:00~6:30

序号	内容
2	只考虑您自己"感觉最好"的节律,如果您能完全按自己的计划安排一天,打算在什么时间上床睡觉?
	A. 凌晨 1:45~3:00　　　　　　　　B. 凌晨 12:30~1:45
	C. 晚上 10:15~凌晨 12:30　　　　　D. 晚上 9:00~10:15
	E. 晚上 8:00~9:30
3	假如在正常情况下,您清晨起床有多容易?
	A. 一点都不容易　　　　　　　　　B. 稍微容易
	C. 相当容易　　　　　　　　　　　D. 非常容易
4	清晨最初醒来的半小时内,您有多清醒?
	A. 一点都不清醒　　　　　　　　　B. 稍微清醒
	C. 相当清醒　　　　　　　　　　　D. 非常清醒
5	清晨最初醒来的半小时内,您感觉有多疲惫?
	A. 非常疲惫　　　　　　　　　　　B. 相当疲惫
	C. 稍微疲惫　　　　　　　　　　　D. 精力充沛
6	您决定进行体育锻炼。一个朋友建议您一周两次,每次一小时,最佳时间是上午 7:00~8:00。不考虑其他任何因素,只考虑自己"感觉最好"的节律,您认为您执行起来会怎样?
	A. 非常困难　　　　　　　　　　　B. 感觉困难
	C. 感觉合适　　　　　　　　　　　D. 感觉良好
7	晚上什么时间您感觉疲惫,并且因此需要睡眠?
	A. 凌晨 1:45~3:00　　　　　　　　B. 凌晨 12:30~1:45
	C. 晚上 10:15~凌晨 12:30　　　　　D. 晚上 9:00~10:15
	E. 晚上 8:00~9:30
8	假设需要完成一个持续两个小时,让您精疲力竭的测试。您希望在最佳的状态下进行。如果您能完全按自己计划安排一天,只考虑您自己"感觉最好"的节律,下面测试时间您会选择哪一个?
	A. 晚上 7:00~9:00　　　　　　　　B. 下午 3:00~5:00
	C. 上午 11:00~下午 1:00　　　　　D. 上午 8:00~10:00
9	据说人分为清晨型和夜晚型,您认为自己是下面哪一型?
	A. 绝对是夜晚型　　　　　　　　　B. 倾向于夜晚型
	C. 倾向于清晨型　　　　　　　　　D. 绝对是清晨型
10	如果您能完全自由地安排时间,您愿意什么时间起床(假设您有全职工作——8 小时)
	A. 上午 8:30 或者更晚　　　　　　B. 上午 7:30~8:30
	C. 上午 6:30~7:30　　　　　　　　D. 上午 6:30 之前
11	如果您总是要早晨 6:00 起床,您会觉得怎样?
	A. 非常困难而且不愉快　　　　　　B. 相当困难而且不愉快

续表

序号	内容
	C. 有点不愉快但是没有大问题　　　　　D. 容易而且没有不愉快
12	早晨从一晚上睡眠中醒来,您通常需花费多长时间"恢复清醒"?
	A. 多于 40 分钟　　　　　　　　　　　B. 21~40 分钟
	C. 11~20 分钟　　　　　　　　　　　　D. 0~10 分钟
13	请明确您多大程度上是清晨或者夜晚型的人?
	A. 明显的夜晚活跃(早晨疲惫,夜晚清醒)　B. 一定程度上是夜晚活跃
	C. 一定程度上是清晨活跃　　　　　　　D. 明显的清晨活跃(早晨清醒,夜晚疲惫)

评分方法:该量表需时 3~5 分钟完成。因为问卷涉及睡眠和觉醒时间偏好问题,受试者从所列出的时间中选择最合适自己的时间。对一天当中容易觉醒、警觉和运动这样的问题也进行询问。量表各条目的评分为从 1~4 或者 5 分,A=1 分;B=2 分;C=3 分;D=4 分;E=5 分。得分越高,表明清晨型的程度越高。该量表的划界值采用量表的上、下两个百分位数:得分 22 或者更低提示属于夜晚型,得分大于 44 时提示属于清晨型,介于两者之间者属于中间型。

三、清晨型 - 夜晚型量表(Morningness-Eveningness Questionnaire, MEQ)

清晨型 - 夜晚型量表(MEQ)用于评估"清晨型"和"夜晚型"的昼夜节律类型及受试者在清晨和夜晚的特定时间段活跃和清醒的程度,旨在确定每天特定时间完成特定活动的自然习性。共有 19 个问题,大部分问题的答案被设定为选择题,要求受试者根据个人倾向或喜好选择相应回答。目前主要用于评估受试者夜间倒班的耐受能力、最佳警觉时间、与年龄相关的睡眠问题等。在每个问题中,圈出在过去几周内一个最接近您睡眠 - 觉醒状况的数字。见表 3-16。

表 3-16　清晨型 - 夜晚型量表

序号	内容
1	如果你能够完全自主地计划白天的时间,你大约在什么时间起床?
	A. 11:00AM~12:00AM　　　　　　　　B. 09:45AM~11:00AM
	C. 07:45AM~09:45AM　　　　　　　　D. 06:30AM~07:45AM
	E. 05:00AM~06:30AM
2	如果你能够完全自主地计划夜晚的时间,你大约在什么时间去睡觉?
	A. 01:45AM~03:00AM　　　　　　　　B. 00:30AM~01:45AM
	C. 10:15PM~00:30AM　　　　　　　　D. 09:00PM~10:15PM
	E. 08:00PM~09:00PM
3	如果你必须在早上的某个时刻起床,你是否依赖闹钟来唤醒你?
	A. 非常依赖　　　　　　　　　　　　　B. 较依赖
	C. 略微依赖　　　　　　　　　　　　　D. 完全不依赖

续表

序号	内容	
4	早晨你有多容易起床（当你没有被突如其来的事唤醒）？	
	A. 非常困难	B. 有些困难
	C. 较容易	D. 非常容易
5	早上起床后的半小时内，你有多警觉？	
	A. 完全不警觉	B. 稍微警觉
	C. 较为警觉	D. 非常警觉
6	在醒后的半小时内，你是否感到饥饿？	
	A. 完全无饥饿感	B. 略微饥饿
	C. 相当饥饿	D. 非常饥饿
7	清晨醒后的半小时内你的感觉如何？	
	A. 非常疲劳	B. 较疲劳
	C. 较为精神	D. 非常精神
8	如果在第二天你没有任何约会，相比你平时习惯的时间，你会选择什么时间去睡觉？	
	A. 较平时推迟 2 小时以上	B. 较平时推迟 1~2 小时
	C. 较平时推迟不到 1 小时	D. 较平常推迟很少或从不推迟
9	假设你和朋友决定要开始做运动，他 / 她建议你应一周两次 1 小时的运动，而早上 7~8 点为他 / 她的最佳时间，而你仅需考虑自己的生物钟，你认为您做得到吗？	
	A. 非常困难	B. 有困难
	C. 可以考虑	D. 没有问题
10	在夜晚大约什么时候你会感到疲倦，而且需要睡觉？	
	A. 02：00AM~03：00AM	B. 00：45AM~02：00AM
	C. 10：15PM~00：45AM	D. 09：00PM~10：15PM
	E. 08：00PM~09：00PM	
11	假设你希望在一项会令你精神疲累而且需持续两个小时的测试中取得最佳表现时，如果你能完全自由地计划你的时间，仅需考虑你自己的生理时钟，你会选择以下哪段考试时间？	
	A. 7PM~9PM	B. 3PM~5PM
	C. 11AM~1PM	D. 8AM~10AM
12	如果您晚上 11 点（23：00）去睡觉，你会疲倦？	
	A. 完全不疲劳	B. 有点疲劳
	C. 较为疲劳	D. 很疲劳
13	假设因为某些原因你比平时晚睡几小时，但需在第二天早上的特定时间起床，你最可能的情况是什么？	
	A. 较平时晚醒	B. 在通常时间觉醒，但可再入睡
	C. 在通常时间觉醒，但瞌睡不止	D. 在通常时间觉醒，并不再睡

序号	内容
14	假如为了守夜,您必须在 4AM~6AM 保持清醒,而第 2 天您没有约定,最适合您的选择是什么?
	A. 直到任务完成才去睡　　　　　　　　　　B. 事前小睡,任务完成后再睡
	C. 事前睡足,事后小睡　　　　　　　　　　D. 仅在事前睡
15	假设您需要进行一项两小时的艰巨体力工作,您可以完全自由地计划时间,仅需考虑您自己的生理时钟,您会选择以下哪个时段?
	A. 7PM~9PM　　　　　　　　　　　　　　B. 3PM~5PM
	C. 11AM~1PM　　　　　　　　　　　　　　D. 8AM~10AM
16	假设您决定要开始做运动,您的朋友建议 1 周两次 1 小时的运动,最佳时间为晚上 22:00~23:00。您只需考虑自己的生理时钟,您认为您会有怎么样的表现?
	A. 可以,没有问题　　　　　　　　　　　　B. 可以考虑
	C. 有困难　　　　　　　　　　　　　　　　D. 难以实施
17	假设你可以选择自己的工作时间,你每天只需工作 5 个小时(包括休息时间),而这份工作是很有趣的,酬金会依据你的工作表现,你会选择以下哪个时段开始工作呢?
	A. 5PM~4AM 期间开始　　　　　　　　　　B. 2PM~5PM 期间开始
	C. 9AM~2PM 期间开始　　　　　　　　　　D. 8AM~9AM 期间开始
	E. 4AM~8AM 期间开始
18	一天之中以下哪个时段是您的最佳时间?
	A. 10PM~5AM　　　　　　　　　　　　　　B. 5PM~10PM
	C. 10AM~5PM　　　　　　　　　　　　　　D. 8AM~10AM
19	如分"清晨型"和"晚间型",您认为自己属于哪一类型?
	A. 明确的晚间型　　　　　　　　　　　　　B. 晚间型多于早间型
	C. 早间型多于晚间型　　　　　　　　　　　D. 明确的早间型

　　评分方法:该量表需时 10~15 分钟完成。包含 Likert 式和时间尺度两种评分方法。Likert 式评分条目有 4 个选项,最低值表示绝对夜晚型。与之类似,时间尺度评分是把 7 个小时的时间段以 15 分钟为一个刻度划分。每个条目评分范围为 0~5 分,A=1 分、B=2 分、C=3 分、D=4 分、E=5 分,每个条目得分相加获得总分,总计为 16~86 分,五个类型的总分划界范围为,绝对清晨型:70~86,中度清晨型:59~69,中间型:42~58,中度夜晚型:31~41,绝对夜晚型:16~30。

第六节　发作性睡病量表

Ullanlinna 发作性睡病量表（Ullanlinna Narcolepsy Scale, UNS）

Ullanlinna 发作性睡病量表（UNS）用于评估发作性睡病相关的各种症状,包括日间发作性睡病的发作频率、强烈情绪相关的肌无力和夜间睡眠的入睡潜伏期。该问卷可以有效区分发作性睡病患者和健康对照人群。见表 3-17。

表 3-17　发作性睡病量表（UNS）

序号	内容				
1	当你大笑,愉快或者愤怒,或者处于兴奋状态时,下列症状是否会突然出现?				
		从不	至今发生过 1~5 次	每月 1 次	每周 1 次	每天 1 次或接近每天 1 次
	双膝发软	□	□	□	□	□
	张口	□	□	□	□	□
	点头	□	□	□	□	□
	摔倒	□	□	□	□	□
2	通常您晚上多久可以入睡?				
	□>40 分钟　　□ 31~40 分钟　　□ 21~30 分钟				
	□ 10~20 分钟　　□＜10 分钟				
3	您白天会睡觉吗（小睡）?				
	□不需要　　□我想睡,但睡不着　　□每周两次或更少				
	□每周 3~5 天　　□每天或几乎整天				
4	您白天会无意识地突然睡着吗?				
	情景	从不	每月或更少	每周	每天	每天多次
	阅读	□	□	□	□	□
	旅行	□	□	□	□	□
	站立	□	□	□	□	□
	吃饭	□	□	□	□	□
	其他不常见情况	□	□	□	□	□

评分方法：每个条目均针对一个发作性睡病的相关症状，受试者在 0~4 分的范围内选择评分以表示这些症状的发生频率。量表的总分在 0~44 分之间，得分越高表示患有发作性睡病的可能性越大。

第七节 不宁腿综合征评估量表

一、Johns Hopkins 不宁腿严重程度量表（Johns Hopkins Restless Legs Severity Scale, JHRLSS）

Johns Hopkins 不宁腿严重程度量表（JHRLSS）用于快速筛查不宁腿综合征（restless leg syndrome, RLS），也作用于纵向评估治疗效果。见表 3-18。

表 3-18 Johns Hopkins 不宁腿严重程度量表

序号	每天发生不宁腿综合征症状的时间（中午 12 点后）	得分
1	无症状	0 分（从不）
2	睡前和 / 或睡眠期（症状可能发生在以下情况的 1 小时以内：通常的睡眠时间，或者仅在准备入睡时或者夜晚睡眠后）	0.5 分
3	晚上（晚 6 点或以后），症状可能出现在晚 6 点到通常的睡眠时间（晚上入睡的定义需要根据患者的常规睡眠时间进行调整，因为有人午睡了）	2 分（中度）
4	下午（晚 6 点前），症状开始于下午，并且持续到晚上和夜里。	3 分（重度）
5	早晨（中午前），症状开始于早晨或者几乎整个白天都持续。通常在上午 8~10 点之间症状很少出现，该段时期称为"保护期"。极度严重的患者即使在"保护期"也可能出现最严重的 RLS 症状，经常伴随 RLS 症状的显著恶化	4 分（非常严重）

注：由于 RLS 症状一旦开始倾向持续整夜，直至清晨，那么一天症状发生的小时数将作为严重程度的标准，1~6 小时定义为轻度，7~12 小时定义为中度，13 小时或以上定义为重度。

评分方法：临床医生根据如下的标准为患者评分：0 分代表从未发生过该症状，1 分（轻度）代表卧床后一小时内出现症状，2 分（中度）代表夜间出现症状（有时在晚 6 点后），3 分（重度）代表白天出现该症状（在早上 6 点前）。

二、国际不宁腿综合征研究组评估量表（International Restless Legs Syndrome Study Group Rating Scale, IRLS）

国际不宁腿综合征研究组评估量表（IRLS）用于评价过去 1 周内不宁腿综合征的严重程度。量表共包括 10 个问题，可以分为两个维度：一是评估症状严重程度（性质、强度和频率），另一个是评估症状对患者造成的影响（睡眠问题、日间功能紊乱和情绪的改变）。见表 3-19。

表 3-19 国际不宁腿综合征研究组评估量表

序号	问题	4	3	2	1	0
1	在过去的一周内,总的来讲,您对不宁腿综合征给您的腿部或者胳膊带来的不舒服如何评价?	非常严重	严重	中度	轻度	无
2	在过去的一周内,总的来讲,您怎样评价因为不宁腿综合征而不得不移动肢体的感觉?	非常严重	严重	中度	轻度	无
3	在过去的一周内,总的来讲,当您活动肢体后,不宁腿综合征带来的胳膊或腿部的不适感会缓解多少?	没有缓解	轻度缓解	中度缓解	几乎完全或完全缓解	没有不宁腿综合征的症状需要缓解
4	在过去的一周内,不宁腿综合征给您的睡眠造成的影响有多严重?	非常严重	严重	中度	轻度	无
5	在过去的一周内,不宁腿综合征给您带来的日间疲劳或嗜睡感觉有多严重?	非常严重	严重	中度	轻度	无
6	在过去的一周内,总的来讲,您的不宁腿综合征有多么严重?	非常严重	严重	中度	轻度	无
7	在过去的一周内,您的不宁腿综合征发作有多么频繁?	非常频繁(6~7天/周)	经常(4~5天/周)	有时(2~3天/周)	有时(2~3天/周)	偶尔(<1/无天/周)
8	在过去的一周内,当不宁腿综合征发作时,平均有多严重?	非常严重(大于等于8小时/24小时	严重(3~8小时/24小时)	中度(1~3小时/24小时)	轻度(小于1小时/24小时	无
9	在过去的一周内,总的来讲,不宁腿综合征的症状给您的日常生活造成的影响有多严重,例如:家庭生活满意度、家务、社会、学校或工作生活。	非常严重	严重	中度	轻度	无
10	在过去的一周内,总的来讲,不宁腿综合征的症状给您的情绪紊乱造成的影响有多么严重,例如:愤怒、抑郁、悲伤、焦虑或者易激惹?	非常严重	严重	中度	轻度	无

评分方法:由患者根据自己的症状对如下的 10 个问题进行评估。4 分表示不宁腿的症状最严重、最频繁,0 分表示最轻。总分范围 0~40 分。得分越高表示受损更多,严重度更高。

三、不宁腿综合征问卷（RLS Questionnaire）

请您根据自身的情况作答,圈出最适合的答案。见表 3-20。

表 3-20 不宁腿综合征问卷

序号	问题	a	b	c	d
1	当坐着/躺下时,腿部会出现/之前也反复出现过令人不愉快的感觉或刺痛感吗?	是	不是		
	如果选择是,您怎样描述这种感觉?	疼痛感	令人不愉快	既疼痛又令人不愉快	
2	当坐着/躺下时,双腿会/之前反复出现过迫切活动腿部的愿望吗?	是	不是		
	如果选择是,您需要活动全身而不仅仅是活动腿部吗?	是	不是		
	必须活动的感觉,有时会很迫促,以至于您不能抵制它	是	不是		
	或者只是单纯的活动腿部或上肢就可以了	是	不是		
3	当坐着/躺下时,腿部会不自主的跳动/活动吗?	是	不是		
	如果选择是,与双腿的不适感觉是有关的吗?	是	不是		
	如果选择是,这种不自主运动发生的频率是?（圈出一个选择）	很少	偶尔	频繁	几乎总是
	这种不自主运动只发生在您入睡前	是	不是		
4	您会感到/之前反复出现过,非常痒以至于不能在一个地方待着或必须要活动上肢下肢才可以	是	不是		

当 1~4 题中至少有一个答案为"是"时,请您继续回答以下的问题。如果上述所有问题您均回答"否",请停止答题。

5	当这些感觉/运动发生时,静息（坐着/躺下）会比活动时更重吗?	是	不是		
	当这些感觉或运动发生时,起来行走是否减轻/消失?请努力回忆,可能观察到这些感觉/运动在您停止行走后又会加重,继续行走又会减轻?	是	不是	不太清楚	

续表

序号	问题	a	b	c	d
6	当这些感觉或运动发生时,起来行走是否减轻/消失?请努力回忆,可能观察到这些感觉/运动在您停止行走后又会加重,继续行走又会减轻?	是	不是	不太清楚	

5~6题中至少有一个答案为"是",请您继续回答以下的问题。如果上述两个问题均回答"否"请停止答题。

序号	问题	a	b	c	d
7	当这些感觉/运动发生时,晚上/夜间会加重?	是	不是		
8	当这些感觉/运动刚开始出现时,晚上/夜里更严重吗?（不是问现在,了解以前的情况）	是	不是		

第八节　异态睡眠评估量表

一、梅奥睡眠量表（Mayo Sleep Questionnaire, MSQ）

梅奥睡眠量表见表3-21。

表 3-21　梅奥睡眠量表

序号	问题	a	b	c
	您和病人住在一起吗?	□是的	□没有	
	（如果没有,在这里结束）			
	您和病人睡在同一个房间里吗?	□是的	□没有	
	如果没有,那是因为他/她的睡眠行为（比如鼾声太大,做梦等）被吵醒?如果被描述的时间至少发生3次,请注明"是"。	□是的	□没有	
1	您有没有见过病人在睡觉时表现出"自己的梦"（在空中打了一拳,大喊或者尖叫）?	□是的	□没有	
	如果是			
	a 这种情况持续了几个月或几年?	月	年	
	b 患者是否曾因这些行为而受伤（擦伤、割伤、骨折）?	□是的	□没有	
	c 床伴是否曾因这些行为而受伤（瘀青、打肿、扯头发）?	□是的	□没有	□没有床伴
	d 病人告诉过您被追逐,被攻击的梦境?	□是的	□没有	□没有告诉过您梦的事

续表

序号	问题	a	b	c
	e 如果病人醒来后告诉您一个梦,那么梦的细节与睡眠时所做的动作匹配吗?	□是的	□没有	□没有告诉过您梦的事
2	病人的腿会反复的抽搐(不只是在睡觉的时候)吗?	□是的	□没有	
3	病人是否抱怨他的腿上有一种不安的、紧张的、针刺样的感觉,这种感觉会扰乱他/她入睡或睡着的能力?	□是的	□没有	
	如果是,			
	a 病人告诉您,当他/她四处走动时,这种感觉会减少吗?	□是的	□没有	
	b 什么时候这种感觉最明显?	□下午6点之前	□下午6点之后	
4	病人在睡觉的时候曾经在卧室或房子里走来走去吗?	□是的	□没有	
5	病人是否曾经打鼾或窒息?	□是的	□没有	
6	病人是否在睡眠时停止呼吸?	□是的	□没有	
	如果是,			
	病人目前正在接受治疗(例如:CPAP)?	□是的	□没有	
7	病人在晚上有腿抽筋吗?(如,也被称作"查理马",腿上的某些肌肉剧烈疼痛)?	□是的	□没有	
8	在过去的3个星期里,从0到10的范围,对病人的警觉性进行评估			

0	1	2	3	4	5	6	7	8	9	10
睡一整天								完全清醒		

梅奥睡眠量表(MSQ)是用于筛查 RBD、周期性肢体运动障碍、不宁腿综合征等睡眠障碍的量表。特别适用于有认知功能障碍的老年人 RBD 筛查。

评分方法:梅奥睡眠量表是他评量表,完成需要 5~10 分钟。选项包括"是/否"选择,以及 0~10 的数字评分。

二、REM 睡眠行为异常筛查量表(REM Sleep Behavior Disorder Screening Questionnaire, RBDSQ)

REM 睡眠行为异常筛查量表(RBDSQ)是用于筛查 REM 睡眠行为异常的量表。见表 3-22。

表 3-22 REM 睡眠行为异常筛查量表

姓名: 性别: 年龄: 日期:

目前平均每天睡眠时间:_____小时

打鼾:□是 □否

失眠:□是 □否

1. 需每天服用安眠药□ 2. 一月中数次服用安眠药□ 3. 一年中数次服用安眠药□

最近服用的安眠药物:_____

RBD:

夜眠间是否做噩梦,有时候还会手舞足蹈,甚至于跌落床下?

　　□是 □否 □不知道

1. □我经常有非常逼真的梦境。

2. □我的梦中经常有攻击性或充满暴力的动作。

3. □梦中的内容经常与我的夜间行为相一致。

4. □睡着以后,我知道上肢或下肢有运动。

5. □经常因此伤及我的同床或者自伤。

6. 在梦中有以下现象:

　　□大声说话、叫喊,骂人及大笑。

　　□出现突然的肢体运动,如"打架样"。

　　□与睡眠无关的复杂肢体姿势,如游泳、敬礼、从床上跌落等。

　　□床周围的东西如台灯、书籍、眼镜等掉落下来。

7. □这些行为会将我弄醒。

8. □醒后几乎能很好地记住梦中的内容。

9. □我的睡眠经常受到影响。

10. □我有中枢神经系统疾病(如卒中、头部外伤、继发性 PDS、RLS、发作性睡病、抑郁、癫痫、中枢系统感染等)。

　　评分方法:REM 睡眠行为异常筛查量表用于筛查 REM 睡眠行为异常,共有 10 个大题,包括梦境内容、梦境与行为的关系、致伤和神经系统疾病等方面的内容。要求受试者在"是"和"否"中做出选择。总分为 0~13 分,5 分以上认为异常。

第九节　睡眠相关情绪评估量表

一、汉密尔顿焦虑量表（Hamilton Anxiety Scale，HAMA）

汉密尔顿焦虑量表（HAMA）用于评定焦虑症状的严重程度。在中国，HAMA 已成为精神科临床和科研领域对焦虑症状进行评定的应用最为广泛的他评量表。见表 3-23。

表 3-23　汉密尔顿焦虑量表

序号	条目	①	②	③	④	⑤
1	焦虑心境	无症状	轻微	中等	较重	严重
2	紧张	无症状	轻微	中等	较重	严重
3	害怕	无症状	轻微	中等	较重	严重
4	失眠	无症状	轻微	中等	较重	严重
5	认知功能	无症状	轻微	中等	较重	严重
6	抑郁心境	无症状	轻微	中等	较重	严重
7	躯体性焦虑:肌肉系统	无症状	轻微	中等	较重	严重
8	躯体性焦虑:感觉系统	无症状	轻微	中等	较重	严重
9	心血管系统症状	无症状	轻微	中等	较重	严重
10	呼吸系统症状	无症状	轻微	中等	较重	严重
11	胃肠道症状	无症状	轻微	中等	较重	严重
12	生殖泌尿系统症状	无症状	轻微	中等	较重	严重
13	自主神经系统症状	无症状	轻微	中等	较重	严重
14	会谈时行为表现	无症状	轻微	中等	较重	严重

HAMA 评分标准中各项症状的定义如下：

1. 焦虑心境：担心、担忧，感到有最坏的事将要发生，容易激惹。

2. 紧张：紧张感、易疲劳、不能放松，情绪反应，易哭、颤抖、感到不安。

3. 害怕：害怕黑暗、陌生人、一人独处、动物、乘车或旅行及人多的场合。

4. 失眠：难以入睡、易醒、睡得不深、多梦、夜惊、醒后感疲倦。

5. 认知功能（或称记忆或注意障碍）：注意力不能集中，记忆力差。

6. 抑郁心境：丧失兴趣、对以往爱好缺乏快感、抑郁、早醒、昼重夜轻。

7. 躯体性焦虑（肌肉系统）：肌肉酸痛、活动不灵活、肌肉抽动、肢体抽动、牙齿打颤、声音发抖。

8. 躯体性焦虑（感觉系统）：视物模糊、发冷发热、软弱无力感、浑身刺痛。

9. 心血管系统症状：心动过速、心悸、胸痛、血管跳动感、昏倒感、心搏脱漏。

10. 呼吸系统症状：胸闷、窒息感、叹息、呼吸困难。

11. 胃肠道症状:吞咽困难、嗳气、消化不良、肠动感、肠鸣、腹泻、体重减轻、便秘。

12. 生殖泌尿系统症状:尿意频数、尿急、停经、性冷淡、早泄、阳痿。

13. 自主神经系统症状:口干、潮红、苍白、易出汗、起鸡皮疙瘩、紧张性头痛、毛发竖起。

14. 会谈时行为表现:①一般表现:紧张、不能松弛、忐忑不安,咬手指、紧紧握拳、摸弄手帕,面肌抽动、不宁顿足、手发抖、皱眉、表情僵硬、肌张力高,叹息样呼吸、面色苍白。②生理表现:吞咽、呃逆,安静时心率快,呼吸快、腱反射亢进、震颤、瞳孔放大、眼睑跳动、易出汗、眼球突出。

结果分析:HAMA 将焦虑因子分为躯体性和精神性两大类,7~13 项的得分较高提示躯体性焦虑;1~6 和 14 项得分较高提示精神性焦虑。HAMA 总分能较好地反映焦虑症状的严重程度,还可用来评价焦虑和抑郁障碍患者焦虑症状的严重程度以及对各种药物、心理干预效果的评估。按照我国量表协作组提供的资料:总分 ≥ 29 分,可能为严重焦虑; ≥ 21 分,肯定有明显焦虑; ≥ 14 分,肯定有焦虑;超过 7 分,可能有焦虑;如小于 7 分,便没有焦虑症状。

二、汉密尔顿抑郁量表(Hamilton Depression Scale, HAMD)

汉密尔顿抑郁量表(HAMD)是临床上评定抑郁状态时应用得最为普遍的量表,可帮助临床医生评价患者心境障碍的性质和严重程度。每个条目评估抑郁的不同症状和维度,包括:心境、自罪感、自杀观念、失眠、激越和躯体症状。该量表广泛适用于临床和科研机构,可单独作为评估抑郁症严重程度的测评工具,也可评价随着治疗抑郁症状的变化情况。见表3-24。

表 3-24 汉密尔顿抑郁量表

序号	条目	①	②	③	④	⑤
1	抑郁情绪	无	轻度	中度	重度	极重度
2	有罪感	无	轻度	中度	重度	极重度
3	自杀	无	轻度	中度	重度	极重度
4	入睡困难	无	轻度	中度	–	–
5	睡眠不深	无	轻度	中度	–	–
6	早醒	无	轻度	中度	–	–
7	工作和兴趣	无	轻度	中度	重度	极重度
8	阻滞	无	轻度	中度	重度	极重度
9	激越	无	轻度	中度	重度	极重度
10	精神性焦虑	无	轻度	中度	重度	极重度
11	躯体性焦虑	无	轻度	中度	重度	极重度
12	胃肠道症状	无	轻度	中度	–	–
13	全身症状	无	轻度	中度	–	–
14	性症状	无	轻度	中度	–	–

续表

序号	条目	①	②	③	④	⑤
15	疑病	无	轻度	中度	重度	极重度
16	体重减轻	无	轻度	中度	−	−
17	自知力	无	轻度	中度	−	−
18	日夜变化 A 早	无	轻度	中度	−	−
	日夜变化 B 晚	无	轻度	中度	−	−
19	人格解体或现实解体	无	轻度	中度	重度	极重度
20	偏执症状	无	轻度	中度	重度	极重度
21	强迫症状	无	轻度	中度	−	−
22	能力减退感	无	轻度	中度	重度	极重度
23	绝望感	无	轻度	中度	重度	极重度
24	自卑感	无	轻度	中度	重度	极重度

HAMD 评分标准中各项症状程度的定义如下：

1. 抑郁情绪

1）只在问到时才诉述

2）在访谈中自发表达

3）不用言语也可以从表情、姿势、声音、欲哭中流露这种情绪

4）病人自发言语和非言语表达表情，动作几乎完全为这种情绪

2. 有罪感

1）责备自己，感到自己已连累他人

2）认为自己犯了罪，或反复思考以往的过失和错误

3）认为目前的疾病，是对自己错误的惩罚，或有罪恶妄想

4）罪恶妄想伴有指责或威胁性幻觉

3. 自杀

1）觉得活着没有意义

2）希望自己已经死去，或常想到与死有关的事

3）消极观念自杀念头

4）有严重自杀行为

4. 入睡困难——初段失眠

1）主诉有入睡困难，上床半小时后仍不能入睡

2）主诉每晚均有入睡困难

5. 睡眠不深——中段失眠

1）睡眠浅，多噩梦

2）半夜 12 点以前曾醒来，不包括上厕所

6. 早醒——末段失眠

1）有早醒,比平时早醒一个小时,但能重新入睡,应排除平时的习惯

2）早醒后无法重新入睡

7. 工作和兴趣

1）提问时才主诉

2）自发地直接或间接表达对活动、工作或学习失去兴趣

3）活动时间减少或效率下降,住院患者每天参加病房劳动或娱乐不满 3 小时

4）因目前的疾病而停止工作,住院患者不参加任何活动或没有他人帮助便不能完成病室日常事务（注意不能所有住院均打 4 分）

8. 阻滞:指思维和言语缓慢、注意力难以集中、主动性减退（观察）

1）精神检查中发现轻度阻滞

2）精神检查发现明显阻滞

3）精神检查进行困难

4）完全不能回答问题,木僵

9. 激越（观察）

1）检查时有些心神不宁

2）明显心神不定或小动作多

3）不能静坐,检查中曾起立

4）搓手、咬手指、扯头发、咬嘴唇

10. 精神性焦虑

1）问及时才诉述

2）自发的表达

3）表情和言谈流露出明显忧郁

4）明显惊恐

11. 躯体性焦虑:焦虑的生理症状,包括口干、呃逆、腹泻、腹胀、腹部绞痛、心悸、过度换气、叹气、头疼、尿频、出汗（观察）

1）轻度

2）中度,肯定有上述症状

3）中度,上述症状严重,影响生活或需要处理

4）严重影响生活和活动

12. 胃肠道症状

1）食欲减退,但不需要他人鼓励便可自行进食

2）进食需要他人催促或请求,或需要应用泻药或助消化药物

13. 全身症状:四肢、背部、颈部沉重感,背痛、头痛、肌肉疼痛、全身乏力或疲倦

1）轻度

2）中度

3）重度

4）极重度

14. 性症状：性欲减退、月经紊乱等

1）轻度

2）重度

3）其他：不能肯定或该项对被评者不适合

15. 疑病

1）对身体过分关注

2）反复考虑健康问题

3）有疑病妄想

4）伴有幻觉的疑病妄想

16. 体重减轻：按病史、体重记录评定

1）一周内体重减轻超过 0.5kg

2）一周内体重减轻超过 1kg

17. 自知力

1）知道自己有病，表现为抑郁

2）知道自己有病，但归咎为伙食差、环境问题、工作忙、病毒感染需要休息

3）完全否认自己有病

18. 日夜变化：如果症状在早晨或傍晚加重，先指出是哪一种，然后按其变化程度评分，早上变化评早，晚上变化评晚

1）早晨傍晚无区别

2）早晨轻度加重

3）傍晚轻度加重

4）早晨严重加重

5）傍晚严重加重

19. 人格解体或现实解体：非真实感或虚无妄想

1）问及时才诉述

2）自然诉述

3）有虚无妄想

4）伴幻觉的虚无妄想

20. 偏执症状

1）有猜疑

2）有牵连观念

3）有关系妄想或被害妄想

4）伴有幻觉的关系妄想或被害妄想

21. 强迫症状：强迫思维和强迫行为

1）问及时才诉述

2）自发叙述

22. 能力减退感

1）仅于提问时方引出主观体验

2）患者主动表示有能力减退感

3）需要鼓励、指导、安慰才能完成病室日常事务或个人卫生

4）穿衣、梳洗、进食、铺床、个人卫生均需要他人帮助

23. 绝望感

1）有时怀疑"情况是否会好转"，但解释后能接受

2）持续感到"没有希望"，解释后能接受

3）对未来感到灰心、悲观、失望，解释后不能解除

4）自动地反复叙述"我的病好不了了"，诸如此类情况

24. 自卑感

1）仅在询问时叙述有自卑感，我不如他人

2）自动地诉述有自卑感

3）患者主动述说"我一无是处"或"我低人一等"，与评2分只是程度上的差别

4）自卑感达到妄想的程度，例如"我是废物"或类似情况

注意事项：这项量表由两名评定者对患者进行 HAMD 联合检查，采用交谈与观察的方式，两名评定者分别独立评分；其中8、9、11项，依据对患者的观察进行评定；其余各项根据患者口头叙述评分；1项需两者兼顾；7、22项需要向患者家属收集资料，需要 15~20 分钟。

评估方式：由受过训练的医生以访谈形式进行。其测试时间根据患者的特殊需要和访谈者选择方法而定。该量表需经过培训的医生将症状的严重程度和频率转化为评分。

评分方法：该量表 24 个条目都可能在临床和科研中有意义，但只有前 17 个条目纳入计分。HAMD 大部分项目采用 0~4 分的 5 级评分法，少数项目采用 0~2 分的 3 级评分法。0~8 分表示正常；9~19 分表示可能有抑郁；20~34 分表示肯定有抑郁；35 分以上表示有严重抑郁症。

第四章 中医医学评估量表

第一节 失眠症中医生存质量量表

根据 WHO 生存质量研究组制定的生存质量量表的一般指导原则制定失眠症中医生存质量量表,主要反映中医学所重视的内容,中医特色的条目在本研究中各个维度较好,且能区分病人在治疗前后的生存质量的变化,这样就使中医症状转变为量化指标,从多维角度充分反映患者生理、心理功能、社会关系、经济与环境条件;同时,可比普适性量表更加客观真实地反映患者疾病、证候、治疗满意性等有关内容。见表4-1。

表 4-1　失眠症中医生存质量量表

序号	问题	①	②	③	④	⑤
1	您有头胀头痛吗?	根本没有	轻微	有	比较严重	很严重
2	您感觉头晕耳鸣吗?	根本没有	很少有	有	比较严重	很严重
3	您经常感到四肢乏力吗?	根本没有	很少有	有	比较严重	很严重
4	您有头昏眼花情况吗?	根本没有	很少有	有	比较严重	很严重
5	您经常感到困倦吗?	根本没有	很少有	有	比较严重	很严重
6	您的胃口如何?	很差	比较差	一般	比较好	很好
7	您容易心烦吗?	根本不	很少	一般	比较容易	非常容易
8	您容易发怒吗?	根本不	很少	一般	比较容易	非常容易
9	您常有精神差不想说话吗?	根本没有	少有	有	比较多时候	很多时候
10	您经常感到心情沮丧吗?	根本没有	少有	有	比较多时候	很多时候
11	您经常对别的事情没有兴趣吗?	根本没有	少有	有	比较多时候	很多时候
12	您经常感到躁扰不宁吗?	根本没有	少有	有	比较多时候	很多时候
13	碰到任何事情容易受到惊吓吗?	根本没有	少有	有	比较多时候	很多时候
14	您容易感到紧张吗?	根本没有	少有	有	比较多时候	很多时候
15	您多疑虑吗?	根本没有	少有	有	比较多时候	很多时候
16	您有记忆力下降的情况吗?	根本没有	轻微	有	比较明显	很明显
17	您有注意力不集中的情况吗?	根本没有	轻微	有	比较明显	很明显

续表

序号	问题	①	②	③	④	⑤
18	您感到您的思维比以前迟缓吗?	根本没有	轻微	有	比较明显	很明显
19	失眠有影响您和别人的交往吗?	根本不影响	有点影响	有影响	比较影响	非常影响
20	失眠是否给您的亲友造成精神方面的负担?	根本没有	偶尔有	有	经常有	总是有
21	环境的变化会影响您的病情吗?	根本不影响	很少影响	影响	比较影响	很影响

信度和效度:本量表由有关的各方面的人员参与选题及讨论,所提出的条目反映了WHO 关于生存质量的内涵及失眠症患者的特殊问题,又反映了中医药的基本理论,并按照程序化方式筛选条目,因此可以认为具有较好的内容效度。

第二节　中医症候评分量表

中医症候评分量表见表4-2。

表4-2　中医症候评分量表

序号	主症	计0分	计2分	计4分	计6分	计分
1	入睡困难	每晚入睡时间为30分钟以内	每晚入睡时间为30~60分钟	每晚入睡时间为1~2小时	每晚入睡时间为2小时以上	
2	易醒	夜醒0~1次	夜醒2次	夜醒3次	夜醒4次或彻夜难眠	
3	多梦	无梦或偶尔有梦	有梦,醒后感觉较好	经常有梦,醒后感觉尚可	多梦,或是噩梦或是整夜无眠,醒后感觉不好	
4	晨醒过早,醒后不能再睡	睡眠时间6小时以上	晨醒过早,睡眠时间不足6小时	晨醒过早,睡眠时间不足3小时	彻夜难眠	

序号	次症	计0分	计1分	计2分	计3分	
1	心烦懊恼	无	心烦,偶尔影响休息	心烦,入睡困难	心烦,彻夜难眠	
2	急躁易怒	无	脾气偶躁	脾气急躁,遇事易怒	烦躁易怒,不能自止	
3	头晕头胀	无	轻微,时作时止	持续,但可忍受	持续,不可忍受,影响工作生活	
4	口苦	无	晨起口苦	口苦,食不知味	口苦而涩	
	总计					

第五章 多导睡眠监测

多导睡眠监测（polysomnography, PSG）是同时记录、分析多项睡眠生理指标，进行睡眠医学研究和睡眠疾病诊断的一种监测方法。多导睡眠监测是当今睡眠医学中的一项重要新技术，在世界睡眠研究界又被称为诊断睡眠呼吸障碍疾病的"金标准"，对于诊治各种睡眠障碍相关疾病具有重要的作用。

第一节 多导睡眠监测的基本原理与方法

一、多导睡眠监测的基本原理

1. 放大器 通过采用交流放大器把两个输入信号之间的电压差放大，记录脑电图、眼动电图和肌电图的电活动信号。PSG中使用的放大器为差分放大器。差分放大器包括两个信号端口和一个接地端口，放大处理后输出的信号为两个信号源的差值。放大器的作用就是将两个电极拾取的微弱的生物信号振幅放大。

2. 滤波器 任何一个要进行监测的信号都会受到一些不需要的多余信号干扰，这些干扰信号包括低频、高频或50~60Hz频率（大多由附近的交流电线发出），使用滤波器可以减弱这些干扰信号。低频滤波减弱低频率信号，高频滤波减弱高频率信号，陷波滤波用于减弱与电源信号干扰有关的50或60Hz频率信号（国内为50Hz）。

3. 灵敏度（增益） PSG中的灵敏度（也称为增益）或者放大倍数调节的功能是相同的——增大或减小输出信号的放大倍数。灵敏度为能记录产生一定距离位移所需要的电压值，其单位一般为μV/mm或mV/cm。灵敏度的表达式为：S（灵敏度）=V（电压）/D（记录笔位移距离）。在走纸式睡眠监测仪中，成人脑电图记录的灵敏度通常在50μV/cm，儿童的更低（为100μV/cm），因为儿童脑电活动波幅非常大。数字化的记录系统经常采用每屏100μV。增益可用输出电压和输入电压的比值来表示，在不改变实际记录电压的情况下，可以通过改变数位增益来放大或缩小记录信号，从而得到满意图形。

二、多导睡眠监测技术

1. 基本参数 多导睡眠监测技术可同时记录人体多项生理参数，包括脑电图、眼动电图、下颌肌电图、心电图、呼吸气流、呼吸努力、鼾声、体位、血氧饱和度、肢体运动等。同时还配有同步数字视频和音频技术，可用于评价异态睡眠和癫痫发作。

2. 电极佩戴

（1）脑电电极的安置位置：多导睡眠监测的电极仅仅是临床标准脑电记录电极的一部分，安置电极的名称按照国际 10-20 系统，以放置部位的英文单词的首字母和一个附加值表示（偶数下标表示头部右侧，奇数下标表示头部左侧，见表 5-1）。

准确地放置电极的位置是可靠记录脑电波的第一步。电极定位根据颅骨的 4 个骨性标志：①枕骨隆突，即头后部中间部位的骨性突起；②鼻根，即前额与鼻梁的交界处；③左右耳前点，即左右外耳道前部的骨凹陷。

表 5-1　脑电电极术语

	左	右	中线
额极区（frontopolar）	Fp1	Fp2	Fpz
额区（frontal）	F3	F4	Fz
中央区（central）	C3	C4	Cz
枕区（occipital）	O1	O2	Oz
乳突（mastoid）	M1	M2	

导联是指互为一组的两个电极，一组特定的导联组合称蒙太奇。AASM 推荐的 EEG 导联包括 F4-M1、C4-M1、O2-M1，如果监测过程中推荐电极出现故障或信号欠佳，备份电极应放置在 F3-M2、C3-M2、O2-M2。

（2）眼动图监测技术：眼动图（electrooculogram，EOG）用于测量眼视网膜的电压变换。视网膜为负极，角膜为正极。当眼球运动时，眼内电场会发生相应变化（约 50~200μV）。当眼球朝向电极运动时可以检测到正电位，引起 PSG 描记笔向下偏移（正电极向下）。当检测到负电压时描记笔向上偏移（负电极向上）。EOG 规定，眼球向下转动为正电压，向下为负电压。眼电极以和其相对应的乳突电极作为参照电极（ROC-M1 和 LOC-M2）。

AASM 推荐的有两个导联：LOC-M2（LOC 电极放置在左眼外眦下 1cm 处）；ROC-M2（ROC 电极放置在右眼外眦上 1cm 处）。可接受替代的导联：LOC-Fpz（LOC 电极放置在左眼外眦向外向下各 1cm 处）；ROC-Fpz 导联（ROC 电极放置在右眼外眦向外向下各 1cm 处），这样放置，可使左右眼电压波形变化形成共轭运动，即相对应或相背离。

（3）颏肌电图记录：记录颏肌电需放置 3 个电极：①下颌骨前缘中线上 1cm；②下颌骨前缘向下 2cm 中线右旁开 2cm；③下颌骨前缘向下 2cm 中线左旁开 2cm。标准颏肌电导联由一个下颌骨下电极和下颌骨上电极组成，下颌骨下电极为参考电极；另外一个下颌骨下电极为备份电极，以确保上述任一电极发生故障时能持续记录颏肌电活动。

（4）肢体运动监测：腿动通过监测双侧的胫骨前肌 EMG 来判断，通过双腿的记录准确地判断腿动的次数。在双侧胫骨前肌的肌腹各安置 2 个电极，2 个电极之间相差 2~3cm。上肢运动通常监测指伸肌。两电极分别放置在伸肌长轴中段，间隔数厘米。可以嘱患者手臂伸展，手掌下垂并握拳（松开和握紧手掌）来确定肌肉部位。

（5）心电图记录：推荐采用单一改良心电 II 导联描记，负极安放于右肩下，正极安放于

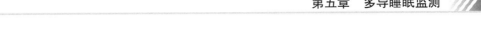

胸廓左下方约第六、七肋间处。

（6）睡眠呼吸监测：主要有三部分，即呼吸气流、呼吸努力和动脉血氧饱和度，有些睡眠研究中心同时使用传感器监测鼾声、体位等。①呼吸气流：主要有口鼻温度气流和压力型鼻气流。两者均放入鼻孔，然后绕在耳背（类似眼镜架）再到患者前部。部分打鼾患者夜间呈张口呼吸，所以口鼻气流导联安装必须保证能检测到口腔气流显得更为重要。②呼吸努力：主要通过胸腹运动来判断。胸带安装在患者胸廓，男性平乳头，女性在乳房上方。腹带安装对于较瘦者，可放在脐平面并调整好松紧度，较胖患者仰卧位时，腹部向外侧膨隆明显，将腹带安放在最膨隆处。③血氧饱和度探头：安装原则使传感器的发光部分中心、吸光部分中心及指甲中心 3 中心呈一条直线，还要选择厚度适当的手指加以妥善固定。

3. EEG 波形的描述　脑电图记录的活动以频率即每秒的周数（赫兹）、波幅（微幅）和优势区域来描述。

（1）β 波：频率为 > 13Hz 的低电位波，主要见于清醒期睁眼。

（2）α 波：频率为 8~13Hz，主要见于清醒期，安静闭眼时，枕区导联明显。

（3）θ 波：也称低波幅混合频率活动，频率为 4~7Hz，主要见于 N1 期睡眠后期。

（4）δ 波：频率范围为 0~3.99Hz。

（5）顶尖波（V 波）：波形陡峭，持续时间 < 0.5 秒，与背景脑电明显不同，多见于中央区。

（6）睡眠梭形波：也称纺锤波，频率为 11~16Hz（通常为 12~14Hz），持续时间必须 ≥ 0.5 秒。为 N2 期睡眠的特征脑电波，主要出现在颅中央区。

（7）K- 复合波：无具体频率标准，形态上要求一个清晰可见的陡峭负向波（波形向上）之后随即伴发一个正相波（波形向下），凸显在背景 EEG 中，持续时间 ≥ 0.5 秒。为 N2 期睡眠的另一特征脑电波，通常在额区脑电导联记录最清晰。K- 复合波经常和睡眠梭形波相重叠。

（8）慢波：频率为 0.5~2Hz，振幅标准为 > 75μV，为 N3 期睡眠的特征波，在额区可监测到。

（9）锯齿波：序列陡峭波浪或三角形状波形，类似锯齿状，频率在 2~6Hz，通常出现在阵发性快速眼动波之前，主要出现于颅中央区。

4. 眼电图描述

（1）眨眼：清醒期睁眼或者闭眼时出现的 0.5~2.0Hz 共轭垂直眼动波。

（2）阅读眼动：阅读时出现，由周期性慢相眼动和随后反向快相眼动组成的序列共轭眼动波。

（3）快速眼球运动（REMs）：共轭、不规则、波形陡峭的眼动波，眼动波初始达峰时间 < 500 毫秒，快速眼球运动是 REM 期睡眠的特征，也见于清醒状态睁眼扫视周围环境时。

（4）慢速眼球运动（SEMs）：共轭、相对规律的正弦眼动，初始达峰时间通常 > 500 毫秒。

5. 多导睡眠监测的适应证（表 5-2）

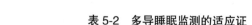

表 5-2 多导睡眠监测的适应证

客观评价睡眠质量：包括睡眠潜伏期、进程、睡眠周期、睡眠结构、维持率及睡眠效率等
失眠：主观性失眠或客观性失眠
睡眠相关肢体运动障碍，如不安腿综合征、周期性肢体运动障碍等
睡眠呼吸暂停综合征的诊断及分型诊断
睡眠相关异常行为：梦游、夜惊等
伴有失眠的内科疾患等
癫痫

第二节　多导睡眠监测报告的撰写及应用

不同的睡眠实验室对多导睡眠图的报告格式有很多不同之处，应包括基本内容和核心数据，一般分为两部分：第一部分为简易的一览表式报告，此部分应汇总临床诊疗所需要的最基本信息；第二部分为各种睡眠事件参数的详细分析报告，包括表格、直方图和趋势图以及各种说明。

简易一览表式报告包括以下内容：

（1）患者的一般信息：包括姓名、性别、身高、体重、身高体重指数（BMI）、颈围以及基础疾病名称等。

（2）睡眠参数：关灯时间、开灯时间、总睡眠时间（TST）、总记录时间（TRT）、睡眠效率、睡眠潜伏期、入睡后清醒时间、R 期潜伏期（见表 5-3）。

（3）睡眠结构：各睡眠分期持续时间及所占百分比（见表 5-3）。

（4）睡眠呼吸资料：呼吸暂停和低通气次数、呼吸事件性质和指数（见表 5-3）。

（5）心电事件：平均心率、最高心率、最低心率及异常事件等。

（6）肢体运动资料：包括周期性肢体运动指数（PLMI）、周期性肢体运动伴脑电觉醒指数等。

（7）值班技师和分析技师评语：包括夜间观察到患者任何的异常活动、检查环境和检查设备状况的变化、心律失常等。

表 5-3　睡眠资料及睡眠呼吸资料

睡眠资料	睡眠呼吸资料
卧床时间（TIB）	呼吸暂停低通气指数（AHI）
总睡眠间期时间（SPT）	阻塞性呼吸暂停指数（OAI）
总睡眠时间（TST）	混合性呼吸暂停指数（MAI）
睡眠效率（SE）	中枢性呼吸暂停指数（CAI）

续表

睡眠资料	睡眠呼吸资料
睡眠潜伏期（SL）	呼吸努力相关性觉醒（RERA index）
REM 睡眠潜伏期（REM sleep latency）	平卧位、侧卧位和仰卧位时上述各种呼吸事件指数
入睡后觉醒次数及入睡后觉醒时间（WASO）	REM 期和 NREM 期上述各种呼吸时间指数
WASO 占 TIB 的百分比	最长呼吸暂停持续时间
各期睡眠总持续时间	最长低通气持续时间
各期睡眠总持续时间占 TST 的百分比	血氧饱和度下降指数（ODI）
各期睡眠总持续时间占 SPT 的百分比	最低血氧饱和度值
觉醒指数	

第六章 特殊睡眠试验

日间过度嗜睡（excessive daytime sleepiness，EDS）是指在预期应该清醒和警觉的情况下出现难以抑制的睡意。EDS 是阻塞性睡眠呼吸暂停综合征以及发作性睡病等患者的主要白天症状之一。人群中有 5% 的人存在不同程度的日间思睡。

评价日间思睡的方法有主观性和客观性两类。目前客观性方法有多次睡眠潜伏时间试验（multiple sleep latency test，MSLT）。主观性方法有斯坦福嗜睡量表和 Epworth 嗜睡量表。

第一节 多次睡眠潜伏时间试验

MSLT 方法于 1982 年首先被提出，美国睡眠医学学会（AASM）分别于 1986 年和 1992 年制定并发表了 MSLT 的使用指南，2004 年再次对指南进行更新。MSLT 已经成为临床和科研工作中最常使用的客观评价日间思睡程度的标准方法。

一、MSLT 适应证

对可疑发作性睡病进行确诊；可疑特发性睡眠增多症与发作性睡眠进行鉴别诊断。需要重复进行 MSLT 检查的情况包括：①初次的检查被外在环境所影响或在初次检查时不具备合适的监测条件；②模糊或无法解释的检查结果；③患者为可疑发作性睡病但先前的 MSLT 检查结果未确诊。

不作为阻塞性睡眠呼吸暂停综合征的常规评估和诊断手段，或者接受气道正压通气治疗的常规复评手段。患者先前被诊断为睡眠及其相关疾病，如阻塞性睡眠呼吸暂停综合征或其他睡眠相关的呼吸障碍，周期性肢体运动或心境障碍，尽管已进行最佳治疗但仍有日间过度思睡者，需选择包括 MSLT 在内的检查手段评估是否可能为发作性睡病，不作为医学或神经障碍（发作性睡病除外）、失眠、昼夜节律障碍相关的睡眠障碍的常规临床评价手段。

二、MSLT 检查前的准备

MSLT 检查前应填写一周的睡眠日记以评估睡眠时间；主要睡眠时段监测并记录到 360min 的睡眠时间；理想情况下，在检查前 2 周停用兴奋剂、兴奋类药物及 REM 睡眠抑制剂。必要时调整药物剂量，使药物的镇静或兴奋作用降至最小；进行检查的技术员受过正规训练，以便迅速做出判断；检查条件标准化以获取有效数据；检查时监测室应黑暗、安静，温度以患者感到舒适为准。

三、检查方法

（1）PSG 记录结束后,保留 MSLT 所需电极,包括脑电图（EEG）;眼电图（EOG）;下颏肌电图（EMG）;心电图（ECG）。其余电极和传感器拆除。

（2）MSLT 检查前一夜应常规进行标准 PSG 监测以观察睡眠情况。对可疑发作性睡病进行确诊要求前夜总睡眠时间（TST）不少于 6 小时,分夜试验（同一夜晚进行诊断和治疗）后不可进行 MSLT 检查。

（3）MSLT 检查在前夜 PSG 检查结束后 1.5~3 小时进行第一次小睡检查。以后以每 2 小时 1 次的间隔进行,共进行 4~5 次小睡检查期间,对于发作性睡病患者,如果前 4 次小睡只记录到 1 次起始 REM 期睡眠,需进行第 5 次小睡检查。

四、MSLT 检查注意事项

两次小睡检查之间可以吸烟,但必须在检查开始前 30 分钟禁烟。检查当天禁止剧烈的体力活动。检查开始前 15 分钟停止进行刺激性的活动。患者禁止饮用咖啡因类饮料,避免暴露在强光下,至少第一次小睡检查前 1 小时进食易消化早餐,第二次小睡检查结束后立即进食易消化午餐。

每次小睡检查前,需询问患者是否去洗手间,并进行生物校准,标准指令包括:①安静地躺下,睁眼 30 秒;②闭眼 30 秒;③不要移动头部,眼睛分别向左右看和向上下看、缓慢眨眼 5 次;④咬牙或磨牙。

每次小睡前使用指示语,具体如下:请安静躺下,采取舒适体位,闭眼并尽量入睡。之后关灯开始记录、每次小睡检查间期,监督患者起床并阻止入睡。

每次小睡关灯后 20 分钟未入睡,此次小睡结束。

每次小睡持续至睡眠起始后 15 分钟,观察 REM 睡眠。

五、MSLT 的观察指标

1. 平均睡眠潜伏期（mean sleep latency）　睡眠潜伏期指关灯后到出现任何一帧睡眠时期的时间。如果 1 次小睡期间未入睡,睡眠潜伏期时间记为 20 分钟。

2. 睡眠起始 REM 睡眠（sleep onset REM period,SOREMP）　指入睡后 15 分钟内任何时间出现的 REM 睡眠,均称为 SOREMP。

3. REM 睡眠潜伏时间　从第 1 帧睡眠开始至第 1 帧 REM 睡眠开始的时间。

六、MSLT 结果评价

1. 思睡程度　平均睡眠潜伏时间短于 5~6 分钟提示存在病理性嗜睡。正常成人平均睡眠潜伏时间为 10~20 分钟,潜伏期介于正常值和病理值之间是诊断的灰色区域。

2. 发作性睡病的诊断标准　平均睡眠潜伏时间 < 8 分钟以及 ≥ 2 次出现入睡始发的 REM 睡眠现象（与 MST ≤ 8 分钟相比,睡眠起始后 15 分钟内出现 SOREMP 对于发作性睡病的诊断更具特异性）。

3. 特发性睡眠增多　平均睡眠潜伏期 5~10 分钟。

第二节 清醒维持试验

清醒维持试验(Maintenance of Wakefulness Test, MWT)是检查受试者保持清醒的能力,即评价潜在的清醒维持系统的功能。实施步骤类似于MSLT,最大的区别在于给予受试者的指令不同。之前的文献很少看到MWT的研究结果,直到1992年MWT才被临床广泛接受。2004年AASM发表了MWT的指南,推荐使用40分钟的MWT方案。

一、MWT的特定适应证

(1)当维持清醒能力障碍造成公共或个人的安全问题时,可行40分钟的MWT检查以评估维持清醒的能力。特别是阻塞性睡眠呼吸暂停、发作性睡病或其他相关疾病的患者,当从事的职业涉及公共交通和安全时,应进行MWT检查。

(2)用于日间思睡患者进行治疗后的疗效评估。MWT已经被证实有助于评估发作性睡病和睡眠相关性呼吸障碍患者的治疗效果。

(3)在科学研究中,MWT通常用于验证促醒药物的疗效。

二、检查方法

MWT检查方法基本和MSLT相同,如检查环境的要求、检查前的准备、电极安置、全天检查流程、每次检查流程、入睡潜伏期的判断等方面。但也有一些差异。

(1)检查不一定在前夜PSG监测后进行,视临床情况而定。

(2)视临床情况决定是否填写睡眠日记。

(3)4次检查,每次持续40分钟,间隔两个小时进行,第一次检查在醒后的1.5~3小时进行,通常开始于9点或10点。

(4)检查室完全避光,可以在受试者头部后方设置微弱的灯光,光线在其视野之外。温度以患者舒适为宜。受试者坐在床上,后背部头部可放枕头支撑,消除不适感。

(5)指导语(不同于MSLT)如下:请尽可能长时间坐着并保持清醒。眼睛看前方,不要直视灯光。禁止使用特殊方法保持清醒,如拍打脸部或是唱歌。

(6)当40分钟未入睡,或无明确的睡眠(指连续3帧的N1睡眠,或1帧的其他期睡眠)时,结束检查。

三、结果评价

在40分钟的试验中,平均睡眠潜伏期少于8分钟为异常;在8~40(包括40分钟)之间,提示嗜睡不明显。

四、MSLT与MWT的比较

MSLT与MWT两者存在本质的不同,MSLT检测的是受试者的思睡倾向,而MWT检测的是受试者清醒的能力,可评估受试者对思睡的抵抗能力。对于用药进行治疗的患者,MWT可作为一个补充的检查手段。MWT还可用于特殊职业的人群,如美国联邦航空管理局把MWT作为一种检查手段用于判断患有睡眠呼吸暂停的飞行员在接受治疗后能否获得驾驶执照。

第七章　呼吸辅助监测

第一节　经皮二氧化碳分压监测技术

经皮二氧化碳分压（TcPCO$_2$）监测技术是通过加热皮下毛细血管使其血流量增加，导致皮肤透过性增加，电极测定皮肤表面的 CO$_2$ 分压，一般较动脉血二氧化碳分压（PaCO$_2$）高 5~20mmHg，在成人和婴幼儿中与 PaCO$_2$ 相关性较好，但有滞后现象（一般滞后大于等于 2min），可反映 PaCO$_2$ 变化趋势。

【注意事项】

（1）定标时间：每更换一个监测部位；改变电极温度设定后；每次换膜后。

（2）监测部位：选取毛细血管丰富、平坦的皮肤（常选取上臂内侧和胸部）；避开浅表大静脉、皮肤破损、毛发旺盛处、骨骼和瘢痕、严重水肿部位。

（3）儿童常用部位：腹部。

（4）局部皮肤需消毒、保持清洁干燥。

（5）电极放入固定环需滴接触液，电极顺时针旋转固定。

（6）每 3~4 小时移动探头位置，以避免刺激 / 损伤皮肤。

第二节　呼气末二氧化碳分压监测技术

由于呼气末二氧化碳分压（end-tidal carbon dioxide，P$_{et}$CO$_2$）监测具有无创监测的优势，近年来，其应用越来越广泛，并引起了越来越多的关注。P$_{et}$CO$_2$ 监测灵敏度高，非常适合于手术麻醉的监护使用，已成为目前临床麻醉监测必备的常规监测手段。它可以监测通气、确定气管的位置、及时发现呼吸机的机械故障、调节呼吸机的参数和指导呼吸机的撤除，也能反映循环功能和肺血流情况。二氧化碳分压监护现在已经成为监护生理参数保障患者安全的一个全球性标准。美国麻醉师协会（ASA）、美国呼吸医护协会（AARC）及美国医院协会（AHA）均将二氧化碳分压监护作为一种常规的指导准则和规则，甚至有些国家出台相应的法律规定要求必须使用二氧化碳分压监护。

目前，二氧化碳分压监护的相关设备主要由国外的厂家生产，且费用昂贵，导致其在国内的使用率不高，该类设备的国产化程度很低。上述原因导致这项技术在国内使用受限。

第八章 其他监测技术

第一节 便携式监测

便携式监测（portable monitoring, PM），也称家庭睡眠监测（home sleep testing, HST）或中心外睡眠监测（out of center sleep testing, OCST）。

（一）应用指征

无医务人员值班的便携设备的使用仅限于以下情况：

1. 患者有严重的临床症状提示存在阻塞性睡眠呼吸暂停（响亮的鼾声、被发现存在呼吸暂停、夜间睡眠期出现噎呃、日间思睡、高血压以及中至重度肥胖），必须尽快进行治疗而暂时无法进行 PSG 监测者。

2. 因病情无法移至睡眠监测室进行检查的患者。

3. 经过标准多导睡眠检查确定诊断并已经开始治疗后，可应用便携式多导睡眠仪进行随访，评估治疗效果；症状复发时复查，尤其是当需要重复多次复查时。

4. 无其他会降低 PM 准确性的内科合并症：严重肺部疾病、神经肌肉病、充血性心力衰竭。

5. 临床不怀疑其他睡眠疾病：CSA、发作性睡病、PLMD、异态睡眠、昼夜节律睡眠障碍。

（二）不宜使用的情况

1. 不应用于常规评估阻塞性睡眠呼吸暂停。

2. 不应用于单个症状的评价，如日间思睡（不伴有打鼾及呼吸暂停）或打鼾（不伴有日间思睡和呼吸暂停），或者仅仅因为便携式装置检查较方便。

3. 不应用于病情不稳定的门诊患者（这类患者在检查中可能需要医疗看护）。

4. 不应用于"高危"（肥胖、高龄）但无症状患者的筛选。

5. 不应用于症状轻微的患者；由于检查阴性预测值较低，故如果检查结果为阳性，仍需要进行标准 PSG 监测。

6. 不应用于患者家庭 CPAP 压力滴定。

（三）便携式睡眠监测仪的优缺点

1. 优点

（1）便携：在睡眠监测室有限的地区，或是患者自身疾病因素，患者接受标准 PSG 监测存在障碍。使用便携式设备，可以在患者家中、不具备睡眠呼吸检查条件的医院、疗养院等地方进行检查，对无法移动的患者还可以在病房等处进行检查。

（2）节省费用：便携式设备省去了技术人员的整夜值班监视、电极安置等，节省了费用。

（3）易接受性：一些患者可能对睡眠监测室的陌生环境或是监测室的床具等存在焦虑的情绪，在家中使用便携式设备进行检查可能更易于接受。

2. 缺点

（1）结果的不可靠性：可能因为仪器故障、电极脱落、电源问题、患者或是家属的误操作等导致数据丢失，造成检查结果不可靠。

（2）诊断的局限性：Ⅱ级便携式设备可能因为没有技术人员的整夜值班监视，可能出现伪迹，影响疾病诊断。Ⅲ、Ⅳ级仅限于阻塞性睡眠呼吸暂停的诊断。

（3）安全性：使用便携式设备在患者家中进行检查可能存在一系列安全问题，如患者出现心肺功能异常、仪器用电安全及消毒灭菌等问题。

（四）便携式睡眠监测的分类

便携式睡眠监测主要分为以下 4 类（见表 8-1）。

表 8-1　便携式睡眠监测的分类

	导联	体位	下肢运动	人工值守
1 型	至少 7 个导联，包括：ECG、EEG、EOG、颏 EMG、气流、呼吸努力、氧饱和度	人工或仪器监测	EMG 或者运动传感器为可选，但推荐使用	值守
2 型	至少 7 个导联，包括：ECG、EEG、EOG、颏 EMG、气流、呼吸努力、氧饱和度	可监测	可选	无
3 型	至少 4 个导联，包括：呼吸（其中至少 2 个为呼吸运动和气流）、ECG、氧饱和度	可监测	可选	无
4 型	至少监测氧饱和度、气流或胸部运动中的一项	无	无	无

第二节　体动记录仪

体动记录仪是一种便携设备，常佩戴于手腕部，记录一段时间内患者的活动情况。基于睡眠状态下极少有肢体运动而清醒状态下运动增加这一原理设计的。虽不能代替脑电图和 PSG。但也有其自身的优点：费用低廉，可以在自然环境下记录睡眠状态，能够记录日间和夜间的行为活动，以及能够进行长时间记录；对于无法适应睡眠实验室环境的受试者，例如失眠患者、儿童和老年人等，他们在睡眠实验室环境或传统 PSG 复杂导联连接下可能难以入睡，因此对这类群体的研究特别有价值。受试者的睡眠和觉醒时间接近平时习惯，能更准确地评估自然睡眠持续时间，是随访研究和判断临床疗效的重要工具。

（一）体动记录仪原理

该技术的基本原理是基于睡眠时极少有肢体活动，而清醒状态下活动增多。目前多款产品具有防水功能，只有腕表大小，轻便，易于被受试者接受，能够保证在持续数天或数周内每天 24 小时不间断监测，并绘制出每天的睡眠清醒周期图，用于诊断和评估多种临床睡眠障碍以及治疗结果。有的能够记录核心体温，使对居家环境下昼夜节律的临床和实验性研究成为可能。多数体动记录仪都有时间按键，受试者在经历某个事件时，比如关灯、起床，可以按下按键。数据经过数字化处理后,电脑将自动对清醒和睡眠进行评分并统计汇总,记录到的参数有:总睡眠时间、睡眠时间百分比、总清醒时间、清醒时间百分比、觉醒次数、觉醒间隔时间和入睡潜伏期等信息。多项研究表明,健康受试者中,体动记录仪和PSG测量的总睡眠时间有良好的一致性,灵敏度达到90%。

(二)主要适应证

1. 评估正常健康成人的醒睡状态。

2. 辅助评估疑似昼夜节律障碍患者,如睡眠时相前移综合征、睡眠时相延迟综合征、倒班所致睡眠障碍;时差和非24小时睡眠觉醒综合征,并帮助评估其治疗效果。

3. 对不能进行PSG监测的阻塞性睡眠呼吸暂停综合征患者,可用体动记录仪评估总睡眠时间。结合呼吸监测同时使用,可以提高严重程度(AHI)评估的准确性。

4. 失眠患者,包括失眠相关的抑郁症,体动记录仪可描述昼夜节律模式或睡眠障碍的模式,并评估其治疗效果。

5. 确定过度睡眠患者的昼夜模式以及评估平均每日的睡眠时间。

(三)局限性

与PSG监测相比,体动记录仪对于健康受试者的结果可靠,但不能测量睡眠分期。如果受试者清醒时安静地躺在床上不活动,将被错误的判定为睡眠期,总睡眠时间增加,因此导致错误地评估睡眠障碍的严重性。基于它最适合于评估总睡眠时间,随着睡眠紊乱的加深,体动记录仪的准确性开始降低,可能高估睡眠期而低估清醒期,特别是在日间。

第三节　心肺耦合技术

一、心肺耦合方法的建立及方法介绍

哈佛医学院的睡眠专家和科学家团队,发现自主神经系统可以很好地反映睡眠状态。自主神经系统的状态,会表现在心电的信号上。经过大量临床数据的分析,他们发现在睡眠的时候心电和呼吸还存在一种耦合关系,当人在熟睡的时候,这种耦合性会增强。而在不同睡眠状态和一些疾病状态下,这种耦合性也会呈现出不同的特点。

2005年,R. J. Thomas与交叉医学团队的学者们提出了心肺耦合的概念,即Cardiopulmonary Coupling(CPC)。提取心电(electrocardiogram, ECG)信号,并根据ECG信号得到呼吸信号(ECG-derived respiratory signal, EDR),应用心肺耦合计算方法,得到CPC功率图谱。低频带的功率过大与睡眠呼吸障碍(sleep disordered breathing, SDB)期间的周期性呼吸相关,而高频带过大的功率与生理性呼吸窦性心律失常和深度睡眠相关。醒和连续快眼动(REM)睡眠的耦合功率出现在超低频带($0.001\sim0.01Hz$)。破碎的睡眠出现在低频带($0.01\sim0.1Hz$)。

心肺耦合图谱中的高频耦合、低频耦合和极低频耦合分别对应于non-CAP、CAP和清醒/异相睡眠状态。通过对比人工和自动分期结果,证明了心肺耦合技术可以准确地区分睡眠过程的不同状态。

二、心肺耦合技术在睡眠障碍的实际应用

（一）失眠的检查

对于有以下情况的人群,均建议做 CPC 睡眠检查:

A. 入睡困难、睡眠维持困难、早醒、适宜时间不肯上床

B. 疲劳或全身不适感

C. 注意力不集中或记忆障碍

D. 社交、家务、职业或学业能力损害

E. 情绪紊乱、烦躁

F. 出现行为问题,如活动过多、冲动、攻击

G. 精力和体力下降

H. 易发生错误与事故

I. 因过度关注睡眠而焦虑不安

CPC 可以提供睡眠结构、区分主客观睡眠、识别失眠的类型（入睡困难、早醒等）、评估睡眠质量。

（二）阻塞型睡眠呼吸暂停低通气综合征（obstructive sleep apnea hypopnea syndrome，OSAHS）的筛查

1. 疑似 OSAHS 人群筛查

A. 临床症状为:睡眠过程中打鼾,白天嗜睡明显,晨起头痛、口干;不明原因的夜间憋醒或夜间发作性疾病

B. 超重与肥胖:BMI ≥ 24kg/m² 为超重,BMI ≥ 28kg/m² 为肥胖

C. 年龄:成年后随年龄增长患病增加,女性绝经期后患病者增多;70 岁以后患病率趋于稳定

D. 上气道解剖异常:包括鼻腔阻塞（鼻中隔偏曲、鼻甲肥大等）、Ⅱ 度以上扁桃体肥大、咽部肿瘤、咽腔黏膜肥厚、舌根后坠、下颌后缩及小颌畸形等

E. 其他相关疾病:包括甲状腺功能低下、肢端肥大症、脑垂体功能减退、淀粉样变性、声带麻痹、长期胃食管反流,慢性疾病如高血压、糖尿病等

F. 长期大量饮酒、服用镇静催眠药物或肌松剂

G. 长期吸烟

H. OSAHS 家族遗传史

2. 神经内科疾病合并 OSAHS 高危人群识别

A. 卒中

B. 夜间癫痫发作

C. 痴呆症

D. 认知功能障碍

E. 帕金森病

F. 头痛（夜间或觉醒前尤甚）

G. 神经衰弱

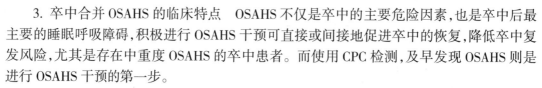

3. 卒中合并 OSAHS 的临床特点　OSAHS 不仅是卒中的主要危险因素,也是卒中后最主要的睡眠呼吸障碍,积极进行 OSAHS 干预可直接或间接地促进卒中的恢复,降低卒中复发风险,尤其是存在中重度 OSAHS 的卒中患者。而使用 CPC 检测,及早发现 OSAHS 则是进行 OSAHS 干预的第一步。

（三）疗效评估和随访

神经内科疾病合并睡眠障碍的患者,需在治疗原发病的同时进行睡眠障碍（失眠、OSAHS）的治疗,CPC 可用于每个疗程的睡眠检查以评估治疗效果,长期随访追踪了解疾病的进展情况。

1. 失眠治疗效果评估　失眠治疗过程中,一般需每个月进行睡眠评估,持续性评估有助于分析治疗效果和指导制定下一步治疗方案,终止治疗 6 个月后为失眠复发的高危时期,需重新进行评估。失眠疗效评估同时观察神经系统疾病改善情况。

2. 为体位指导提供依据　卒中患者睡眠体位的干预可减轻睡眠呼吸紊乱和神经功能损伤,而体位干预是一个简单有效的方法。CPC 可以为 OSAHS 患者睡眠体位指导及干预提供依据。

3. OSAHS 治疗效果评估　CPAP 治疗、改变生活方式、手术治疗等 OSAHS 常规治疗方法,在治疗过程中需定期进行睡眠检查,评估治疗效果和指导制定下一步治疗方案。卒中后患者的上气道阻力增加常常持续存在,建议进行 CPC 检查,如仍有 OSAHS 存在,且 AHI ≥ 15,则需要长期预防和治疗。此外,OSAHS 的病情会随着年龄、生活方式、体重等因素而变化,因此,随访追踪对于神经内科疾病合并 OSAHS 的人群尤为重要,从而避免 OSAHS 病情进一步加重,同时降低卒中等疾病的复发风险。

（四）辅助用药安全检测

镇静催眠药物过量如苯二氮䓬类可能引起呼吸中枢抑制,诱发中枢型睡眠呼吸暂停。CPC 可动态监测及时了解患者睡眠呼吸状况,降低用药风险。

第九章　睡眠障碍治疗用药

第一节　镇静催眠药

镇静催眠药主要包括巴比妥类、苯二氮䓬类、非苯二氮䓬类药、抗组胺药物、褪黑激素受体激动剂及新型 orexin 受体拮抗剂等。从 20 世纪 60 年代起,苯二氮䓬类和非苯二氮䓬类由于较巴比妥类副作用小,疗效明显,逐渐替代了巴比妥类药物,是目前临床上治疗失眠使用最多的镇静催眠药。

一、苯二氮䓬类

苯二氮䓬类(BZ)为临床最常用的催眠药,其基本化学结构为 1,4- 苯并二氮䓬。对其基本结构的不同侧链或基团进行改造或取代,得到一系列的苯并二氮䓬的衍生物。本类药物有相同的作用谱和作用机制,但作用强度和起效速度、作用持续时间有所差异。根据各个药物(及其活性代谢物)的消除半衰期的长短分为三类:长效类,如地西泮(diazepam);中效类,如劳拉西泮(lorazepam);短效类,如三唑仑(triazolam)等(见表 9-1)。

表 9-1　常用苯二氮䓬类药物

作用时间	药物名称	达峰时间(h)	$t_{1/2}$(h)	代谢物活性
短效类(3~8h)	三唑仑(triazolam)	1~2	1.5~5.5	有
	奥沙西泮(oxazepam)	2~4	5~15	无
中效类(10~20h)	阿普唑仑(alprazolam)	1~2	12~15	无
	艾司唑仑(estazolam)	1~2	10~24	无
	劳拉西泮(lorazepam)	2	10~20	无
	替马西泮(temazepam)	2~3	10~40	无
	硝西泮(nitrazepam)	2	8~36	无
	氟硝西泮(flunitrazepam)	1~2	16~35	无
长效类(24~72h)	氯氮䓬(chlordiazepoxide)	2~4	15~40	有
	氟西泮(flurazepam)	1~2	40~100	有
	地西泮(diazepam)	1~2	20~80	有

【注意事项】

长期使用可产生耐受性与依赖性。肝、肾功能不全者慎用。应定期检查肝功能与白细胞计数。用药期间不宜驾驶车辆、操作机械或高空作业。长期用药后骤停可能引起惊厥等撤药反应。服药期间勿饮酒。

（一）地西泮

地西泮（diazepam，安定）为苯二氮䓬类的代表药物，能明显缩短入睡潜伏期，延长睡眠时间，减少觉醒次数。主要延长非快速眼球运动（NREM）睡眠的第 2 期，缩短深度 NREM 睡眠的 3 期和 4 期，减少发生于此期的夜惊或梦游症。

【适应证】

主要用于焦虑、镇静催眠，还可用于抗癫痫和抗惊厥；缓解炎症引起的反射性肌肉痉挛等；肌紧张性头痛；可治疗家族性、老年性和特发性震颤。

【用法用量】

口服给药：成人常用量：抗焦虑：一次 2.5~10mg，一日 2~4 次；镇静：一次 2.5~5mg，一日 3 次；催眠：5~10mg 睡前服。

【体内过程】

地西泮口服后吸收迅速而完全，0.5~1.5 小时血药浓度达峰。肌内注射，吸收缓慢而不规则。临床上急需发挥疗效时应静脉注射给药。地西泮脂溶性高，易透过血 - 脑脊液屏障和胎盘屏障，与血浆蛋白结合率高达 99%。地西泮在肝脏代谢，主要活性代谢物为去甲西泮（desmethyldiazepam）、奥沙西泮（oxazepam）和替马西泮（temazepam），最后形成葡糖酸结合物由尿排出。

【不良反应及禁忌证】

最常见的不良反应是思睡、头昏、乏力和记忆力下降。大剂量时偶见共济失调。静脉注射速度过快可引起呼吸和循环功能抑制，严重者可致呼吸及心搏停止。与其他中枢抑制药如乙醇等合用时，中枢抑制作用增强，加重嗜睡、呼吸抑制、昏迷，严重者可致死。长期应用仍可产生耐受性，需增加剂量。久服可发生依赖性和成瘾，停用可出现反跳现象和戒断症状，表现为失眠、焦虑、兴奋、心动过速、呕吐、出汗及震颤，甚至惊厥。孕妇、妊娠期妇女、新生儿禁用。

（二）氟西泮

氟西泮（flurazepam，氟安定）是长效苯二氮䓬类镇静催眠药，可缩短入睡时间，延长睡眠时间，减少觉醒次数。

【适应证】

用于治疗各种失眠，如入睡困难，夜间多梦，和早醒。对反复发作的失眠或睡眠障碍以及需睡眠休息的急慢性疾病均有效。

【用法用量】

成人口服 15~30mg，睡前服。老年或体弱者一次 15mg。

【体内过程】

口服后在胃肠中吸收充分。经肝脏代谢，主要代谢物为 2- 羟乙基氟西泮，有药物活性，其 $t_{1/2}$ 为 30~100 小时。口服 15~45 分钟起效，0.5~1 小时血药浓度达峰值，7~10 天血药浓度达稳态。代谢物缓慢自尿中排出。

【不良反应】

常见的不良反应是嗜睡,头昏、乏力等,大剂量可有共济失调、震颤。偶见皮疹、白细胞减少,罕见中毒性肝损害、骨髓抑制。应定期检查肝功能与白细胞计数,肝、肾衰竭者慎用。长期使用可产生耐受性与依赖性,长期用药后骤停可能引起惊厥等撤药反应,男性偶见阳痿。

(三)氯氮䓬

氯氮䓬(chlordiazepoxide,利眠宁)为长效苯二氮䓬类药物,与地西泮作用相似,但较弱。

【适应证】

具有镇静、抗焦虑、催眠、肌肉松弛及较弱的抗惊厥等中枢神经抑制作用。氯氮䓬主要用于治疗精神抑郁性焦虑、紧张不安、失眠等,也可用于治疗酒精戒断症状。

【用法用量】

口服,抗焦虑:一次 5~10mg,一日 2~3 次。治疗失眠:10~20mg 睡前服用。抗癫痫:一次 10~20mg,一日 3 次。

【体内过程】

口服吸收慢但完全,0.5~2 小时血药浓度达峰值,血药浓度达到稳态需 5~14 日。血浆蛋白结合率可高达 96%,$t_{1/2}$ 为 5~30 小时。可进入中枢神经系统,在肝脏代谢,经肾脏排泄,可通过胎盘且可分泌入乳汁,原形及代谢物均由尿排出。

【不良反应及禁忌证】

常见嗜睡,可见无力、头痛、晕眩、恶心、便秘等。偶见皮疹、中毒性肝损害、骨髓抑制。男性偶见阳痿。白细胞减少者、对本品过敏者。

(四)硝西泮

硝西泮(nitrazepam,硝基安定)为中效苯二氮䓬类药物。

【适应证】

主要用于治疗失眠症与抗惊厥。与抗癫痫药合用治疗癫痫。

【用法用量】

口服,治疗失眠:5~10mg,睡前服用。抗癫痫:一次 5~10mg,一日 3 次。

【体内过程】

口服快速吸收,服药后 15~30 分钟可入睡,维持 6~8 小时。口服后 2 小时血药浓度达峰值,2~3 天血药浓度达稳态,蛋白结合率高达 85%,半衰期($t_{1/2}$)为 8~36 小时,在肝脏代谢,大部分以代谢产物随尿排出,20% 随粪便排出。

【不良反应及禁忌】

常见嗜睡,可见无力、头痛、晕眩、恶心、便秘等。偶见皮疹、肝损害、骨髓抑制。白细胞减少者、重症肌无力者、对本品过敏者。

(五)氟硝西泮

氟硝西泮(flunitrazepam,氟硝安定)为中效苯二氮䓬类药物。

【适应证】

本品有镇静催眠作用,亦有较强的肌肉松弛作用。催眠作用开始快,持续时间较长。主要用于术前镇静及各种原因失眠,亦可用作静脉麻醉药。

【体内过程】

肌内注射和舌下给药吸收良好,用药后 20~30 分钟出现镇静催眠作用,1~2 小时达最大效应,口服作用持续 8 小时。分布于组织和脑脊液中,能透过胎盘。分泌入乳汁,但浓度低于母体血浆浓度。主要在肝脏代谢。大部分通过尿以代谢产物的形式排出,约 10% 经粪便排泄。

【不良反应】

不良反应与其他苯二氮䓬类药物相似,在正常剂量下较轻微。

（六）艾司唑仑

艾司唑仑(estazolam,舒乐安定)为中效苯二氮䓬类药物,有较强的镇静、催眠、抗惊厥、抗焦虑作用和较弱的中枢性骨骼肌松弛作用。

【作用特点】

艾司唑仑为高效镇静催眠药,镇静催眠作用比硝西泮强 2~4 倍,可明显缩短 NREM4 期睡眠,但有一定后遗效应。

【适应证】

临床主要用于抗焦虑、失眠,也用于紧张、恐惧、癫痫和惊厥的治疗。

【用法用量】

成人常用量:镇静,一次 1~2mg,日 3 次;催眠,1~2mg,睡前服;抗癫痫、抗惊厥,一次 2~4mg,日 3 次。

【体内过程】

本品口服吸收较快,口服后 1~2 小时血药浓度达峰值,2~3 天血药浓度达稳态。可迅速分布于全身各组织,以肝、脑的血药浓度最高,可透过胎盘屏障,也可分泌入乳汁。$t_{1/2}$ 为 10~24 小时,血浆蛋白结合率约为 93%。经肝脏代谢,代谢物经肾排泄,排泄较慢。

【不良反应】

个别患者有轻度乏力、思睡、口干、头胀等不适反应,减量可防止。少数患者可引起过敏,长期用药可形成依赖。

（七）劳拉西泮

劳拉西泮(lorazepam,氯羟安定)为中效苯二氮䓬类药物,催眠作用较强,还具有较强的抗焦虑、抗惊厥作用。

【适应证】

临床用于抗焦虑、镇静催眠、缓解骨骼肌紧张。

【用法用量】

口服。成人抗焦虑,一次 1~2mg,每日 2~3 次;镇静催眠,睡前服 2mg。

【体内过程】

口服易于吸收,约 2 小时达血药峰值,生物利用度约为 90%。可透过血 - 脑脊液屏障和胎盘屏障,也可进入乳汁。$t_{1/2}$ 为 10~20 小时。约 85% 与血浆蛋白结合,重复给药蓄积作用甚小。在肝内与葡糖醛酸共轭结合,生成水溶性代谢物随尿排出。

【不良反应及禁忌证】

常见不良反应为头晕、思睡和运动失调,药效过后可自行消失。大剂量或肠外给药可产生呼吸抑制、低血压及皮疹、粒细胞减少。易产生依赖性,突然停药可出现戒断症状。对苯

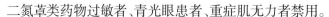

二氮䓬类药物过敏者、青光眼患者、重症肌无力者禁用。

（八）奥沙西泮

奥沙西泮（oxazepam，去甲羟基安定）是短效苯二氮䓬类镇静催眠药，为地西泮的活性代谢物。

【适应证】

主要用于治疗焦虑、控制戒酒症状，也用于神经症、失眠及癫痫的辅助治疗。

【用法用量】

成人常用量：抗焦虑，一次 15~30mg，一日 3~4 次。镇静催眠、急性酒精戒断症状，一次 15~30mg，一日 3~4 次。一般性失眠，15mg，睡前服。

【体内过程】

口服吸收慢，口服 45~90 分钟生效，2~4 小时，血药浓度达峰值，数天血药浓度达稳态，血浆蛋白结合率为 86~89%，$t_{1/2}$ 一般为 5~12 小时。体内与葡萄糖醛酸结合灭活，均经肾排泄，体内蓄积量极小。

【不良反应及禁忌证】

常见的不良反应有思睡，头昏、乏力等，大剂量可有共济失调、震颤，罕见有皮疹、白细胞减少。个别患者发生兴奋、多语、睡眠障碍，甚至幻觉。停药后，上述症状很快消失。有成瘾性，长期应用后，停药可能发生撤药症状，表现为激动或抑郁。孕妇、妊娠期妇女、新生儿禁用。

（九）三唑仑

三唑仑（triazolam）为短效苯二氮䓬类镇静催眠药，镇静催眠及肌肉松弛作用显著。

【作用特点】

缩短入睡时间；延迟快速眼球运动睡眠的开始，但不减少其所占睡眠的比率，没有快速眼球运动睡眠反弹现象；减少 NREM4 期睡眠，但增加总睡眠时间。

【适应证】

用于各种类型失眠。

【用法用量】

一般临睡前口服 0.25mg~0.50mg 或遵医嘱。

【不良反应】

反复用药极易产生依赖性，戒断症状可能特别严重，临床已很少使用。

二、非苯二氮䓬类

（一）唑吡坦

唑吡坦（zolpidem）又名思诺思（stilnox），是一种咪唑吡啶类药物，为非苯二氮䓬类镇静催眠药。

【作用特点】

镇静作用较强，但抗焦虑、抗惊厥及肌肉松弛作用较弱。唑吡坦能明显缩短失眠患者的入睡潜伏期，延长 NREM2 期睡眠时间，对 NREM3、4 期睡眠和 REM 睡眠无明显影响。次日清醒后能保持警觉，无明显镇静作用和精神运动障碍。唑吡坦缓释制剂，既可缩短入睡潜伏期，也可有效延长睡眠时间。

【用法用量】

口服给药,成人常用剂量:每日 1 次,每次 10mg。临睡前服药或上床后服用。

【体内过程】

口服唑吡坦的生物利用度约为 70%,达峰时间为 0.5~3 小时,血浆蛋白结合率为 92%,平均消除相 $t_{1/2}$ 为 2.4 小时。该药经肝脏代谢,主要经尿液和粪便排泄。对肝药酶无诱导作用。

【不良反应及禁忌证】

不良反应较轻,但与其他中枢抑制药(如乙醇)合用可引起严重的呼吸抑制。唑吡坦中毒时可用氟马西尼解救。肝功能不良者与老年患者应减量。对唑吡坦过敏、严重呼吸功能不全、睡眠呼吸暂停综合征、肝功能不全及肌无力者禁用。

（二）扎来普隆

扎来普隆(zaleplon)又名思威坦(sonata)。扎来普隆起效快,作用时间短,为短效催眠药。

【作用特点】

能缩短入睡时间,但不能增加睡眠时间和减少觉醒次数。

【适应证】

适用于入睡困难的失眠症的短期治疗。

【用法用量】

口服,一次 5~10mg,睡前服用或入睡困难时服用。

【体内过程】

口服吸收迅速,约 1 小时血药浓度达高峰,口服后大部分在肝脏代谢,药物消除 $t_{1/2}$ 为 1~1.5 小时,代谢物无生物活性,故无体内蓄积。无明显宿醉作用、反跳性失眠及戒断症状。

【不良反应及禁忌证】

常见不良反应为背部和胸部疼痛、偏头痛、便秘、口干等。严重肝肾衰竭、睡眠呼吸暂停综合征和重症肌无力患者禁用。

（三）佐匹克隆

佐匹克隆(zopiclone)又称唑比酮、忆梦返(imovane),为环吡咯酮类。

【作用特点】

有镇静、抗焦虑、肌肉松弛和抗惊厥作用。其催眠作用迅速,可缩短睡眠潜伏期,减少中途觉醒次数和早醒次数,改善睡眠质量。且次晨残余作用低,具有较好的安全性和耐受性。

【适应证】

各种类型失眠。

【用法用量】

口服,7.5mg,临睡时服;老年人最初临睡时服 3.75mg,必要时服 7.5mg;肝功能不全者,服 3.75mg 为宜。

【体内过程】

口服后迅速吸收,15~30 分钟起效,1.5~2 小时后血药浓度达峰值,生物利用度约 80%。可迅速分布于全身,能透过血 - 脑脊液屏障,唾液中的浓度高于血浆。血浆蛋白结合率低,约为 45%。$t_{1/2}$ 为 3.5~6 小时。经肝脏代谢,其 N- 氧化物有药理活性,从肾脏由尿排出,少量自粪便排出,也可泌入乳汁。

【不良反应及禁忌证】

偶见嗜睡、口苦、口干、肌无力、遗忘、醉态。长期服药后突然停药会出现戒断症状,罕见较重的痉挛、肌肉颤抖、神志模糊等。禁用于对本品过敏者、失代偿的呼吸功能不全患者、重症肌无力、重症睡眠呼吸暂停综合征患者。

(四)右佐匹克隆

右佐匹克隆(eszopiclone)是佐匹克隆单纯右旋异构体。

【作用特点】

能够缩短入睡潜伏期,延长慢波睡眠时间和总睡眠时间,减少觉醒次数。用于治疗失眠,睡前服用可缩短入睡时间,改善睡眠质量。

【适应证】

用于治疗失眠。

【用法用量】

成年人推荐起始剂量为入睡前 2mg,可根据临床需要起始剂量为 3mg 或增加到 3mg。

【体内过程】

本品口服吸收迅速,约 1 小时后血药浓度达峰值。血浆蛋白结合率约 50%。口服后在肝脏代谢,$t_{1/2}$ 平均为 6 小时,约 75% 经尿液排出。

【不良反应及禁忌证】

不良反应轻微,如口苦和头晕,不需处理可自行消失。对本品及其成分过敏者,失代偿的呼吸功能不全患者,重症肌无力、重症睡眠呼吸暂停综合征患者禁用。

三、褪黑激素及褪黑激素能类药物

(一)美乐托宁

美乐托宁(Melatonin, MT),是以褪黑激素为有效成分的调节睡眠类药物。

【作用特点】

对患有轻度睡眠障碍者可降低入睡潜伏期,延长睡眠时间,能够调节睡眠周期,促进和改善睡眠质量。

【适应证】

适用于对因褪黑激素分泌减少所导致的失眠和生物钟紊乱的睡眠障碍。

【用法用量】

每片 3mg,舌下含化,在睡前 1~2h 服用。

【不良反应】

有时会引起乏力,头痛,呕吐等,从事高空作业及危险行业者需谨慎使用。

(二)雷美替胺

雷美替胺(ramelteon)是一种高选择性褪黑激素(melatonin)MT_2/MT_2 受体激动剂,对 MT_1 的选择性大于 MT_2。

【作用特点】

本品能明显缩短睡眠潜伏期,延长总睡眠时间,且对睡眠结构没有明显的影响。

【适应证】

适用于入睡难患者。对生物节律紊乱性失眠和时差变化睡眠障碍,作用尤为明显。

【不良反应及禁忌证】

常见不良反应有思睡、头晕、恶心、疲劳、头痛和失眠。本品主要通过肝脏代谢进行消除,不宜用于严重肝损伤患者。严重阻塞性睡眠呼吸暂停患者也应慎用该药。

（三）阿戈美拉汀

阿戈美拉汀（agomelatine）是褪黑激素受体激动剂和 5-HT_{2C} 受体拮抗剂。

可有效提高患者睡眠连续性、睡眠质量及睡眠效率,增加慢波睡眠比例和 δ 波频率,使整夜慢波睡眠和 δ 波分布趋于正常,患者耐受性良好。不改变快速眼球运动睡眠潜伏期,不影响总睡眠时间。不良反应少,未见撤药反应。

动物试验与临床研究表明该药有抗抑郁、抗焦虑、调整睡眠节律及调节生物钟作用。

四、抗组胺药

（一）苯海拉明

苯海拉明（diphenhydramine）属第一代组胺 H_1 受体拮抗药,发挥抗组胺的作用。

【作用特点】

服用苯海拉明后,入睡潜伏期缩短,中途觉醒次数减少,但作用强度不大,易产生耐受。夜间服用,第二天会出现宿醉效应。

【适应证】

主要用于消除各种由组胺释放引起的过敏症状。常作为失眠治疗的辅助药。

【药代动力学】

口服吸收完全,口服后 15~60 分钟起效,2 小时血浓度达最高峰,维持 4~6 小时,98% 与血浆蛋白结合。本品能通过血 - 脑脊液屏障,有较强的中枢抑制作用,在肝内进行首过代谢,口服后达体循环前大约被代谢 50%, $t_{1/2}$ 为 4~8 小时。以代谢物形式由尿、粪便、汗液排出,也可由乳汁分泌。本品具有药酶诱导作用,加速自身代谢。24 小时内几乎全部排出。

【不良反应】

主要包括认知损伤和妄想、口干、尿潴留等,有青光眼或老年患者应慎用。

（二）多塞平

多塞平（doxepin）为三环类抗抑郁药。

【作用特点】

本药拮抗组胺 H_1 受体作用强,可延长总睡眠时间、减少觉醒次数、促进睡眠。对成人原发性失眠患者的睡眠维持困难和早醒具有改善作用,对焦虑抑郁性失眠疗效显著。能通过血 - 脑脊液屏障和胎盘屏障。

【适应证】

常用于治疗抑郁症和各种焦虑抑郁为主的神经症。

【用法用量】

每次 3mg 或 6mg,睡前口服。

【不良反应及禁忌证】

不良反应有头痛、嗜睡 / 镇静、恶心、眩晕、口干及上呼吸道感染,不伴有隔天残留效应、反弹性失眠或撤药反应。因易发生致死性 5-HT 综合征，禁止与单胺氧化酶抑制剂合用。

五、食欲肽受体拮抗剂

suvorexant（Belsomra®）是第一个被美国 FDA 批准上市用以治疗失眠的食欲肽受体拮抗剂。

【作用特点】

suvorexant 和 orexin 受体 1（OX_1）以及 orexin 受体 2（OX_2）有高度亲和力。动物实验证明 suvorexant 通过与 orexin 竞争性结合 orexin 双受体，阻断 orexin 的促觉醒作用，不仅促进慢波睡眠，也增加快速眼球运动睡眠。

【药代动力学】

口服易吸收，10mg 口服后绝对生物利用度为 82%，在 2 小时内达到峰值，在血液中主要与白蛋白、$α_1$- 酸性糖蛋白等蛋白结合。主要通过药酶 CYP3A4，少量通过 CYP2C19 代谢，在体内无活性。主要通过肠道排泄，大约 66% 通过粪便，23% 通过尿液排出体外。

【用法用量】

FDA 认为 5~15mg 是有效的安全剂量范围，推荐 20mg 为成年人适宜剂量，既保证药效，又在一定程度上降低不良反应发生的可能性。

【不良反应】

包括自杀意念或行为、药物滥用的潜在风险、临睡前及入睡后幻觉、白天思睡、发作性睡病等。

第二节 促觉醒药

促觉醒药主要兴奋大脑皮质，促进觉醒，临床用于治疗日间过度思睡的患者。常用药物有莫达非尼及其衍生物、苯丙胺和咖啡因等。

一、莫达非尼和阿莫达非尼

（一）莫达非尼

莫达非尼（modafinil）是一种强效促觉醒药。

【适应证】

用于治疗特发性睡眠增多和发作性睡病，也可用于军事或高危作业中需长时间保持清醒状态。还可用于多动症患儿运动亢进。

【药理作用】

1. 促觉醒作用莫达非尼可以增加觉醒时间，延长睡眠潜伏期，减少非快速眼球运动期睡眠和快速眼球运动期睡眠时间。药理作用特点是作用强、起效快、作用时间长、不良反应低。无依赖性和成瘾性。

2. 莫达非尼能增加集中注意力的时间和减轻患者的多动行为。莫达非尼还具有抗疲劳、改善认知功能和抑郁症状以及一定的神经保护作用。

【体内过程】

口服后吸收迅速，大约 2 小时血浆浓度达到峰值，食物可延缓药物的吸收。莫达非尼经肝脏代谢,生成无活性的代谢产物。蛋白结合率为 60%,药物清除 $t_{1/2}$ 为 10~15 小时,年轻女性的药物清除率高于年轻男性,老年人及严重肝或肾功能不良者清除率明显降低。

【不良反应】

莫达非尼耐受性好,安全性高。最常见的不良反应包括失眠和食欲减退。偶见有恶心、皮疹、神经过敏、血压升高和焦虑。加量过快过大,可出现轻至中度头痛,因此,用药应从小剂量开始,逐渐加至最适剂量。

【药物相互作用】

莫达非尼在肝脏由细胞色素 P450 系统的 CYP3A4 代谢,联合应用 CYP3A4 的诱导剂或抑制剂,会影响莫达非尼的血药浓度及作用周期。因此莫达非尼在与这些药物同时应用时,应在医师的指导下调整剂量,并跟踪检测血药浓度。

（二）阿莫达非尼

阿莫达非尼(armodafinil,商品名 Nuvigil)于 2007 年 6 月 15 日被 FDA 批准上市。阿莫达非尼是外消旋药物莫达非尼中具有活性成分的 R- 对映异构物。药代动力学及药效学特性和莫达非尼相似,不良反应轻,耐受性好。临床试验证明,阿莫达非尼较莫达非尼作用持续时间长,因此,有利于患者在白天后半部分内更好地维持觉醒。

二、苯丙胺类

（一）甲基苯丙胺和苯丙胺

苯丙胺类是一类强烈的中枢神经兴奋剂,属于精神药物。主要代表药物为甲基苯丙胺(methamphetamine)和苯丙胺(amphetamine,安非他明)。因其易形成精神和生理性依赖,限制了其临床应用,被列为二类管制药品。

【适应证】

临床用于治疗发作性睡病、儿童多动注意缺陷综合征、麻醉药及其他中枢抑制药中毒等。

【药理作用】

苯丙胺类对中枢神经系统的兴奋作用广泛,能兴奋延髓呼吸中枢,也能兴奋网状结构和大脑皮质等部位,抑制下丘脑摄食中枢,在外周发挥拟交感作用。对精神活动的影响包括:精神振奋、言语增多、反应迅速、增加活力、消除疲劳及瞌睡,有欣快感,因此易被滥用。

【体内过程】

苯丙胺可以完全被胃肠道吸收,经肝脏代谢,尿液排泄。苯丙胺的脂溶性很高,甲基苯丙胺更高,能快速被吸收并在 2 小时内达到血浆峰浓度。清除 $t_{1/2}$ 不稳定,一般都在 20 小时内。

【不良反应】

苯丙胺可以引起成瘾,导致依赖、耐受和觅药行为,故使用应严加控制。除此之外,还有其他不良反应。

1. 中枢效应引起失眠、烦躁、虚弱、头晕、颤抖和反射亢进。

2. 心血管效应引起心悸、心律不齐、高血压、心绞痛和循环衰竭。因此,高血压、动脉硬化、冠心病、甲状腺功能亢进、神经衰弱患者、老年人及小儿禁用。

3. 胃肠道系统引起厌食、恶心、呕吐等。

4. 过量中毒急性中毒者出现精神混乱、性欲亢进、焦虑、烦躁、幻觉状态。长期滥用可造成慢性中毒、体重下降、消瘦、溃疡等。

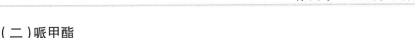

（二）哌甲酯

哌甲酯（methylphenidate，利他灵）的化学结构和药理作用与苯丙胺相似，但交感作用弱，中枢兴奋作用较温和，能改善精神活动，解除轻度抑制及疲乏感。大剂量能引起惊厥。

【适应证】

临床用于发作性睡病、轻度抑郁及小儿遗尿症。此外，对儿童多动注意缺陷综合征有效。

【药理作用】

本药精神兴奋作用强于运动兴奋，能兴奋精神、活跃情绪、减轻疲乏、消除睡意及缓解抑郁症状，较大剂量兴奋呼吸中枢。

【体内过程】

口服 2 小时达到血浆峰浓度，血浆消除 $t_{1/2}$ 为 2 小时，首过效应明显。与血浆蛋白结合少，脑内浓度超过血浆浓度，作用维持 4 小时左右。代谢产物哌甲酯酸从尿中排出，少量经粪便排出。

【不良反应】

不良反应较少，偶有失眠、心悸、焦虑、厌食、口干。大剂量时可使血压升高而致眩晕、头痛等。癫痫、高血压患者禁用。久用可产生耐受性并可抑制儿童生长发育。

三、咖啡因

咖啡因（caffeine）主要存在于咖啡、可可和茶叶中。化学结构属黄嘌呤衍生物，能兴奋中枢神经系统和心肌、松弛平滑肌及具有利尿等作用。咖啡因兴奋中枢作用较强，外周作用较弱。临床主要用于镇静催眠药及抗组胺药等所引起的思睡。咖啡因的安全范围较大，不良反应较少。由于兴奋中枢神经，较大剂量可出现激动、不安、头痛、失眠、心悸、反射亢进、肌肉抽搐等。本药口服有胃肠刺激症状，促进胃酸分泌，故胃溃疡患者应慎用。过量也可兴奋心脏，引起心动过速；更大剂量引起阵挛性惊厥，特别是儿童。咖啡因久用后能产生心理依赖性，停药会出现兴奋和头痛。

第三节　不宁腿综合征的对症治疗药

不宁腿综合征（restless leg syndrome，RLS）是一种感觉运动障碍疾病，主要表现为夜间睡眠时双下肢出现极度不适感，迫使患者不停移动下肢或下地行走，导致患者出现严重睡眠障碍。研究发现黑质纹状体突触前多巴胺功能下降可能与不宁腿综合征发病有关，临床治疗有多巴胺类药物和非多巴胺类药物。

一、左旋多巴

左旋多巴对不宁腿综合征有迅速且显著的疗效。尽管左旋多巴对不宁腿综合征在短期治疗中疗效显著，但多年长期用药，可能会加重症状。因此，临床应按需给药，即当出现不宁腿综合征导致睡眠障碍、生活质量下降等临床症状时给药。常用剂量为 50~250mg，睡前 1 小时顿服，可明显改善患者的主观和客观症状。

左旋多巴是合成多巴胺的前体物质，可通过血 - 脑脊液屏进入中枢，经多巴脱羧酶脱羧形成多巴胺，补充脑内多巴胺的不足，使神经传递功能恢复，发挥治疗作用。

二、多巴胺受体激动剂

为治疗不宁腿综合征的首选药物,由于半衰期长,不需要夜间给药。耐受性良好,长期应用较少出现并发症,能缓解 90% 以上的不宁腿综合征症状。

(一)普拉克索

【临床应用】

普拉克索(pramipexole)可明显改善不宁腿综合征所致的睡眠障碍。采用匹兹堡睡眠质量指数来评价患者的睡眠质量,普拉克索治疗后,明显缩短入睡时间、增加睡眠量、提高睡眠效率和改善日间功能障碍。普拉克索还可以治疗不同形式的抑郁症状。药物剂量为 0.125~1.5mg/d,可明显改善睡眠和一般症状。

【体内过程】

普拉克索口服吸收迅速,生物利用度高,其绝对生物利用度高于 90%。服药后 1~3 小时达最大血浆浓度。与食物一起服用不会降低普拉克索吸收的程度,但降低其吸收速率。普拉克索主要以原形从肾脏排泄,通过细胞膜阳离子转运体由肾小管分泌,清除 $t_{1/2}$ 为 8~12 小时。

【不良反应】

无明显思睡并发症。治疗初期可以发生直立性低血压,应当注意监护。单独用药早期胃肠道反应发生率较高,可出现恶心、呕吐、食欲不振、胀气、腹泻或便秘等。由于存在思睡的潜在可能,服药期间禁止从事驾驶或高警觉性工作。

(二)罗匹尼罗

【临床应用】

罗匹尼罗(ropiniro)临床主要用于治疗帕金森病,对中度、重度不宁腿综合征患者疗效较好,可改善睡眠及相关临床症状。本品属第二代多巴胺受体激动剂,能选择性激活多巴胺 D_2 受体。

【体内过程】

罗匹尼罗口服吸收迅速,1~2 小时达峰值。进食对本品吸收影响小,因而给药时不必考虑饮食的影响,且进食时给药可避免恶心的发生。生物利用度约为 50%,蛋白结合率为 10%~40%。罗匹尼罗在肝脏代谢为非活性物质,主要经肾脏排泄。经口给药的消除 $t_{1/2}$ 约为 6 小时。

【不良反应】

主要为恶心、呕吐、直立性低血压和运动功能障碍等。

(三)罗替戈汀

【临床应用】

2012 年 4 月,美国 FDA 批准罗替戈汀(rotigotine)经皮持续释药贴膏制剂 Neupro,治疗早期或晚期特发性帕金森病以及治疗中至重度原发性不宁腿综合征。

罗替戈汀为透皮贴片,局部贴敷后能持续释放药物,可维持稳态的血药水平,降低用药的峰谷效应。$t_{1/2}$ 为 5~7 小时。罗替戈汀作为透皮贴剂,一日一次用药,可维持稳定的血药浓度超过 24 小时。低剂量可明显减轻白天和夜间不宁腿综合征的症状,效果可持续 6 个月。

【不良反应】

主要为贴膏用药部位皮肤反应、恶心、思睡和头痛。较少见的不良反应有幻觉、出汗、眩

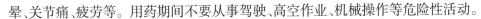

晕、关节痛、疲劳等。用药期间不要从事驾驶、高空作业、机械操作等危险性活动。

（四）溴隐亭

【临床应用】

溴隐亭（bromocriptine）可改善不宁腿综合征患者的主观症状、周期性肢体运动障碍等。夜间单次给药可减轻症状，但可能会引起晨间症状反跳和症状加重。

【体内过程】

溴隐亭口服吸收快，吸收率约为28%，由于首过代谢，生物利用度仅有6%，血浆蛋白结合率96%，1~3小时内达到血浆峰浓度，药物主要在肝脏代谢，$t_{1/2}$为3~8小时。

【不良反应】

可出现恶心，极少数患者可能出现眩晕、疲乏、呕吐或腹泻。溴隐亭可引起直立性低血压，在治疗最初几天应监测血压。长期治疗少数患者出现感觉障碍，周围动脉舒缩功能障碍。特别对于有雷诺现象病史者，可能偶发可逆性低温诱发指（趾）苍白。

三、加巴喷丁

【临床应用】

加巴喷丁（gabapemin）早期用于治疗癫痫，能有效减轻不宁腿综合征症状，提高患者睡眠质量，减轻疼痛，耐受性良好。

【体内过程】

加巴喷丁借助氨基酸转运体通过体内一些屏障，在脑脊液中浓度为血浆浓度的20%，脑组织中浓度约为血浆浓度的80%。加巴喷丁在体内基本不代谢，以原形随尿液排出而消除。消除$t_{1/2}$在4.8~8.7小时之间。

【不良反应】

常见的有思睡、眩晕及无力，最严重的不良反应为惊厥。

四、阿片类制剂

阿片类制剂如羟考酮可改善不宁腿综合征患者主观症状和多导睡眠图表现，美沙酮对于难治性不宁腿综合征症状有效，但由于其抑制呼吸，应谨慎使用。曲马多适用于长期应用多巴胺制剂过程中出现并发症或症状加重的患者。

不宁腿综合征存在铁缺乏的病理生理机制，铁剂治疗对其有效，特别是继发性不宁腿综合征患者。

第四节　抗抑郁药及抗焦虑药

抗抑郁药是主要用于治疗情绪低落、抑郁消极的一类药物。抗抑郁药对焦虑、惊恐发作、强迫症及恐惧症也有效。目前，临床使用的抗抑郁药包括三环类抗抑郁药（抑制NA、5-HT再摄取的药物）、NA再摄取抑制药、5-HT再摄取抑制药及其他抗抑郁药。

临床中发现，许多抑郁症的患者伴发睡眠障碍，对于这种患者应当在治疗原发病的基础上，再给予适当的治疗。下面简单介绍几种抗抑郁药物。

一、三环类抗抑郁药

（一）丙咪嗪（imipramine，米帕明）

【药理作用】

1. 对中枢神经系统的作用　正常人服用后出现安静、嗜睡、血压稍降、头晕目眩，并常出现口干、视物模糊等抗胆碱反应，连用数天后这些症状可能加重，甚至出现注意力不集中和思维能力下降。但抑郁症患者连续服药 2~3 周后疗效才显著，出现精神振奋、情绪高涨，症状减轻。目前认为，丙咪嗪抗抑郁作用的主要机制是阻断 NA、5-HT 在神经末梢的再摄取，从而使突触间隙的递质浓度增高，促进突触传递功能。

2. 对自主神经系统的作用　治疗量丙咪嗪有显著阻断 M 胆碱受体的作用，表现为视物模糊、口干、便秘和尿潴留等。

3. 对心血管系统的作用　治疗量丙咪嗪可降低血压，致心律失常，其中心动过速较常见。心电图可出现 T 波倒置或低平。另外，丙米嗪对心肌有奎尼丁样直接抑制效应，故心血管疾病患者慎用。

【临床应用】

1. 抑郁症　用于各种原因引起的抑郁症，对内源性抑郁症、更年期抑郁症效果较好。对反应性抑郁症效果次之，对精神病的抑郁成分效果较差。此外，抗抑郁药也可用于强迫症的治疗。

2. 遗尿症　试用于儿童遗尿，剂量依年龄而定，睡前口服，疗程以 3 个月为限。

3. 焦虑和恐惧症　对伴有焦虑的抑郁症患者疗效显著，对恐惧症也有效。

【体内过程】

口服吸收良好，2~8 小时血药浓度达高峰，血浆 $t_{1/2}$ 为 10~20 小时。分布广泛，以脑、肝、肾及心脏分布较多。主要在肝内经药酶代谢，通过氧化变成 2- 羟基代谢物，并与葡萄糖醛酸结合，自尿排出。

【不良反应】

常见口干、扩瞳、视物模糊、便秘、排尿困难和心动过速等抗胆碱作用，还出现多汗、无力、头晕、失眠、皮疹、直立性低血压、反射亢进、共济失调、肝功能异常、粒细胞缺乏症等。因抗抑郁药易致尿潴留和升高眼压，故前列腺肥大，青光眼患者禁用。

（二）阿米替林（amitriptyline）

阿米替林其药理学特性及用途与丙米嗪极为相似，对 5-HT 再摄取的抑制作用明显强于对 NA 再摄取的抑制，镇静作用和抗胆碱作用也较强。鉴于阿米替林有较强的镇静催眠作用，主张每天口服 1 次，从 25mg 开始逐渐增加剂量，甚至用到 150mg，睡前口服。口服后可稳定地从胃肠道吸收，但剂量过大可延缓吸收。在肝脏生成活性代谢物去甲替林，最终代谢物以游离型或结合型从尿中排出。消除半衰期为 9~36 小时。阿米替林的不良反应与丙米嗪相似但较重，偶有加重糖尿病症状的报道。禁忌证同丙米嗪。

（三）氯米帕明（clomipramine）

氯米帕明又名氯丙米嗪，药理作用和应用类似丙米嗪，但对 5-HT 再摄取有较强的抑制作用。用于抑郁症、强迫症、恐惧症和发作性睡病引起的肌肉松弛。不良反应及注意事项与丙米嗪相同。

二、去甲肾上腺素（NA）再摄取抑制药

（一）地昔帕明（desipramine，去甲丙米嗪）

主要用于抑郁症。口服快速吸收，在肝脏代谢生成无活性的羟化物或与葡萄糖醛酸结合后自尿中排泄，少量经胆汁排泄，其中原形占5%。与丙米嗪相比，不良反应较小，但对心脏影响与丙米嗪相似。过量则导致血压降低、心律失常、震颤、惊厥、口干、便秘等。

（二）马普替林（maprotiline）

治疗抑郁症与丙米嗪相似，开始口服剂量每天25~75mg，分3次服用；逐渐增加到每天150mg，对于严重病例最大可用到每天225mg。因为半衰期较长，也可晚间一次服用。口服后吸收缓慢但能完全吸收，9~16小时达血药峰浓度，广泛分布于全身组织，肺、肾、心脏、脑和肾上腺的药物浓度均高于血液，血浆蛋白结合率约90%。治疗剂量可见口干、便秘、眩晕、头痛、心悸等。也有用药后出现皮炎和皮疹的报道，能增强交感胺药物的作用，减弱降压药物效果等。

（三）去甲替林（nortriptyline）

去甲替林治疗内源性抑郁症的效果优于反应性抑郁症，比其他三环类抗抑郁药治疗显效快。本药像三环类抗抑郁药一样，可降低惊厥发作阈，癫痫病患者应慎用。

三、选择性五羟色胺（5-HT）再摄取抑制药

（一）氟西汀（fluoxetine）

用于抑郁症、神经性贪食症。口服吸收良好，达峰时间6~8小时，消除半衰期为48~72小时，在肝脏经CYP2D6代谢生成去甲基活性代谢物去甲氟西汀，其活性与母体相同，但半衰期较长。恶心、呕吐、头痛、头晕、乏力、失眠、畏食、体重下降、震颤、惊厥、性欲降低等。肝病患者服用后半衰期延长，须慎用。肾功能不全者长期用药须减量，延长服药间隔时间。

（二）帕罗西汀（paroxetine）

帕罗西汀为强效5-HT摄取抑制药，增高突触间隙递质浓度而发挥治疗抑郁症的作用。口服吸收良好，消除半衰期21小时。抗抑郁疗效与三环类抗抑郁药相当，而抗胆碱、体重增加、对心脏影响及镇静等副作用均较三环类抗抑郁药弱。常见不良反应为口干、便秘、视物模糊、震颤、头痛、恶心等。

（三）舍曲林（sertraline）

舍曲林是一选择性抑制5-HT再摄取的抗抑郁药，可用于各类抑郁症的治疗，并对强迫症有效。主要不良反应为口干、恶心、腹泻、男性射精延迟、震颤、出汗等。

四、抗焦虑药

（一）甲丙氨酯

甲丙氨酯（meprobamate）又称眠尔通，为丙二醇的衍生物。具有抗焦虑、镇静、催眠和中枢性肌肉松弛作用。因其作用较弱，现基本上已被苯二氮䓬类所替代。

（二）丁螺环酮

适用于焦虑性激动、内心不安和紧张等急慢性焦虑状态。有头晕、头痛及胃肠功能紊乱等。无明显的生理依赖性和成瘾性。

主要参考文献

[1] 杨宝峰. 药理学 [M]. 8 版. 北京：人民卫生出版社，2013.

[2] 孙凤艳. 医学神经生物学 [M]. 上海：上海科学技术出版社，2008.

[3] HuangZL, QuWM, EguchiN, et al. Adenosine A_{2A}, but not A_1, receptors mediate the arousal effect of caffeine[J]. Nature Neuroscience, 2005, 8（7）：858-859.

[4] HuangZL, UradeY, HayaishiO. Prostaglandins and adenosine in the regulation of sleep and wakefulness[J]. Current Opinion in Pharmacology, 2007, 7（1）：33-38.

[5] HuangZL, ZhangZ, QuWM. Roles of adenosine and its receptors in sleep-wake regulation[J]. International Review of Neurobiology, 2014, 119：349-371.

[6] QuWM, HuangZL, XuXH, et al. Dopaminergic D1 and D2 receptors are essential for the arousal effect of modafinil[J].Journal of Neuroscience, 2008, 28（34）：8462-8469.

[7] 戴体俊，徐礼鲜. 简明药理学 [M]. 北京：人民卫生出版社，2014.

第十章　睡眠障碍治疗常用中药及复方

第一节　常用中药

临床常用的治疗失眠的中药包括酸枣仁、柏子仁、夜交藤、合欢花、远志、灵芝等养心安神药以及龙骨（包括龙齿）、牡蛎、磁石等重镇安神药。嗜睡治宜化痰开窍醒神，常用中药包括制南星、石菖蒲、远志等。觉醒困难可参照嗜睡辨证治疗。

一、酸枣仁

又名枣仁、酸山核、山酸枣。性平，味甘酸。归心、肝、胆经。酸枣仁为养心安神益肝之常用中药。可以治疗虚烦不眠伴见心悸怔忡、虚汗烦渴等。本品入汤剂煎服，10~15g，用时捣碎。也可研末吞服，每次1.5~2g。应当注意的是因本品性酸收敛对于痰湿或者湿热内蕴的病人，应用时要注意配伍得当，以免敛湿留邪。

【配伍方法】

本品与当归、白芍、何首乌、龙眼肉等补血、补阴药配伍可以治疗心肝阴血亏虚，心失所养，神不守舍之失眠、多梦、心悸、健忘、怔忡等症；与知母、茯苓、川芎等同用可治疗肝虚有热之虚烦不眠，如酸枣仁汤（《金匮要略》）；另《别录》云其"主心烦不得眠……虚汗，烦渴，补中，益肝气，坚筋骨，助阴气"。本药与黄芪、当归、党参等补养气血药配伍应用治疗心脾气血亏虚，惊悸不安之失眠，如归脾汤（《校注妇人大全良方》）。本品与麦冬、生地、远志等合用治疗心肾不足，阴亏血少之心悸失眠，健忘梦遗之不寐，如天王补心丹（《摄生秘剖》）。

【现代药理研究】

本品含皂苷，其组成为酸枣仁皂苷A及B，并含三萜类化合物及黄酮类化合物。此外，本品还含有大量脂肪油和多种氨基酸、维生素C、多糖及植物甾醇等。对小鼠、大鼠、家兔等动物汤剂灌服实验证明其具有明显的镇静作用，并能协同巴比妥类药物抑制中枢；有报道在服用粉末20g，5分钟后即出现过敏的情况，故过敏者当慎用。

二、夜交藤

性平，味甘，归心、肝经。有养血安神之功效，能够治疗心神不宁，失眠多梦等。本品用于治疗失眠时多入汤剂，15~30g，久煎后有效成分易被破坏，故应后下。

【配伍方法】

本品与合欢皮、酸枣仁、柏子仁等养心安神药同用能补养阴血，养心安神，适用于阴虚血少之失眠，见多梦，心神不宁，头目眩晕等症，与珍珠母、龙骨、牡蛎等潜阳安神药配伍可以治疗失眠而阴虚阳亢者。

【现代药理研究】

本品含蒽醌类化合物,有大黄素、大黄酚、大黄素甲醚。此外,尚含 β- 谷甾醇及总黄酮。有镇静催眠作用,与戊巴比妥钠合用有明显的协同作用。

三、远志

味苦,性辛温。归心、肾、肺经。有安神益智,祛痰开窍之功效。可以治疗失眠多梦,心悸怔忡,健忘等。本品水煎服,适量为 5~15g。因其性辛温,实热或痰火内盛者应慎用或配伍使用。

【配伍方法】

本品苦辛性温,性善宣泄通达,既能开心气而宁心安神,又能通肾气而强志不忘,为交通心肾、安定神志、益智强识之佳品,与茯神、龙齿、朱砂等镇静安神药同用,如远志丸(《张氏医通》)。能治疗心肾不交之失眠,症见心神不宁、失眠、惊悸等;本品与人参、茯苓、菖蒲同用,如开心散(《备急千金要方》)。

【现代药理研究】

本品含皂苷,水解后可分得远志皂苷元 A 和远志皂苷元 B。还含远志酮、远志醇、细叶远志定碱等。全远志有镇静、催眠及抗惊厥作用。

四、龙骨

性涩平,味甘。归心、肝、肾经。有镇惊安神,平肝潜阳之功效。治疗心神不宁,心悸失眠等,为重镇安神的常用药。用法为水煎服,每次 15~30g,宜先煎。

【配伍方法】

本品质重,用于治心神不宁,心悸失眠,健忘多梦等,可与菖蒲、远志等同用,如孔圣枕中丹(《备急千金要方》)。

【现代药理研究】

龙骨水煎剂对小鼠的自主活动有明显抑制作用,能明显增加应用巴比妥钠小鼠的入睡率;此外,本品还具有抗惊厥作用,其作用与铜、锰元素含量有关。

五、茯神

性淡平,味甘。归心、脾、肾经。有宁心安神之功效。《神农本草经》谓其"主安五脏,利心志,令人欢乐无忧。"《本草纲目》:"茯神甘平……止惊悸、恚怒、善忘,开心益智,安魂魄,养精神。"可以治疗心神不安、惊悸、健忘等。

【配伍方法】

本品常合用沉香以养心安神,治疗心神不定,恍惚健忘,如朱雀丸(《百一选方》)。如神不守舍,可合用白术、当归、酸枣仁、人参、黄芪等,如茯神汤(《医学入门》)。

【现代药理研究】

茯苓煎剂、糖浆剂、醇提取物、乙醚提取物,具有利尿、镇静、抗肿瘤、降血糖、增加心肌收缩力和抗菌的作用。

六、合欢花

性平,味甘。归心、肝经。有解郁安神之功效。可用于治疗心神不安,忧郁失眠,抑郁不舒、健忘多梦等症。

【配伍方法】

本品可单用或与柏子仁、酸枣仁、首乌藤、郁金等安神解郁药配伍应用治疗烦躁失眠,心神不宁,情志不遂,忿怒忧郁等症。

【现代药理研究】

合欢花含有挥发油、二十四烷酸、槲皮素、槲皮苷等十余种成分,其中槲皮苷是合欢花的主要化学成分。现代药理研究证实其有抗抑郁、镇静催眠、抑菌、清除自由基和抗肥胖的作用。合欢花水提物对抑郁模型大鼠认知功能有改善。

七、百合

性微寒,味甘。归肺、心、胃经。有养阴润肺,清心安神之功。可以治疗阴虚有热之失眠、心悸及等。本品用量为 10~30g,清心安神宜生用。

【配伍方法】

本品能养阴清心,宁心安神。与麦冬、酸枣仁、丹参等清心安神药同用治虚热上扰之失眠,心悸。治疗阴虚内热之不寐,用本品既能养心肺之阴,又能清心肺之热,从而达到安神作用,常与生地黄、知母等养阴清热之品同用。

【现代药理研究】

百合水提液有镇静作用。

八、柏子仁

性平,味甘。归心、肾、大肠经。有养心安神之功,可治疗心悸失眠等。《本草纲目》:"养心气,润肾燥,安魂定魄,益智宁神。"本品入煎剂,用量为 10~20g,因含油脂,便溏及痰多者宜用柏子仁霜代替。

【配伍方法】

本品药性平和,主入心经,具有养心安神之功效,常与人参、五味子、白术等配伍,如柏子仁丸(《普济本事方》)治疗心阴不足,心血亏虚所致心神失养之心悸怔忡、虚烦不眠、头晕健忘等;也可与酸枣仁、当归、茯神等同用,如养心汤(《校注妇人大全良方》);配伍麦门冬、熟地黄、石菖蒲等以补肾养心,交通心肾,如柏子养心丸(《体仁汇编》)治心肾不交之心悸不宁、心烦少寐、梦遗健忘。

【现代药理研究】

本品含脂肪油,并含少量挥发油、皂苷及植物甾醇、维生素 A、蛋白质等,具有改善睡眠、镇静、益智和神经保护等作用。柏子仁单方注射液可使猫的慢波睡眠深睡期明显延长,并具有显著的恢复体力作用。柏子仁水提物具有显著的抗抑郁作用。

第二节 常用中药复方

一、酸枣仁汤

酸枣仁汤来源于张仲景的《金匮要略》。功能养血安神,清热除烦治疗虚劳虚烦不眠证。证见不寐伴心悸,盗汗,头目眩晕,咽干口燥,舌红,脉细弦。

方中重用酸枣仁养肝血,安心神,补中,益肝气。茯苓补五劳七伤,开心益智,止健忘,宁心神。茯苓与酸枣仁相配,以加强宁心安神之效。川芎辛以散肝,调畅气机,与酸枣仁相伍,相反相成,补肝之体,遂肝之用。知母滋阴降火,又可制川芎之辛燥。甘草和中缓急,调和诸药。

【现代临床研究】

顽固性失眠是酸枣仁汤应用治疗最为广泛的疾病之一。李荣亨等将134例失眠患者随机分为3组,对照观察了复方酸枣仁安神胶囊、朱砂安神丸及安眠酮对失眠的疗效,结果显示复方酸枣仁安神胶囊疗效优于后二者。李忠业临床应用发现用酸枣仁汤合甘麦大枣汤,对心肝阴血不足、扰动心神型顽固性失眠患者疗效较好。酸枣仁汤还可治疗焦虑症,如刘海凤等将黛力新和酸枣仁汤联合起来治疗焦虑症,选择多例广泛伴失眠者,结果表明能使患者的焦虑症状明显改善。

二、黄连温胆汤

该方来源于清代陆廷珍的《六因条辨》,功能清热化痰,治疗痰火内扰之失眠。症见失眠伴胸脘痞闷,恶心呕吐,头晕目眩,胸中烦闷不安,口苦,不欲食。

方中黄连苦能健胃而降;二陈和胃化痰,其中姜夏与川连配伍,寓辛开苦降之意;竹茹清中除烦,降逆止呕;枳实下气行滞,更助黄连之苦降。全方使痰火清则心神安而得眠。

现代实验研究表明,黄连温胆汤主要通过镇静,抗焦虑,松弛中枢性肌,协调大脑兴奋和抑制过程,从而改善症状起到镇静催眠的作用。

【现代临床研究】

对痰热扰神型失眠患者进行临床观察,结果表明黄连温胆汤疗效明显优于安定类药物,且无明显不良反应。

三、归脾汤

本方来源于《济生方》,功能益气补血,健脾养心,是治疗心脾气血两虚失眠的常用方剂。症见健忘失眠伴心悸怔忡,盗汗虚热,体倦食少,面色萎黄,舌淡,苔薄白,脉细弱。

本方益气健脾与养血安神兼顾。方中人参甘温补气,归经心脾,故既为补益脾胃之要药,又能补心益智,助精养神;龙眼肉甘温味浓,归经心脾,为补益心脾,养血安神之滋补良药。二药合用,补气生血,益脾养心之功甚佳。黄芪、白术甘温入脾,补气健脾,助人参益气补脾之力,俾脾胃气充,既可复其统血摄血之职,又能使气血生化有源,而收补气生血、阳生阴长之效。当归滋养营血,助龙眼肉养血补心。茯神、远志、酸枣仁宁心安神,木香理气解脾,与补气养血药配伍,使之补而不滞,共奏益气补血,健脾养心之功。

用跳台和水迷宫法观察归脾汤对小鼠记忆行为的影响,结果发现本方有明显增强小鼠

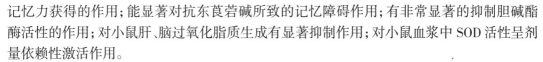

记忆力获得的作用;能显著对抗东莨菪碱所致的记忆障碍作用;有非常显著的抑制胆碱酯酶活性的作用;对小鼠肝、脑过氧化脂质生成有显著抑制作用;对小鼠血浆中 SOD 活性呈剂量依赖性激活作用。

【现代临床研究】

韩莉等应用归脾汤治疗失眠 119 例,采用归脾汤加减治疗,并随证加减,总有效率为 93.3%。苏露煜应用归脾汤加减治疗心脾两虚型失眠症 48 例临床观察,总有效率为 89.58%,任胜洪应用归脾汤加减治疗失眠症 32 例观察,总有效率 93.8%,韦立新等用中药归脾汤配合耳穴压豆治疗心脾两虚型失眠 31 例,总有效率 90.32%。

四、柴胡加龙骨牡蛎汤

本方来源于张仲景的《伤寒杂病论》,功能和解少阳,通阳泄热,重镇安神。近年来临床报道其用于治疗失眠、癫痫、焦虑症、忧郁症等疗效甚佳。

本方实为小柴胡汤原量减半、去甘草,加龙骨、牡蛎、铅丹、大黄、桂枝、茯苓组成,由于病邪仍在少阳,故取小柴胡汤之意以内解外清,扶正祛邪。其中柴胡、黄芩和解少阳,半夏、生姜和胃降逆,大黄后下以通便,人参与大枣益气扶正,龙骨、牡蛎、铅丹镇惊安神,为表里并治,虚实兼顾之方。

董逢泉等采用大鼠急性心理应激动物模型,在应激前用柴胡加龙骨牡蛎汤胃饲,发现与正常对照组比较,应激大鼠血浆促肾上腺皮质激素浓度显著升高,而柴胡加龙骨牡蛎汤对此反应均有抑制作用。

【现代临床研究】

以柴胡加龙骨牡蛎汤治疗失眠症 40 例,心烦易怒者加夏枯草、代赭石,阵发烘热者加焦山栀、牡丹皮,舌苔白腻者加苍术、白术、石菖蒲、炙远志,神疲乏力者加黄芪、白术,结果治愈 25 例,好转 12 例,未愈 3 例,总有效率为 92.5%。以柴胡加龙骨牡蛎汤化裁治疗失眠 42 例,结果痊愈 20 例,占 47.6%;显效 12 例,占 28.6%;好转 8 例,占 19.0%;无效 2 例,占 4.8%;总有效率为 95.2%。

五、血府逐瘀汤

本方来源于清代王清任的《医林改错》,功能活血祛瘀,行气止痛。临床配合交泰丸治疗瘀血阻滞、心肾不交的失眠及配合黄连温胆汤治疗痰瘀互结的失眠效果良好。主治夜不能睡,或夜寐不安,兼见胸中瘀血,血行不畅;胸痛、头痛日久不愈,痛如针刺而有定处;呃逆日久不愈,或饮水即呛,干呕;或内热瞀闷,心悸怔忡,急躁善怒,入暮潮热;或舌质黯红,有瘀斑,瘀点,两目暗黑,脉涩或弦紧者。血府逐瘀汤为治疗瘀血内阻胸部,气机郁滞所致失眠、胸痛、胸闷的主要方剂。

该方是由桃红四物汤合四逆散加桔梗、牛膝而成,方中当归、川芎、赤芍、桃仁、红花活血化瘀;牛膝祛瘀血,通血脉,引瘀血下行。柴胡疏肝解郁,升达清阳;桔梗开宣肺气,载药上行,又可合枳壳一升一降,开胸行气,使气行则血行;生地凉血清热,合当归又能养阴润燥,使祛瘀而不伤阴血;甘草调和诸药。全方的配伍特点是既行血分瘀滞,又解气分郁结,活血而不耗血,祛瘀又能生新。合而用之,使瘀去气行,则诸症可愈。因本方活血祛瘀力量较大,不可久服,当中病即止。

【现代临床研究】

杨粤峰运用活气血、通心肾法治疗顽固性失眠31例,其中单独运用血府逐瘀汤加味对不同年龄、不同性别的人群进行治疗,结果有效率达87%;其运用血府逐瘀汤活血养血、安神定志,再配合交泰丸交通心肾两方合用使得气血活、心肾通,从而达到治疗失眠的作用,效果显著。黄伟民用温胆汤合血府逐瘀汤加减治疗顽固性失眠39例,其应用温胆汤合血府逐瘀汤加减与西药艾司唑仑片进行比较对照,结果温胆汤合血府逐瘀汤加减治疗的患者总有效率为82.05%,而西药组的总有效率为62.86%。

六、柏子养心丸

本方来源于明代彭用光的《体仁汇编》,功能养心安神,滋阴补肾。主要用于治疗阴血亏虚,心肾失调之失眠。证见夜寐多梦,精神恍惚,惊悸怔忡,健忘盗汗,舌红少苔,脉细数。

该方由柏子仁、枸杞子、麦门冬、当归、石菖蒲、茯神、玄参、熟地黄、甘草组成。若兼见心烦口苦者,加淡竹叶、郁金;头昏目眩者,加龙骨、牡蛎;腰膝酸软者,加怀牛膝、鹿角胶;纳呆、苔腻者加半夏、白术、茯苓;顽固不眠、惊悸不安者,加琥珀。

【现代临床研究】

齐凤琴等在考察柏子养心丸对小鼠的镇静催眠作用中,采用戊巴比妥钠对小鼠睡眠的协同作用方法,得出的结果显示柏子养心丸可明显延长阈上剂量戊巴比妥钠所致小鼠睡眠时间,增加阈下剂量戊巴比妥钠睡眠动物数,得出柏子养心丸具有镇静催眠作用的结论。观察柏子养心汤加味治疗围绝经期心脾两虚型失眠症的临床疗效,杨佳澎把100例围绝经期心脾两虚型失眠症患者随机分为2组,分别予柏子养心汤加味和常规治疗,结果显示柏子养心汤组总有效率88%,治疗组疗效优于对照组,得出的结论是柏子养心汤加味治疗围绝经期心脾两虚型失眠症疗效显著,副作用较少。

七、交泰丸

本方来源于《韩氏医通》,由黄连和肉桂两味药组成,于睡前半小时温开水送服,或于下午、晚上分2次服,亦可作汤剂,水煎服。本方功效为交通心肾,清火安神。用于治疗心肾不交、心火上亢所致的失眠症,多见临睡时精神兴奋,心悸不安,不能入睡,白天反头昏思睡。兼见口干、口苦,面赤,胸中嘈杂,心悸怔忡,舌尖红,苔黄腻,脉滑数等。在临证应用时,也可加入远志、菖蒲、麦冬等。应当注意的是黄连与肉桂用量比例,可酌情增减,但肉桂用量一般少于黄连。全方交通心肾,治疗心肾不交、心火上亢所致的失眠症。

八、天王补心丹

本方来自《校注妇人良方》,功能滋阴清热,养血安神。专为阴亏血少、虚热内扰、神志不安而设,治疗阴虚血少,神志不安证。证见心悸失眠,虚烦神疲,梦遗健忘,手足心热,口舌生疮,舌红少苔,脉细而数。

方中重用生地黄,滋阴养血清热;天冬、麦冬、玄参皆甘寒多液助君药养阴清热;《滇南本草》言丹参补心定志,安神宁心,治健忘怔忡,惊悸不寐,本方中应用丹参养血安神,与补血及宁心安神之品相配,使心血充足,心神自安;用人参补五脏,安精神,茯苓益脾宁心,二者同用,益心气,使气旺则血生;用酸枣仁、远志、柏子仁养心安神。诸药合用,治阴亏血少,虚热内扰,神志不安。

九、龙胆泻肝汤

原方出自《兰室秘藏》。本方临床应用十分广泛,功能泻肝胆火,清利湿热。临床中加减变化用于治疗该病机导致的失眠疗效显著。症见失眠兼胁痛,口苦,目赤,耳聋,耳肿,头痛,梦遗,小便黄赤,淋浊,阴肿,阴痒,白带量多,舌边红,苔黄,脉弦数。龙胆草大苦大寒,能上清肝胆实火,下泻肝胆湿热,泻火除湿;黄芩、栀子苦寒,泻火解毒,燥湿清热;车前子、木通、泽泻,导湿热下行,从水道而去,使邪有出路;生地养阴,当归补血,使祛邪而不伤正;肝体阴用阳,用柴胡疏畅肝胆,引药归于肝胆之经;甘草缓苦寒伤胃,调和诸药。

十、柴胡疏肝散

本方出自张景岳的《景岳全书》,功能疏肝理气,活血止痛。是治疗肝郁气滞的代表方,十分常用。临床用于治疗肝郁气滞导致的失眠抑郁兼见梦多,胁肋疼痛,胸闷善太息,情志抑郁易怒,或嗳气,脘腹胀满,脉弦有力等疗效显著。

肝喜条达,主疏泄而藏血,其经脉布胁肋,循少腹。因情志不遂,木失条达,肝失疏泄而致肝气郁结。气为血帅,气行则血行,气郁则血行不畅,肝经不利,故见胁肋疼痛,往来寒热。治宜疏肝理气之法。方中用柴胡疏肝解郁为君药。香附理气疏肝,助柴胡以解肝郁,川芎行气活血而止痛,助柴胡以解肝经之郁滞,二药相合,增其行气止痛之功,为臣药。陈皮、枳壳理气行滞,芍药、甘草养血柔肝,缓急止痛,为佐药。甘草兼调诸药,亦为使药之用。诸药相合,共奏疏肝行气,活血止痛之功,使肝气条达,血脉通畅,营卫自和,痛止而寒热亦除。

第十一章 认知行为疗法

第一节 概　述

一、理论基础

认知行为疗法是一组通过改变思维和行为的方法来改变不良认知达到消除不良情绪和行为的短程的心理治疗方法。认知行为疗法（cognitive behavioral therapy, CBT）是以美国心理学家贝克于1976年建立的认知治疗技术为基础，由认知理论和行为治疗相互吸纳、相互补充形成的系统心理治疗方法。认知理论认为，认知过程是由情绪与行为共同决定的，人们可以通过改变认知过程来改变人的观念，进而来纠正其情绪和行为。行为疗法认为，行为是通过学习而得来的，因此可以通过一些实际的操作方法来消退、抑制、改变和替代原来的不良行为。认知行为治疗是两者的结合，它认为，认知过程决定着行为的产生同时行为的改变也可以影响认知。

认知行为治疗具有很强的理论基础，不仅在心理治疗领域成为主流，而且在社会工作理论和实践中也占有重要的一席。

二、治疗特点

认知行为疗法强调认知活动在心理或行为问题的发生和转归中起着非常重要的作用。它的主要着眼点，放在患者不合理的认知问题上，通过改变患者对己、对人或对事的看法与态度来改变心理问题。认知行为疗法的治疗目的就是要使患者能够认识到自己的精神症状并逐步修正其不合理的想法、思维和信念，同时结合一定的行为训练，改变患者对客观事件的情绪及行为反应，达到改善病情的目的。

在具体治疗方面，认知行为治疗包括三个部分的内容。第一部分是认识上的改造，可通过治疗性学习班，系统讲授治疗理论，以及通过个别谈话的方式来帮助患者认识到他原先的信念是与客观现实不相符合的、是非理性的，然后帮助患者进行认识上的重建。第二部分是情绪上的转变，即通过劝说、正确反应示范、系统脱敏、放松训练等方式来帮助患者摆脱抑郁、焦虑等负性情绪。第三部分是行为训练，典型的做法是布置作业让患者去完成。

三、认知行为治疗的基本技术及治疗模式

认知行为疗法的治疗模式有以下三类：①认知重组治疗：不恰当的思维会带来情感和行为的困扰，心理治疗的目的是确定一个更适应的思考方式；②应对技巧治疗：侧重于面对

各种应激情景时,提供系统的方法和技术;③问题化解治疗:是将认知重组治疗和应对技巧结合起来,寻求处理较广泛问题的策略和方法。认知行为治疗的基本技术有认知技术和行为技术。认知技术主要是帮助患者认知自动思维,认识到其影响。发现自身对事物的认识歪曲和消极片面的态度,进而达到纠正错误认知的目的。行为技术主要是通过日常活动计划,使患者发现问题,鼓励其解决问题等。

四、认知行为疗法的实施步骤

认知行为疗法的一般步骤主要分为以下几个阶段:①信息收集阶段,此阶段的主要是与患者接触,了解患者的基本情况;②分析问题阶段:这一阶段是对问题做出诊断;③预案制订阶段:主要有制定矫正的目标,选择的矫正方法,时间和过程的安排及效果评价;④预案实施和调整阶段:根据矫正计划实施,并根究实际情况进行相应的调整。⑤效果评价阶段:计划实施行为矫正后,对矫正效果进行评价,安排进一步的巩固效果的措施。

第二节　失眠的认知行为疗法

1993 年 Morin 和 Kowatch 将认知疗法、刺激控制疗法和睡眠限制疗法加以整合,提出了失眠的认知行为疗法,并被美国睡眠医学委员会推荐用于原发性失眠的治疗。本章简要介绍认知行为疗法对失眠的一线和二线治疗,治疗失眠最常用的认知行为疗法包括:刺激控制、睡眠限制、睡眠卫生、放松训练和认知疗法。通常情况下,失眠的认知行为治疗需要使用上述三个或三个以上方式。

一、一线干预措施

一线干预,是指该干预方式作为单一疗法已被广泛验证,并有可靠的临床效果。大部分临床实践和临床试验都采用多元的方式来治疗,包括刺激控制和 / 或睡眠限制疗法与睡眠卫生教育。

(一)刺激控制疗法(stimulus control therapy,SCT)

目前,刺激控制疗法是治疗失眠方法中研究最多,也被认为是最有效的一种方法,且该疗法可以作为独立的干预措施应用。这一治疗模式主要用于睡眠起始和维持障碍。

刺激控制疗法是通过减少卧床时间,以消除病人存在的床和觉醒、沮丧、担忧等这些不良后果之间的消极联系,重建一种睡眠与床之间积极明确的联系,以使得患者迅速入睡,即通过严格执行规定的睡眠作息以促使稳定睡眠觉醒时间表的形成。

刺激控制疗法的具体内容主要包括:①当感觉到困倦时才上床;②除了睡眠和性活动外不要在卧室进行其他活动;③醒来的时间超过 15 分钟时离开卧室;④再次有睡意时才能回到卧室;⑤不论睡眠量多少,在一周七天保持一个固定的起床时间。第 3 条和第 4 条按需要可重复进行。有时为了防止患者的"看时钟"行为,鼓励患者当感到睡醒或者因为睡不着而烦恼或困扰时就立刻离开卧室。

刺激控制疗法对一般人群来说都具有良好的耐受性,但对躁狂症、癫痫、异态睡眠症和伴有跌倒风险的患者应慎重运用。对于这些高风险的躁狂、癫痫和睡眠不足的患者,此疗法可能会诱发躁狂或者降低癫痫发作的阈值。对于异态睡眠症,刺激控制疗法可能会因为加深睡眠,从而更易出现异态睡眠症状,如夜惊、梦游和梦呓。

(二)睡眠限制疗法(sleep restriction therapy,SRT)

睡眠限制疗法主要用于存在睡眠起始和维持障碍的患者。该方法是通过缩短卧床时间(不少于 5 小时),使患者对睡眠的渴望增加。这一疗法的目的并不是为了提高睡眠的总时间,而是为了达到改善睡眠持续性以及提高睡眠质量的目的,并且这一疗法和刺激控制疗法的目的一致,都是通过最小限度地缩短在床上的觉醒时间,来达到重建床和睡眠之间的联系的目的。尽管这种干预的独立作用没能得到更好的验证,但很明确的是,睡眠限制疗法是失眠的认知行为治疗的必要组成部分。

睡眠限制疗法需要患者将在床时间(time in bed,TIB)限制至他们的平均总睡眠时间。为达到这一目的,临床工作者帮助患者制定一个固定的觉醒时间;通过减少在床时间至平均总睡眠时间来降低睡眠可能。平均总睡眠时间通过测量每日基本的睡眠时间获得。治疗标准中建议限制时间应不能少于 5 小时。

一旦在床时间确定下来,患者晚上的就寝时间会被推迟,这样能使在床时间和平均总睡眠时间保持相同。最初,这一干预会导致轻到中度睡眠不足。这种睡眠剥夺(部分剥夺睡眠)的控制方式通常产生睡眠潜伏期和睡着后觉醒时间的减少。因此,虽然患者在急性期治疗中睡眠时间少,但是他们的睡眠却更为稳定(即患者入睡更快,并且更长时间停留在睡眠期)。随着睡眠效率的提高,指导患者逐步增加在床时间。假定睡眠日记显示的前一周内患者的睡眠是有效的[(总睡眠时间 / 在床时间)大于等于 90%],则调整接下来一周的在床时间,每次增加 15 分钟。

睡眠限制疗法的有效性体现在:第一,它可以防止患者通过延长睡着的时间来应对失眠,这种代偿的策略增加了获得更多睡眠的机会,但其产生的睡眠形式是浅睡眠和片段睡眠。第二,睡眠限制疗法伴随初始睡眠的不足也被认为增加了睡眠的稳态性,这反过来又缩短了睡眠潜伏期,减少夜间觉醒并显著增加睡眠效率。

睡眠限制不适用于有躁狂病史、癫痫、异态睡眠症、阻塞性睡眠呼吸暂停症和有跌倒风险的患者。

(三)睡眠卫生教育

对于入睡及睡眠维持困难的患者,提倡进行睡眠卫生教育,同时进行睡眠限制治疗和刺激控制治疗。睡眠卫生教育有可能是一种增加总睡眠时间的方式。睡眠卫生教育是心理教育的一种,这种干预措施并不被认为是一种有效的“单一治疗”方式,通常被视为是失眠的认知行为治疗的组成部分。治疗过程通常包括为患者提供手册、和他们一起学习条目和原理。睡眠卫生教育指南可见表 11-1。

表 11-1　睡眠卫生教育指南

1. 你只需睡到能第二天恢复精力即可

   限制在床时间能帮助整合和加深睡眠。在床上花费过多时间,会导致片段睡眠和浅睡眠。不管你睡了多久,第二天规律地起床

2. 每天同一时刻起床,1 周 7 天全是如此

   早晨同一时间起床会带来同一时刻就寝,能帮助建立“生物钟”

3. 锻炼

制定锻炼时刻表,但不要在睡前 3 小时进行体育锻炼。锻炼帮助减轻入睡困难并加深睡眠

4. 你的卧室很舒适而且不受光线和声音的干扰

舒适、安静的睡眠环境能帮助减少夜间觉醒的可能性。不把人吵醒的噪声也有可能影响睡眠质量。铺上地毯、拉上窗帘及关上门可能会有所帮助

5. 你的卧室夜间的温度适宜

睡眠环境过冷或过热可能会影响睡眠,因此应使卧室保持适当的温度

6. 进餐,且不要空腹上床

饥饿可能会影响睡眠。睡前进食少量零食(尤其是碳水化合物类)能帮助入睡,但避免过于油腻或难消化的食物

7. 避免过度饮用饮料

为了避免夜间尿频而起床上厕所,避免就寝前喝太多饮料

8. 减少所有咖啡类产品的摄入

咖啡因类饮料和食物(咖啡、茶、可乐、巧克力)会引起入睡困难、夜间觉醒及浅睡眠。即使是早些使用咖啡因也会影响夜间睡眠

9. 避免饮酒,尤其在夜间

尽管饮酒能帮助紧张的人更容易入睡,但之后会引起夜间觉醒

10. 吸烟可能影响睡眠

尼古丁是一种兴奋剂。当有睡眠障碍时,尽量不要于夜间抽烟

11. 别把问题带到床上

晚上要早些时间解决自己的问题或制定第二天的计划。烦恼会干扰入睡,并导致浅睡眠

12. 不要试图入睡

这样只能将问题变得更糟。相反,打开灯,离开卧室,并做一些不同的事情如读书。不要做兴奋性活动。只有当你感到困倦时再上床

13. 把闹钟放到床下或转移它,不要看到它

反复看时间会引起挫败感、愤怒和担心,这些情绪会干扰睡眠

14. 避免白天打盹

白天保持清醒状态有助于夜间睡眠

二、二线干预措施

二线干预措施之所以被归为"二线治疗",是因为这些治疗作为单一治疗未被发现有效。这些疗法作为辅助疗法可以在治疗的后半段使用,以支持不完全的治疗效果和处理依然发挥作用的易感因素和维持因素。

(一)认知治疗

对于那些过分关注失眠的潜在影响的患者,或抱怨无用的意念和担忧突然闯入脑中的

患者,这类的干预最适合。已有的针对失眠的认知治疗方式有说教重点、矛盾论理念、分散注意力和意象、认知重建等方法。尽管采用的治疗方法有所不同,但都立足于经观察发现失眠症患者对于自身的状况和预后有着大量负性的想法和信念。因此,帮助患者去挑战这些信念的正确性,有助于减轻失眠带来的焦虑和觉醒。

(二)睡眠压缩

这一治疗形式与睡眠限制治疗相似,其"限制"除了通过一种分级向下滴定的程序来进行,还可以通过推迟入睡时间或提前觉醒时间来完成。睡眠压缩与睡眠限制疗法相同的是,两者都是在数周内递进地改变在床时间。不同的是,睡眠压缩对卧床时间的减少不是立刻的,而是在预先制定的时间内进行的。睡眠压缩对卧床时间的递进减少的值是总睡眠时间与在床时间之差除以5,因此,需要经过5周的时间,卧床时间被逐步压缩,直至患者的总睡眠时间达到标准水平。而在睡眠限制疗法中,这个在床时间是治疗第一周就被指定达到的。睡眠压缩的"睡眠限制"形式适用于以减少在床时间为治疗目标的患者(例如实际总睡眠时间"正常",但有轻到中度的低睡眠效率的患者)和不能耐受睡眠限制疗法中总睡眠时间突然缩短的患者。此外,这一形式可以做如下调整,即若在5周期满之前就已经达到85%~90%的睡眠效率,向下滴定的过程可以停止。

(三)放松训练

失眠患者因为对睡眠过度担忧而在睡眠时表现出过度警觉、紧张的情绪,而这些情绪有可能导致患者难以入睡或夜间频繁觉醒。放松治疗的目的就是让失眠患者身心放松、降低其肌肉紧张度,缓解其睡眠时紧张、过度警觉性,从而促进患者入睡,减少夜间觉醒次数,提高睡眠质量。

放松训练具体内容为:睡前1小时左右可进行一些放松活动,如做瑜伽、深呼吸、听放松的音乐等,使自己从一整天的压力中慢慢放松下来;专业人士可以指导患者学习渐进式肌肉放松、指导式想象、冥想等压力释放及放松的相关技能。有研究发现通过渐进性放松训练或其他办法降低患者上床后的焦虑水平,可以提高患者对入睡潜伏期和总睡眠时间的估计准确性,并使患者感到睡眠得到明显改善,尽管夜间EEG记录的总睡眠时间并无明显改善,通过长时间放松治疗,患者会慢慢变成一种习惯,从而能持续性改善睡眠质量。

三、认知行为治疗过程

治疗通常需要4~8周的时间,每周一次与治疗者面对面的会谈。晤谈的时间范围在30~90分钟,取决于治疗的阶段和患者的依从性。经验表明,整合治疗的模式最为有效,即最初的2~3次晤谈采取个体治疗的形式,中间的疗程以团体干预的形式进行,而最后1~2次的晤谈回归到个体治疗。这样一种疗程安排的优点在于,团体的设置使得患者能够拥有一个支持系统,并通过"榜样"来增强依从性。

开始阶段的晤谈通常持续60~90分钟,这一次晤谈期间,要采集临床病史并向患者介绍睡眠日记的使用。在第一次晤谈中不会给予任何干预。这一段时期(通常是1~2周)是用于采集基线的睡眠-觉醒数据,用于指导治疗以便在治疗中达到平衡。主要的干预措施(刺激控制和睡眠限制)被安排在接下来的一至两个60分钟的晤谈中实施。一旦这些治疗被实施,患者就进入了一个治疗期,在这个治疗期中接下来的2~5次患者的睡眠时间被向上滴定。这些后续的晤谈每次需要大约30分钟,除非有附加的干预被整合到治疗项目中。在目

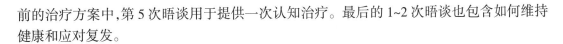

前的治疗方案中,第 5 次晤谈用于提供一次认知治疗。最后的 1~2 次晤谈也包含如何维持健康和应对复发。

四、失眠的认知行为治疗范围

失眠有可能是一个不稳定和 / 或未诊断的内因性睡眠障碍(而非失眠)、躯体疾病或精神疾病的一部分。因此,临床工作者首先要判断患者是否适合认知行为治疗。一般认为,适合失眠认知行为治疗的患者应符合下列情况:

1. 入睡困难或睡眠维持困难。

2. 符合以下一项或多项:

(1)规律地增加睡眠的机会以弥补失去的睡眠;

(2)在清醒时延长卧床的时间;

(3)在卧室中从事除睡觉和性之外的活动。

3. 条件性觉醒。例如,汇报在家之外的地方时,会在入睡时突然惊醒和 / 或睡得更好(可选)。

4. 睡眠卫生知识不足,有降低睡眠倾向的行为。例如,使用酒精作为安眠药、在夜间使用兴奋剂。

主要参考文献

[1] 帕里斯. 失眠的认知行为治疗:逐次访谈指南 [M]. 北京:人民卫生出版社,2012.

[2] 许若兰. 论认知行为疗法的理论研究及应用 [J]. 成都理工大学学报(社会科学版),2006,14(4):63-66.

[3] 中国全科医学编辑部. 全科医生小词典——认知行为治疗 [J]. 中国全科医学,2014(16):1905-1906.

[4] 刘慧. 认知行为治疗之简析 [J]. 宿州教育学院学报,2008,11(1):25-27.

[5] 张斌. 中国睡眠研究会睡眠医学教育专业委员会睡眠医学专家讲座答疑(五) 失眠认知行为的概念框架 [J]. 世界睡眠医学杂志,2017,4(3):184-189.

[6] 张艳飞,刘果瑞,李子洋,等. 认知行为疗法在失眠障碍中的临床应用 [J]. 中国健康心理学杂志,2018(8):1277-1280.

第十二章 持续气道正压通气治疗

第一节 概　述

一、定义

持续气道正压通气治疗（continuous positive airway pressure，CPAP），是中重度阻塞型睡眠呼吸暂停低通气综合征（obstructive sleep apnea hypopnea syndrome，OSAHS）患者的首选治疗，它是指对有自主呼吸的患者在整个呼吸周期的吸气和呼气相均提供一定正压，增加功能残气量，在呼气相保持呼吸道和肺泡处于一定的扩张状态，防止肺泡萎陷，改善肺顺应性和通气/血流比值（V/Q）。

二、作用机制及临床疗效

CPAP 给予气道持续气流，提供一定水平的正压直接打开气道。CPAP 可逆转咽气道的跨壁压压力梯度从而防止气道塌陷；增加气道容积和气道面积，减轻因长期的振动及气道关闭所致的咽侧壁肥厚和咽部组织水肿，从而减少上呼吸道阻力；使软腭由治疗前的充血肿胀恢复至正常；刺激上气道周围软组织，使其张力增加；刺激上气道黏膜压力感受器，稳定上气道，防止咽气道塌陷，从而消除下气道反射性收缩；增加功能残气量（functional residual capacity，FRC），通过胸壁迷走神经反射增加上呼吸道开放肌群的作用；长期应用可恢复化学感受器的敏感性，使 CO_2 反应曲线左移，改善呼吸调节功能。

CPAP 作为中重度 OSAHS 患者的首选治疗，其长期疗效已得到证实。CPAP 可以使大多数患者睡眠呼吸暂停低通气指数（apnea-hypopnea index，AHI）下降到 < 5~10 小时。呼吸暂停和低通气的有效消除，可升高动脉血氧饱和度，减少呼吸事件相关性觉醒。也可以增加 N3 期和 R 期睡眠，改善日间思睡，提高认知能力、记忆力及注意力，提高患者生活质量，循证医学证据见表 12-1。

OSAHS 可诱发动脉粥样硬化、高血压和清晨血液浓度和颅内压增高、脑血流量下降，这些因素都可增加脑卒中的危险性。CPAP 治疗可降低 OSAHS 心脑血管并发症的发生率，如脑卒中、冠心病、高血压及各种心律失常等，甚至可逆转导致原有心力衰竭的高危险性。其可能机制包括：维持血氧饱和度；通过阻止呼吸事件进而减少胸内负压降低，使心室壁所受压力下降；显著提高合并左心功能衰竭的左室射血分数，改善左心室的收缩和舒张功能。短期 CPAP 治疗即可使 OSAHS 患者夜间血压的"非勺形"表现得以改善，而且还可降低日间血压，有研究显示，CPAP 治疗能使日间和夜间血压平均下降 10mmHg，长期降压作用可降低

37%心血管事件发生危险和56%的脑卒中发生风险。CPAP使合并高血压患者的收缩压、舒张压和心率均显著改善。对合并难治性高血压者作用更显著,可能与CPAP治疗降低交感神经的活性及动脉管壁的硬度、增加动脉压力感受性反射的敏感性有关。CPAP治疗至少5年,可使OSAHS患者心血管事件致死率明显下降,提示长期CPAP治疗具有潜在的心血管保护作用。另外,CPAP还可降低OSAHS相关的日间和夜间肺动脉压力,这一作用并不依赖日间氧合的改善,可能与CPAP治疗后肺血管对缺氧的反应性降低相关。

表 12-1　CPAP 疗效的循证医学证据

Ⅰ类证据(多中心,随机对照研究结果)

　降低呼吸紊乱指数

　改善日间思睡

Ⅱ类证据(随机、小样本、无对照的研究结果)

　提高患者生活质量

　改善夜间睡眠质量(增加慢波睡眠)

　提高认知功能

　降低昼夜血压

　降低肺动脉压

　降低心血管事件的发生率

　降低交通事故的发生

　减少夜尿次数

　降低夜间交感神经兴奋性

　减少炎性介质的释放

　降低复律后心房颤动的复发率

　改善伴有 OSASH 心力衰竭患者的射血分数

　　OSAHS是胰岛素抵抗的独立危险因素,常与2型糖尿病并存。CPAP可通过阻断呼吸暂停迅速纠正缺氧,增加胰岛素对受体的亲和力,提高组织对胰岛素的敏感性,促进组织对葡萄糖摄取利用,刺激迷走神经,抑制具有拮抗胰岛素作用的交感神经递质释放,从而减轻及避免产生胰岛素抵抗。

　　OSAHS患者可能出现病理性夜尿,CPAP治疗后排钠减少,从而减少夜尿及夜尿引起的觉醒。

　　目前尚缺乏评价CPAP治疗降低OSAHS病死率的前瞻性随机对照研究。已有研究显示,经CPAP治疗的重度患者5年生存率为80%,而接受CPAP治疗者为97%。对接受治疗者的研究显示,依从性差(<4h/d)者5年生存率为85.5%,依从性好(>6h/d)者为96.4%。

三、适应证

1. 中、重度 OSAHS（AHI ≥ 15 次 / 小时 ）；

2. 轻度 OSAHS（5 次 / 小时 ≤ AHI < 15 次 / 小时 ）但症状明显（如白天思睡、认知障碍及抑郁等 ），合并或并发心脑血管疾病、糖尿病等；

3. 不愿接受手术治疗或合并严重的心肺疾病而不能耐受手术治疗者；

4. OSAHS 患者围术期治疗；

5. 经过手术或其他治疗 [如腭垂腭咽成形术（UPPP ）、口腔矫治器等] 后仍存在的 OSAHS；

6. OSAHS 合并 COPD 者，即 "重叠综合征"。

四、禁忌证

1. 胸片或胸部 CT 发现肺大泡；

2. 气胸或纵隔气肿；

3. 血压明显降低（ 血压 < 90/60mmHg ）；

4. 急性心肌梗死患者血流动力学指标不稳定者；

5. 脑脊液漏、颅脑外伤或颅内积气；

6. 急性中耳炎、鼻炎、鼻窦炎感染未控制者；

7. 青光眼等。

五、基本操作原则及程序

强调应由具备睡眠医学知识、经过无创呼吸机培训的人员对患者进行 CPAP 的治疗操作，使用 CPAP 治疗 OSAHS 过程中需要遵循以下程序：

1. 必须经可靠诊断方法确诊 OSAHS 患者；

2. 选择良好的环境和监护条件作为 CPAP 治疗场所；

3. 使用前对患者及家属进行教育，使其理解治疗的目的及注意事项；

4. 让患者选择合适体位；

5. 选择符合患者面型的面罩、头带及合适的连接器，并根据患者面部结构特点、呼吸习惯等选择不同大小和形状的连接设备；

6. 选择合适类型的呼吸机；

7. 将呼吸机与患者连接，摆好体位和调节好头带的松紧度，连接呼吸机管道，指导患者有规律地放松呼吸；

8. 采用整夜或分夜的压力滴定来确定合适的治疗压力；

9. CPAP 使用过程中必须有监测手段评价疗效，一般是通过多导睡眠监测仪来判断 CPAP 治疗是否有效；

10. CPAP 开始治疗的前几周需要随访确定患者是否能正确使用呼吸机、所设定的压力是否合适、呼吸机的模式是否正确。

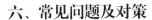

六、常见问题及对策

CPAP 的长期治疗尚无严重副作用,常见问题包括鼻面罩压迫、漏气、鼻部症状、幽闭恐惧症、机器噪声、觉醒反应、中枢性睡眠呼吸暂停、张口呼吸等。针对上述 CPAP 治疗副作用,其相应处理措施详见表 12-2。

表 12-2 CPAP 治疗不良反应及处理措施

不良反应	处理措施
面罩相关症状	
漏气、结膜炎、不适感、噪声	选择合适的面罩及固定方式;心理疏导
皮肤压痕	避免头带过紧,或更换为其他类型面罩;或使用皮肤保护敷料
口干	使用下颌托,或加温湿化,或换用全面罩
幽闭恐惧症	予以鼻枕及脱敏治疗
非故意面罩摘除	低压报警可考虑增加压力
鼻部症状	
鼻充血/鼻阻	鼻部甾体类药物吸入;如有过敏因素予以抗组胺药;鼻用生理盐水;或加温湿化,或换用全面罩;夜晚减充血药物作为最后措施
鼻出血	鼻用生理盐水
疼痛	湿化
流涕	鼻吸入异丙托溴铵
其他问题	
压力不耐受	时间延迟;呼气压力释放 PAP;BiPAP;APAP;暂时降低处方压力;接受较高 AHI;降低压力 + 辅助措施(抬高床头、侧卧、减肥)
吞气/腹胀	BiPAP、呼气压力释放 PAP、降低压力

第二节 常见气道正压通气治疗类型及工作模式

持续气道正压通气有多种模式,但绝大多数 OSAHS 患者仍首选 CPAP。

1. 固定压力持续气道正压通气(CPAP)呼吸机 是最早发明并应用于临床的无创正压呼吸机,其特点是吸气压和呼气压设定为同一值,在整个呼吸周期内持续提供一定的生理性正压,防治上气道阻塞和塌陷,还可维持上气道的肌张力和增大咽腔侧壁的宽度,通过影响上气道的口径而增加肺容量。

2. 双水平气道正压通气(BiPAP)呼吸机 在吸气相输送一个较高的压力(IPAP),在呼气相输送一个较低的压力(EPAP),实现压力随呼气和吸气时相自动转换。其优点是防止吸气相产生的咽腔负内压和随之出现的气道闭陷,并增加肺有效通气量,缓解睡眠时的血氧饱和度下降及因气道关闭的觉醒反应;呼气时压力低于吸气相所需压力,减少呼气压力过大所引起呼气肌活动增强带来的不适感,更符合自然呼吸生理过程,增加依从性。

3. 自动气道正压通气(APAP)呼吸机 利用计算机系统持续监测和分析鼻罩内或管道内气流、压力及呼吸模式,根据上气道阻力、气体流量、鼾声、气流振动等变化,针对每次呼吸暂停和低通气事件,保证实时调整并输出足以克服低通气和呼吸暂停的最低有效治疗压力。该机型具有诊断和治疗的双重功能,可根据体位、睡眠时相、鼻阻力、体重改变、饮酒和服用镇静剂等影响因素自动调定压力输出水平,针对每次呼吸暂停和低通气事件,调整平均治疗压力,避免 CPAP 固定不变的过高或过低的治疗压力,舒适感增加,依从性提高。优点:① APAP 不需要人工值守滴定,可为 CPAP 确定有效治疗压力;②长期使用 APAP 治疗,不需要 CPAP 压力滴定。

4. 压力释放型持续气道正压通气(pressure-relief CPAP, C-Flex/EPR) OSAHS 气道塌陷导致的呼吸暂停、低通气均发在吸气相,在呼气相初始阶段不需要较大的气道压力,基于此机制的一种新型 CPAP 设备——压力释放 CPAP(称为 C-Flex/EPR)。由一个数字化自动传感器控制,通过高度敏感的传感器跟踪每一次的呼吸运动,在呼气运动开始时触发传感器并适度降低呼气时压力,并在呼气结束前恢复到原来的治疗压力。根据不同的呼气气流触发不同的速度进行压力释放,提供较低的呼气初始压力,减少呼气时做功,甚至在面罩漏气时也能根据患者的需要提供合适的压力释放,减少了 CPAP 的不良反应和并发症,提高了舒适度和治疗依从性。A-Flex 技术是 C-Flex 的改进,在呼气开始即可开始进行压力释放,同时在呼气和吸气之间平稳缓和压力过渡,使呼吸更加舒畅。A-Flex 技术采用的是经临床验证的自动式 CPAP 计算程序,可根据睡眠中患者的治疗需求作出响应。A-Flex 同样可避免固定压力 CPAP 机的压力过高带来的副作用。Bi-Flex 指吸气和呼气均可设置压力释放,使呼吸更加自然,治疗更加舒适。

第三节 压 力 滴 定

压力滴定是一种压力支持的方法和系统,通过 OPS(震荡压力信号)、气流、鼾声信号等来判断事件,并按照不同的模式进行调节。多导睡眠监测下压力滴定是确定气道正压治疗压力的标准程序。压力滴定可以在诊断性 PSG 后的整夜实施,即为整夜滴定。也可以在分夜睡眠研究的后半夜进行,即为分夜滴定。根据模式不同,又可分为人工压力滴定和自动压力滴定,目的是选择合适的压力。

选择合适的治疗压力是 CPAP 长期有效治疗的基础。患者在接受 CPAP 治疗前,应在 PSG 监测下找出最理想的治疗压力值。理想的压力滴定标准为获得满足下列条件的最低有效压:①消除睡眠期和各种体位下的呼吸暂停及低通气事件,达到 AHI < 5 次 / 小时;②消除鼾声及气流受限;③消除微觉醒,恢复正常睡眠结构;④消除心律失常事件;⑤消除低血氧事件,维持夜间 SaO_2 > 90%。压力滴定一般在紧接前一天的 PSG 诊断后进行。传统的 CPAP 压力滴定通过手动调节气流压力,经反复调压以准确获得最低的有效治疗压力。此方法虽复杂但相对可靠。

重度患者也可采取"分段压力滴定"的方式,即同一夜 PSG 下先进行诊断分析,后实施压力滴定,分段滴定常规采取 CPAP 模式。分段方案实施的前提条件是:①PSG 监测至少 2 小时,且 AHI ≥ 40 次 / 小时,此时即可进行 PSG 下的 CPAP 滴定;②滴定时间至少 3 小时;③滴定期间 PSG 证实 CPAP 滴定几乎消除睡眠中的呼吸事件,包括仰卧 REM 睡眠中的呼吸事件。若 PSG 确诊有明显睡眠相关呼吸紊乱,但不能满足以上②、③标准,应进行整夜压力滴定。此外,存在明显睡眠呼吸障碍临床表现急需进行治疗的患者,以及前半夜监测显示呼吸暂停事件持续时间延长,引发严重低氧,可能发生意外者,分段方案将是临床上有效的应急措施之一,监测人员应请示上级医师并与患者或其家属充分沟通后,在后续监测阶段的同时进行 CPAP 治疗,以确保患者安全。若压力滴定已达到 15cmH₂O 仍不能消除阻塞性呼吸事件,考虑更换为 BiPAP 模式,但为获取 BiPAP 理想压力值,需要进行重复压力滴定。

第四节　特殊类型患者的治疗

一、合并肥胖低通气综合征

肥胖低通气综合征易合并 OSAHS,出现更严重的夜间血氧饱和度下降,并伴高碳酸血症,长期 CPAP 治疗还可以降低日间 CO_2 水平,高 CO_2 反应曲线左移。临床上多采用 BiPAP 治疗,既在睡眠期维持上气道通畅,又辅助通气。两者并存可能会出现高碳酸型呼吸衰竭,面罩无创通气治疗和氧疗非常有效,可避免气管插管。但对于很严重度患者,仍需有创辅助通气。

二、合并慢性阻塞性肺疾病

OSAHS 合并慢性阻塞性肺疾病(COPD)称为重叠综合征(overlap syndrome,OS)。OSAHS 患者中约 10% 合并 COPD,30%~40%COPD 患者合并 OSAHS。重症 COPD 并发 OSAHS 的概率更高。OS 患者除上气道阻力增加外,长期 COPD 导致的小气道改变、气流阻塞也加重了外周气道阻力。两者并存引起的气道阻力增加导致 OS 患者出现明显的阻塞性通气功能障碍和夜间低氧血症,加上睡眠本身对呼吸尤其对基础慢性呼吸系统疾病的影响,更易造成中枢性气道阻塞,从而引起夜间血氧水平明显下降。因此,OS 患者较单纯 OSAHS 或 COPD 患者而言,其夜间低氧血症持续时间更长、动脉血氧分压更低、CO_2 潴留更明显,促进肺动脉高压、右心衰竭和高碳酸血症的发生。OS 患者的睡眠呼吸紊乱模式以低通气为主,可能与遗传及继发性改变有关,如长期低氧、高 CO_2 刺激引起化学感受器钝化。

目前 BiPAP 被认为是重叠综合征的首选治疗,持续气道正压防止气道塌陷,保持上气道开放;扩大肺容量,从而增加对上气道的牵拉力以维持其开放;气流刺激上气道的压力及机械性感受器,使上气道扩张肌的张力增加;纠正缺氧,长期应用可提高呼吸中枢对低氧及高 CO_2 的敏感性,改善呼吸调节功能。另外,氧疗是不可或缺的重要辅助治疗,BiPAP 基础上辅以氧疗才能取得比较好的疗效。

三、甲状腺功能减退引起的呼吸暂停

一般在口服甲状腺素之前或治疗初期可先行 CPAP 治疗以减轻缺氧、改善心脏功能,防止应用激素替代治疗时机体耗氧增加,呼吸暂停引起的低氧血症加重靶器官的损伤。甲状腺激素达到正常水平后,再次进行 PSG 监测,若呼吸暂停消失可停用 CPAP 治疗,如仍频发,则需继续应用 CPAP 治疗。

四、OSAHS 合并急性呼吸衰竭

在感染、部分药物及醉酒等诱因下,少部分患者可出现急性呼吸衰竭,多数情况下 BiPAP 治疗效果明显,对少数不能配合、呕吐、咳嗽剧烈或血压不稳定者,可能需要气管插管或气管切开,病情稳定后脱机予以 CPAP 或 BiPAP 序贯治疗。需注意的是,对于病情危重者,应予以积极救治,不急于行 PSG 监测。

五、OSAHS 患者围术期治疗

研究表明,OSAHS 患者术前麻醉及术后恢复过程中发生窒息的风险增加,均需进行适当的监护及上气道保护,特别是行上气道及其周围手术者更应注意择期手术治疗的重度 OSAHS 患者。可于术前先行 CPAP 治疗 1~2 周,以纠正患者的低氧和睡眠紊乱,改善高血压等并发症。全身麻醉拔管后,可及时行序贯 CPAP 治疗。

六、合并过敏性鼻炎患者

CPAP 产生的冷空气刺激鼻黏膜,可引起血管扩张而出现黏膜充血水肿,从而诱发和加重过敏性鼻炎,影响 CPAP 治疗。建议睡前使用黏膜收缩剂滴鼻,以降低鼻腔阻力,同时应用加温湿化器,避免干燥和冷空气刺激,提高疗效和舒适度。

七、慢性心力衰竭合并中枢性睡眠呼吸暂停(CSA)

近年来,慢性心力衰竭(chronic heart failure, CHF)合并 CSA 逐渐受到重视。国外流行病学资料显示,CHF 患者中 CSA 发生率高达 30%~40%,其严重度与心功能受损程度呈线性相关。国内资料也有报道,CHF 患者中 CSA 患病率为 17.6%~65%。研究表明,应用 CPAP 或 BiPAP 等不同模式的无创通气治疗 1~3 个月,可以缓解 CHF 患者的 CSA,改善夜间低氧血症,增加左室射血分数,减少瓣膜反流,以及降低夜间和日间交感神经活性,提高生活质量。短期应用 CPAP 治疗,可以减少 CHF 合并 CSA 患者的心室异位搏动,当 CPAP 治疗完全消除 CSA 事件后,CHF 患者的生存率明显提高。在加拿大进行的一项多中心研究 CANPAP,对 258 例心力衰竭合并 CSA 患者进行平均 2 年的随访调查,结果肯定了 CPAP 的前述疗效,只是长期疗效分析显示病死率和心脏移植例数与对照组相比并无差异,但 6 分钟步行距离在治疗的前 3 个月增加。BiPAP 用于治疗 CHF 所致非高碳酸血症的 CSA 的证据不多。研究证实,BiPAP 模式可增加潮气量,存在因低碳酸血症致睡眠期出现 CSA 伴陈 - 施呼吸(CSA-CSB)增加的可能,另外吸气 / 呼气压力差达 $7cmH_2O$ 可增加正常人周期性呼吸的频率。因此应用 BiPAP 治疗 CSA 时需要考虑到上述问题。

八、气道正压通气治疗的依从性评价

WHO 将依从性定义为患者的行为如服药、饮食及生活方式等与保健提供者建议的一致性。依从性相关的因素包括治疗方法的简单化、家庭支持、患者对于"疾病很严重"的接受

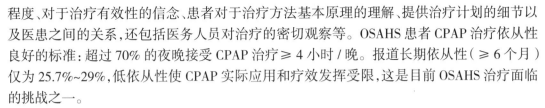

程度、对于治疗有效性的信念、患者对于治疗方法基本原理的理解、提供治疗计划的细节以及医患之间的关系,还包括医务人员对治疗的密切观察等。OSAHS 患者 CPAP 治疗依从性良好的标准:超过 70% 的夜晚接受 CPAP 治疗 ≥ 4 小时 / 晚。报道长期依从性(≥ 6 个月)仅为 25.7%~29%,低依从性使 CPAP 实际应用和疗效发挥受限,这是目前 OSAHS 治疗面临的挑战之一。

1. 患者因素　依从性与病情严重度相关,日间思睡程度与 CPAP 依从性正相关。AHI 及血氧饱和度 ≤ 90% 的时间是否为预测 CPAP 治疗长期依从性的独立因素尚无明确结论,合并高血压是 CPAP 治疗依从性的影响因素。

鼻部阻力增加可影响 CPAP 的使用。依从性好的患者鼻腔最小横断面积和鼻腔容积显著大于对照组,鼻部最小横断面面积是预测 CPAP 依从性的独立因素,其归因危险度为 16%。鼻部阻力 ≥ 0.38Pa/($cm^3 \cdot s$)且不愿接受 CPAP 治疗的患者,通常伴有鼻中隔偏曲或下鼻甲肥大。

2. 治疗因素

(1)连接界面:患者与呼吸机连接主要通过传统的经鼻面罩、经口面罩、口鼻面罩以及鼻枕通气等。研究发现,当 CPAP ≤ 14cmH$_2$O 时鼻枕通气的依从性和疗效优于传统的经鼻面罩,在治疗的前 3 周鼻枕通气发生漏气等副作用的概率更小且睡眠改善情况更佳。虽然经口面罩与经鼻面罩相比发生上气道干燥等现象更少,但是其依从性并未提高,且临床上更多患者更愿意接受经鼻面罩。临床上应根据患者的面型特点及对面罩的接受度来选择连接界面。

(2)呼吸机类型:CPAP 治疗依从性与不同工作原理的机型有关。有研究显示,与固定压力的 CPAP 相比,C-Flex 能提高治疗起始 3 个月的依从性。这可能与灵活的压力释放方式可实时调整吸气与呼气相的压力,从而增加患者的舒适感有关,Auto-CPAP 和 BiPAP 均可改善舒适感,有助于依从性提高。

(3)压力滴定相关问题:尽管 OSAHS 患者 CPAP 治疗初期的感受及压力滴定夜的睡眠质量可能影响长期治疗的依从性,但是,迄今尚未证实睡眠实验室中所采用的压力滴定方式是预测 CPAP 长期依从性的独立因素。随着自动 CPAP 技术的发展,压力滴定首夜治疗可在家中进行。研究发现,与在家中滴定相比,有技术人员监测的在实验室进行的标准首夜治疗能显著提高依从性,能保证理想的压力滴定和个体化设置 CPAP 参数。

(4)与治疗相关的不良反应:见第一节。

(5)长期症状的改善:CPAP 治疗后对改善程度的感知与依从性密切相关。

3. 其他因素　夜间反复发生睡眠片段化及间歇低氧可引起 OSAHS 患者抑郁或紧张等情绪变化。OSAHS 患者 D 型人格(抑郁型人格)发生率为 30%,显著高于非 OSAHS 人群;D 型人格主观感受到的治疗不良反应更频繁、程度更重且依从性更低。也有研究发现,依从性与抑郁、紧张、压力、愤怒及社会赞许度等无关,而与主观能动性有关。积极应对问题能增加 CPAP 治疗依从性,其归因度为 20%。

另外,对患者及家属进行 OSAHS 及 CPAP 相关知识的教育,包括口头及书面解释、反复家访、电话回访等,社会及家庭的支持和鼓励可帮助患者树立良好的心态,增加治疗的信心,从而提高 CPAP 治疗的长期依从性。一般要求 OSAHS 患者接受 CPAP 治疗的第一周、第一个月时应进行严密的随访工作,了解患者佩戴过程中有何不适、疗效依从性及耐受性如何、是否需要必要的处理,并将随访的情况记录在病案中。在 CPAP 治疗的 6 个月和 1 年后应建议患者复查 PSG,同时,教育患者自我监测和家属协助观察疾病的进展,认识到年龄增长、体重增加均可能使 OSAHS 加重,原已设定的治疗压力可能需随时调整。若症状持续存在或出现并发症明显加重等,也应考虑重复 PSG 监测和调整治疗参数。

第十三章 物 理 治 疗

第一节 光 照 疗 法

光照疗法是利用一定强度（2 000~10 000Lux，多用 3 000~4 500Lux）的全频光照射，经视网膜、下丘脑纤维束到达下丘脑视交叉上核来改善睡眠 - 觉醒节律的一种治疗方法。光照疗法利用光刺激影响位于下丘脑控制昼夜节律的视交叉上核，抑制松果体褪黑素的分泌。光照疗法可以通过帮助建立并巩固规律的睡眠 - 觉醒周期来改善睡眠质量、提高睡眠效率和延长睡眠时间。光照疗法是一种自然、简单、低成本的治疗方法，而且不会导致残余效应和耐受性。不良反应包括头痛、眼疲劳，也可能诱发轻躁狂。

光照疗法治疗失眠是通过调整睡眠 - 觉醒节律的紊乱来纠正失眠。根据失眠患者的不同表现，光照时间也不同。一般是在清晨或者傍晚时间，连续照射 2~3 个小时，以达到影响人体睡眠 - 觉醒生理时钟往前移或者往后延迟的效果。如清晨的光照治疗可以将入睡时间前移，而傍晚的光照治疗则会将入睡时间后移。此外，光照治疗还有改善入睡困难、延长睡眠时间和增强睡眠效率等效果。因此，美国睡眠医学会已将"光照疗法"作为治疗失眠问题的推荐疗法之一。

【作用机制】

光照疗法的作用机制主要是抑制褪黑素的分泌。褪黑素（N- 乙酰基 -5- 甲氧基色胺），又称松果体素，是由松果体分泌的"黑暗信号"，具有镇静催眠和调节睡眠 - 觉醒周期的作用。机体生物钟起搏点——间脑视交叉上核调控松果体分泌褪黑素，褪黑素通过与激活 MT1 和 MT2 受体来调节睡眠。两受体均为 G 蛋白耦联受体家族的成员，MT1 主要抑制神经元活动，调节睡眠；MT2 主要诱导相位转变，具有调节昼夜节律的作用。褪黑素可作为一种内源性授时因子，调节机体某些生理功能的昼夜节律，促进机体进入睡眠状态，夜间分泌增多，清晨或处于光照环境时分泌减少，在恰当时间使用褪黑激素可以改变睡眠周期。

褪黑素的分泌与光照有关，呈昼夜节律性，日间光照信息可以通过视网膜、视神经传递到视交叉上核抑制褪黑素的分泌，夜间分泌水平增高。原发性失眠，昼夜生活节律失调等均存在褪黑素分泌量异常现象。光照疗法通过抑制褪黑素的分泌，可使体内褪黑素水平维持在正常状态，调整正常睡眠节律，加深睡眠，提高睡眠质量。

【治疗】

1. 治疗的仪器

（1）光箱：是一个能发出 2 500Lux 全频光，放在离患者大约 1 米处，在清晨或傍晚给患者连续照射一段时间。

（2）遮阳帽：是一个可以戴在患者头上笼罩眼睛的光源。外形很像一个网球遮阳帽，戴在头上可以随意走动，不像光箱受限制。遮阳帽光照的强度一般在 3 000~10 000Lux 之间。

（3）黎明模拟器：它是提供一个主要的对比明亮的光疗法，电脑程序来控制照明设备以模拟外界清晨、黄昏光线逐渐过渡的情景。当眼睛适应黑暗并昼夜生理时钟调整最灵敏时，仪器显示给病人相对暗淡、动态不断变化的信号，说明病人该睡觉了。但价格昂贵，影响广泛应用。

2. 适应证　睡眠 - 清醒昼夜节律障碍，如睡眠 - 清醒时相延迟障碍、睡眠 - 清醒时相前移障碍、无规律型睡眠 - 清醒节律紊乱、非 24 小时睡眠 - 清醒节律障碍、倒班工作障碍以及时差障碍等。此外，光照疗法还可治疗以季节性情感障碍为主要表现的睡眠障碍患者或抑郁症患者；原发性失眠；慢性疲劳综合征等；老年人的睡眠障碍，包括老年痴呆、脑动脉硬化等导致的睡眠周期紊乱等。

3. 禁忌人群　青光眼、白内障等疾病患者；有出血倾向、高热、活动性肺结核、严重动脉硬化或心功能不全等患者；面部感觉异常、皮肤新植皮区、破溃、瘢痕、急性外伤或皮炎患者等。

4. 治疗方法　在适当的时间内暴露在强光下。例如：睡眠不实者每晚睡前进行光疗，连用 10 天，以后每周 2 次，1 个月后改为每月 1 次，连续 3 个月。可使半数患者睡眠时间延长，白天认知功能改善；早睡者在傍晚进行光疗，以推迟睡眠节律的发生时间；白天过度嗜睡者，在上午进行光疗，加强白天清醒节律，防治打瞌睡。可避免睡眠 - 觉醒节律失调，加重夜间的失眠；对夜班工作、白天入睡者，可夜班在强烈光照下工作，而白天在黑暗环境下睡觉，以调整睡眠 - 觉醒节律，引导白天睡眠。

5. 不良反应　眼睛损害，可损伤角膜和结膜，所以治疗前后要进行眼科检查；用药物治疗非季节性单相抑郁症患者在接受光疗后可能出现躁狂发作等；少数人接受光疗后可能会有头痛或焦虑感，但调整治疗强度会改善。

光照疗法作为一种无创性的物理治疗手段，具备有效、方便、安全、副作用轻微等优点，经过近 30 年的研究和发展，目前已成为精神和情感障碍以及睡眠障碍等疾病，特别是季节性情感障碍的主要治疗手段，有着积极的治疗意义和广阔的治疗前景。目前，国内对光照疗法的使用和研究还比较缺乏，亟待开发和深入研究，特别是应进一步研究其作用机制，探讨最佳照度、最佳光谱成分、最佳治疗时间、安全性等。另外，光照治疗时的光空间分布、光视觉环境、室内的环境反射情况及反射增量与患者心理等都值得深入研究。同时，光照治疗时还应注意保护患者的隐私，达到良好的依从性和治疗效果。

第二节　经颅磁刺激

经颅磁刺激（transcranial magnetic stimulation，TMS）是一种可以无创改变大脑活动的方式，对于改善睡眠、维持机体正常睡眠周期有调节作用。

【作用机制】

大脑处于不同的睡眠状态时，脑内睡眠中枢中神经元的放电方式是不同的，细胞的放电方式之间的转换可能是由来自脑干的上行 5-HT、NE、ACh 能系统和来自基底前脑的下行 ACh 能神经纤维、来自下丘脑的组胺（HA）能系统的活动状态决定的。

神经元是可兴奋的细胞，它一旦受到刺激就会应答性出现一些特定的反应或暂时性的功能改变,表现出较高的兴奋性,由这些可兴奋细胞所组成的组织成为可兴奋组织。可兴奋细胞或组织在未受到外界刺激时,细胞膜两侧保存一个大致固定的电位差即跨膜静息电位。细胞在受到外界适当刺激时会迅速反应,膜内外电压会发生改变,称为去极化过程,又叫产生兴奋。外界交变磁场可以耦合入人体,通过磁刺激调节这些神经递质释放水平,可以达到调节睡眠的目的。

重复经颅磁刺激(repetitive transcranial magnetic stimulation,rTMS)的作用原理是利用一定的时变磁场在特定脑区产生感应电流,从而影响大脑皮层局部神经元的生物电活动,由此产生广泛的生物学效应,且所产生的生物学效应可持续到刺激停止后的一段时间。一般来说,高频(>5Hz)rTMS 对大脑皮层的兴奋性具有促进作用,而低频(≤1Hz)rTMS 则对大脑皮层的兴奋性产生抑制,基于它能调节大脑皮层的兴奋性而被广泛地应用于精神病学和神经病学的临床诊断与治疗。由于低频(≤1Hz)rTMS 能够抑制大脑皮层的兴奋性,可促进 5-羟色胺(简称 5-HT)和 γ-氨基丁酸(简称 GABA)的释放,而 5-HT 是引起睡眠的重要神经递质,GABA 又是中枢神经系统内重要的抑制性神经递质。因此可将 rTMS 作为干预手段,用以提高睡眠质量。

【治疗】

1. 刺激部位　rTMS 是一种针对局部的干预措施,可以选择性调节情绪-认知神经环路脑区活动。慢性失眠的病理机制涉及前额叶、前扣带、杏仁核、海马、丘脑等广泛脑区。

2. 刺激频率　低频(≤1Hz)常规 rTMS 抑制皮层兴奋性。

3. 刺激强度　刺激强度是指工作时刺激线圈表面产生的磁感应强度。实际应用中,以对神经的刺激作用作为个体化的刺激强度,以运动阈值(motor threshold,MT)为 100% 作为基本单位,通过加减百分比来决定相对刺激强度。80%~120%MT 是科研和临床上使用较多的刺激强度。

4. 刺激总量　刺激总量是每天刺激脉冲总数与治疗天数的乘积。从目前研究来看,每日刺激总量多在 600~1 500,治疗总天数在 10~28 天。

第三节　生物反馈治疗

生物反馈是在控制论和操作性条件学习理论基础上产生的一种技术方法。从控制论角度看,有机体的信息反馈和控制系统,与机器的通讯和控制系统类同,要使人的器官或机器的装置做出适宜的反应,有机体或机器必须得到关于行动结果的信息,以指导未来行动。在人类,脑和神经系统起着信息加工的作用,加工后的信息被用来决定未来的行动过程。人体各种功能的调节都是在自动控制下进行的。自动控制的一个关键因素是要获得受控部分感受调节器官工作状态的信息,控制部分将这个信息与原来发出的信息加以比较,以便使下一指令更为精确。

【作用机制】

生物反馈治疗的机制包括两个方面,一是利用反馈仪的信号来补充、完善体内的反馈联系通路,以达到加强对骨骼肌运动的调节能力和内脏器官活动的随意性调节,使机体的生理心理状态达到平衡;二是间接作用,即通过反馈训练,改变个体的行为模式,以达到抗应激的作用,以减少应激反应对生理心理过程的影响。

运用于生物反馈治疗的设备有肌电生物反馈仪、皮肤温度反馈仪、皮电反馈仪、脑电反馈仪和脉搏反馈仪等。仪器的操作者需经过专业训练,以保证结果的可靠性和科学性。

动物和人处于低觉醒水平时就会进入睡眠状态,所以,如果能使个体通过自我调节产生低觉醒水平,就会对失眠起到治疗作用。在治疗过程中,采用放松训练的方法,可以诱导进入 NREM 睡眠 1 期。放松训练是通过一定的程式训练,学会精神上和躯体上(骨骼肌)放松的一种行为治疗方法。通过放松使肌肉和精神完全松弛,以达到对机体的调节作用。失眠患者通常有精神过度紧张和肌肉紧张而不能有效地放松自己,因而影响进入睡眠状态。放松训练重点是帮助患者认识到紧张和放松两个极端间的差别,并通过一系列的紧张和放松动作,学会达到完全的松弛。掌握这种方法后,患者在进入完全的松弛状态时,情绪会越来越平稳,机体的新陈代谢水平也会逐渐降低,从而易于进入睡眠状态。

生物反馈治疗的核心技术是让患者通过仪器了解到自己可以对自身的生理指标进行适当的控制和调节,而其中的关键是要掌握放松技术。只要病例适合,又能训练得法,就可以得到预期的疗效。

【治疗】

在实施生物反馈治疗前,首先对患者进行治疗依从性干预,要向病人解释治疗的目的和治疗的方法,说明此疗法是通过自我训练来控制体内的功能,且主要靠平时练习,仪器监测与反馈只是初期帮助自我训练的手段,而不是治疗的全过程。要每天练习并持之以恒,才会有良好效果。并指导患者做每日睡眠记录。

具体治疗步骤如下:

1. 在非常安静、光线柔和、温度 26° 左右的治疗室内,患者坐在一张有扶手的沙发或呈 45° 的躺椅上,解松紧束的领扣、腰带,穿拖鞋或便鞋,坐时双腿不要交叉,以免受压,头部最好有依托物。

2. 由治疗者给予渐进性想象放松的指导语,语调应该缓慢、轻柔和愉快。指导语可录制成配有背景音乐的录音带播放。指导语内容如下:

请你舒适地坐或躺在沙发上,尽量使自己放松,请闭上你的双眼。深深地吸一口气,保持一会儿,再慢慢地呼出来,这样连续做 3 次深呼吸,现在握紧你的右手,慢慢地从 1 数到 5,然后再慢慢地松开,注意放松的感觉,再重复 1 次,把注意力集中在手指、手掌、手腕和前臂的紧张和松弛上;弯曲你的右臂,使右上臂紧张、放松、再紧张、再放松……注意放松后的温暖感觉;握紧你的左手,放松,注意放松的感觉,再重复 1 次;弯曲你的左臂,使左上臂紧张,放松,再重复 1 次;现在你的双臂都松弛地放在身体的两侧,两臂都已经完全放松;现在开始放松你的双脚,用脚趾抓紧地面,用力抓紧,保持一会儿,放松,彻底放松你的双脚,再做 1 次;将你的脚尖尽力向上翘,绷紧小腿上的肌肉,保持一会儿,放松,彻底放松,再同样地进行 1 次;现在请注意大腿的肌肉,请你用脚跟向下压紧地面,绷紧大腿的肌肉,保持一会儿,放松,再放松,再做 1 次;请皱紧你的眉头,使前额的肌肉收缩,皱紧,保持一会儿,放松,彻底放松,再做 1 次;现在向上提起你的双肩,尽量用力,保持一会儿,放松;再次紧张你的臀部肌肉,用力,保持住,放松,彻底放松,再做 1 次。这就是整个放松过程,现在你感到全身的肌肉,从上到下,每个部位都处于放松状态,你的两臂很松弛,两条腿发沉,你感到全身都很温暖,不想动了,你觉得很平静。想象你现在躺在松软的沙滩上,远处海浪轻轻地拍打着岸边,阳光照耀着你的全身,你的整个身体都感到很温暖,很舒适,这里的空气好极了,你感到舒服极了（音乐）……请注意放松时的温暖、愉快的感觉,并将这种感觉尽量保持 1~2 分钟。现在,我将从 1 数到 5,当我数到 5 时,请你慢慢地睁开双眼,这时你会感到很平静安详,精神焕发,今后要不断地进行这样的练习,你会发现你能够控制自己的紧张,能够很容易地放松自己,进入睡眠或休息状态。

3. 首次治疗和以后每次治疗前的 5 分钟,记录安装电极所获基线数据（baseline base）。

4. 治疗者在治疗过程中注意调节反馈信号。调节阳性强化的阈值,阈值上下的两种信息用红绿灯光或不同频率的音调反馈,应使阈值调整适当,使患者获得自控生物指标的阳性信号占 70% 左右,阴性信号占 30% 左右。当阳性达 90% 以上甚至 100% 时,即提高阈值的标准要求;当阳性信号只在 50% 左右时,则减低阈值标准的要求,使训练循序渐进。

5. 治疗的 1 个疗程为 10~15 次,可每周 2 次,其余时间在家中练习。每次治疗结束后布置家庭练习,并提出下次治疗的训练目标。家庭练习在患者比较方便时（如清晨、中午或晚上睡觉前）,在没有仪器监测的情况下自己练习,每次 10~20 分钟,每日 2 次。也可在治疗初期在仪器监测下每周训练 3~4 次,持续 2 周后,以后每周监测治疗 1 次以巩固疗效,其余时间做家庭练习,持续 3 个月。

6. 每次治疗后治疗者要填写治疗记录单,记录单应包括患者身份信息、病史、诊断、每次治疗的时间、基线数据、阈值、反馈指标数据和患者在家中练习的情况等。每周患者自填症状变化量表,量表参照睡眠行为记录的相关内容。

总之,放松训练远期疗效依赖于坚持定期练习,就像多数药物的治疗依赖于坚持在一段时间内不间断地服药一样。

第四节 音乐疗法

音乐疗法（music therapy）是新兴的边缘学科。它以心理治疗的理论和方法为基础,运用音乐特有的生理、心理效应,使求治者在音乐治疗师的共同参与下,通过各种专门设计的音乐行为,经历音乐体验,达到消除心理障碍,恢复或增进心身健康的目的。

【作用机制】

1. 审美移情说 音乐是一门独立的艺术。在人们审美活动中,艺术形象因情而生,使审美主体感同身受,勾起欣赏者种种情感体验。音乐这种审美客体的旋律音色变化和节奏节拍运动过程,焕发出人类精神世界特有的魅力,音乐与医学的本质联系,正在于这种特有的魅力对人类心身的影响和作用。它在调动人们思维的记忆、联想、想象等各种因素时,唤起同感,引起人们共鸣。审美主体的情绪在音乐情态的诱发中,获得释放与宣泄,使积极的情绪强化、消极的情绪排除。甚至可以使原有的消极状态转化为积极情态,缓解躯体的应激状态,解除心理扭曲和紧张,创造自我治愈力的机会。因此,长期有效地欣赏音乐,可以解除人们不良的心身反应,陶冶性情,改变性格和情趣。

2. 共振原理说 人体是一种耗散结构,必须不断地与外部环境交换物质,输入负熵流才能维持生命的运动。音乐就是一种作用于人的生理场与物理场的物质能量,它通过曲调、节奏、旋律、力度、速度等因素传递信息。这些因素具备一定规律和变化频率,音响振动作用于人体各部位时,会引起共振,促进各器官节律趋于协调一致,从而改善了各器官的紊乱状态,以解除疾病,促进康复。因此,掌握共振原理,根据病人具体的情形选曲,就可以配合病人的节奏、动作、呼吸,建立一种令人心安的持续关系。

3. 神经活动说 现代科学研究表明音乐可以通过人的听觉作用于人的大脑边缘系统及脑干网状结构,调节大脑皮质,对人体的内脏活动及情绪与行为有良好的协调作用。当音乐声波作用于大脑时,会提高神经和神经体液的兴奋性,促进人体分泌有利健康的生化物质。聆听音乐直接作用于中枢神经系统,优美、舒缓的轻音乐刺激大脑边缘系统和脑干网状结构,通过神经结构和人体内脏及躯体机能,发挥调节作用,起到镇静,改善肌肉紧张作用,促进患者睡眠。

【适应证】

1. 失眠症 如慢性失眠症、短期失眠症及其他类型的失眠症。

轻柔舒缓的音乐可以使患者交感神经兴奋性降低,焦虑情绪和应激反应得到缓解,也有将患者的注意力从难以入眠的压力中分散出来的作用,这可以促使患者处于放松状态从而改善睡眠。

2. 中枢嗜睡性疾病 如发作性睡病、特发性过度睡眠、克莱恩 - 莱文(Kleine-Levin)综合征等。适合聆听兴奋类音乐,多由兴奋、欢快、嘹亮、雄壮的曲目组成。这类音乐的速度一般为中速、快速,旋律跳跃、活泼、明快,调性明朗,力度一般为中等,具有镇痛、兴奋、解除忧郁、调节情绪的作用,能使人轻松愉快,舒适欢乐,精神开朗,积极热情。

3. 异态睡眠 如睡行症、梦魇症、睡眠遗尿等。睡行症、梦魇症患者适合聆听镇静类音乐,多由悠扬舒缓,浪漫柔情的曲目组成。这类音乐进行的速度与节奏一般都较平稳,旋律轻悠,雅静,舒缓,清新,且起伏性不大,调性平和,力度多为偏弱而变化较少。这类音乐能调节人的心率和呼吸,具有镇痛、降压、松弛的作用。睡眠遗尿患者应采用联合音乐治疗。先采用伤感类音乐,用低沉、伤感、悲哀类曲目作为诱导,使内心忧怨外泄,起到移情疏散作用,然后再采用镇静类音乐或松弛类音乐治疗,使之达到调节治疗作用。

第五节 熏香疗法

植物熏香,或称植物香薰,是指芳香植物中的挥发性物质通过加热等处理挥发到空气中,弥漫至整个空间,吸附在衣物等媒介中,被人体皮肤系统或者呼吸系统摄取后进入体内,可达到香体、香衣、香氛目的,使人身心舒缓,甚至起到一定医疗保健作用的一种品香方式。熏香大多采用沐浴、佩戴、雾化释放、加热释放、常温释放等方式,是以植物次生代谢合成的挥发性物质为媒介的一种无创伤、简单、安全的缓解或干预手段,与现代芳香疗法的吸入疗法较为相似。

现代熏香方式主要是利用植物精油进行熏香,通过香薰灯等散发精油分子至空气中,对有抑郁情绪倾向的患者使用植物精油进行干预和调节,嗅闻薰衣草和甜橙精油能够改善受试者抑郁情绪,舒缓心情,缓解学习压力,在对抗抑郁情绪方面有明显的效果。

天然植物精油香薰具有促进睡眠的作用。有人研究远志、当归、佛手、栀子、红景天、陈皮等制成的中药香薰助眠液的助眠作用,通过观察病例在中药香薰助眠干预前后的睡眠质量,发现中药香薰助眠液对缩短以入睡困难为主的失眠者的入睡时间有显著效果。

主要参考文献

[1] 中国睡眠研究会. 中国失眠症诊断和治疗指南 [J]. 中华医学杂志, 2017,（97）24: 1850.

[2] 冉茜. 昼夜节律失调性睡眠障碍的研究进展 [J]. 实用老年医学, 2010,（24）5: 419.

[3] 梁竹, 魏玮, 陶利. 褪黑素在治疗睡眠障碍中的研究进展 [J]. 解放军药学学报, 2014,（30）1: 82.

[4] 郎莹, 蒋晓江, 马国重, 等. 光照疗法对轮班睡眠障碍患者昼夜节律恢复作用的疗效观察 [J]. 中国临床神经科学, 2013, 21（3）: 284.

[5] 杨春宇, 梁树英, 张青文. 调节人体生理节律的光照治疗 [J]. 照明工程学报, 2012, 23（5）: 7.

[6] 刘运洲, 张忠秋. 重复经颅磁刺激（rTMS）提高睡眠质量的研究 [J]. 体育科学, 2011, 31（11）: 71-76.

[7] 黄任之, 李卫晖, 余丽珍. 慢性失眠的病理机制: 脑电生理和脑影像学证据 [J]. 中南大学学报（医学版）. 2014, 39（9）: 975-980.

[8] 母其文. 重复经颅磁刺激及其磁共振功能成像的研究进展 [J]. 西部医学, 2014, 26（4）: 397-403.

[9] 刘斌, 余方, 施俊. 音乐疗法的国内外进展 [J]. 江西中医药大学学报, 2009, 21（4）: 89-91.

[10] 郑洲会. 睡眠障碍的综合治疗 [J]. 中国医学创新, 2012, 9（1）: 128.

[11] 卢银兰, 赖文. 近20年来音乐疗法的研究概况 [J]. 上海中医药杂志, 2002, 36（1）: 46-48.

[12] 陶功定. 实用音乐疗法 [M]. 北京: 人民卫生出版社, 2008.

[13] 中国睡眠研究会. 中国失眠症诊断和治疗指南 [J]. 中华医学杂志, 2017,（97）24: 1848.

[14] 翟秀丽. 两种植物精油对人抑郁情绪缓解的实验研究 [D]. 浙江农林大学, 2012.

[15] 胡忆雪, 张楠, 杨淼艳, 等. 4种芳香植物精油抗焦虑作用的评价 [J]. 上海交通大学学报（农业科学版）, 2013, 31（4）: 58-63.

[16] 刘欣, 张明, 刘怡, 等. 心肺耦合测评分析技术对中药香薰助眠液改善入睡困难的效果评价 [J]. 世界睡眠医学杂志, 2014（6）: 351-353.

[17] 张华平, 王巨, 张华煜, 等. 亚健康人群中失眠者与正常人群脑电地形图对比分析 [J]. 中国康复, 2009, 24（4）: 235-236.

第十四章　针灸疗法在睡眠障碍中的应用

　　针灸是目前临床常用的治疗睡眠障碍的方法之一。针灸治疗有其自己的特色和优势，中医针灸学会提出了它所具有的四个特色和五大优势。四个特色是：一、以经络腧穴、气血运行理论为核心的理论特色；二、通过刺激于外、调整于内达到防治疾病的效应机制特色；三、以综合运用经络辨证、脏腑辨证、八纲辨证和腧穴诊断为主要内容的临床诊断特色；四、由独特的治疗工具和特殊的操作手法构成的技术特色。五大优势是：一、诊断优势：简单、快速、准确；二、技术优势：容易掌握、操作简便；三、疗效优势：见效快，疗效明显，适宜病症广泛；四、安全优势：无毒，极少不良反应；五、经济优势：治疗成本相对低廉。

第一节　针灸疗法治疗睡眠障碍的概述

　　针灸疗法对睡眠障碍具有明确疗效。对于睡眠障碍的患者，针灸是一种简便有效的方法，既可以很快促眠，治疗入睡困难的失眠等症，又可以提醒，使嗜睡减轻，昏迷转醒。

　　针灸疗法有着悠久的历史，在《黄帝内经》中记载针灸对失眠的疗效显著。明代杨继洲《针灸大成》中广泛收载 30 个不寐病证的文献研究与学术源流，并结合个人体验，对相关的针灸理论与治法做了精确的阐述。新中国成立以来，广大针灸工作者对针灸治疗睡眠障碍进行了大量的临床治疗与研究，在辨证分型、取穴治疗等方面取得了积极成果。现代科学技术的发展，极大地促进了针灸器具和针灸理论研究的进步，针灸疗法在现代临床中治疗范围及针刺部位的选择上都得到了飞跃发展，极大地丰富和充实了睡眠障碍针灸治疗的内容。

　　治疗睡眠障碍的机制和作用在于针灸刺激与睡眠障碍相关的经络腧穴，产生传感效应，起到协调阴阳，扶正祛邪，疏通经络的作用，从而达到改善睡眠障碍的目的。①调和阴阳：针灸治疗失眠的关键在于根据证候的属性来调节阴阳的偏盛偏衰，使机体归于"阴平阳秘"，恢复其正常生理功能。②扶正祛邪：扶正，即扶助抗病能力；祛邪，即祛除致病因素。失眠的发生、发展在一些情况下也是正气与邪气相互斗争的过程，针灸可以扶正祛邪，改善睡眠。③疏通经络：经络和气血及脏腑之间有密切的联系，失眠的发生与气血失和、脏腑失调有关，这些病症反映在经络上，可以通过针灸调节经络与脏腑气血的平衡，达到改善睡眠的目的。

　　针灸疗法治疗睡眠障碍的现代医学机制尚未完全阐明。针灸对神经系统的功能有双向调节的作用，可使亢进的功能下降，亦可使减退的功能增强。针刺可以使失眠患者的上行激活系统受到抑制，同时使上行抑制系统的功能加强，从而调节这一矛盾双方的力量平衡，使大脑的兴奋状态得到抑制，产生睡眠。针刺抑制大脑皮质的过度放电也可能是治疗失眠的机制之一。

第二节　针法疗法在睡眠障碍中的应用

针灸治疗失眠早在古时就有相关记载,失眠在《内经》考虑为邪气客于脏腑,《难经》考虑到了气血,《针灸甲乙经》则认为有卫气运行障碍及阴跷、阳跷功能失调,《景岳全书》提出了营血亏虚,心神失养,并要求在临床中辨明虚实。不同时期理论依据不同,故其选穴亦不尽相同。

一、针法疗法治疗睡眠障碍常用穴位

针灸治疗失眠在《针灸甲乙经》有"惊悸不得眠取阴交;不得卧取浮郄",《针灸大成》说"烦闷不卧:太渊、公孙、隐白、肺俞、阴陵泉、三阴交"。总结归纳古代治疗睡眠障碍常用以下穴位。

(一)古代治疗失眠的常用穴位

手太阴肺经:中府、天府、太渊;

手少阴心经:神门、通里;

手厥阴心包经:大陵、内关、曲泽;

手少阳三焦经:液门;

足太阴脾经:隐白、三阴交、阴陵泉;

足少阴肾经:俞府、涌泉、太溪;

足厥阴肝经:期门、章门;

足阳明胃经:解溪、足三里、大巨、丰隆、气冲;

足少阳胆经:足窍阴、足临泣、阳陵泉;

足太阳膀胱经:浮郄、胆俞、肺俞、心俞、噫嘻、白环俞;

任脉:璇玑、气海、膻中、天突、阴交;

督脉:百会、大椎、神庭。

(二)现代治疗失眠常用相关腧穴

督脉:百会、神庭、上星、风府;

经外奇穴:印堂、太阳、四神聪、安眠;

足少阳胆经:本神、风池;

足太阳膀胱经:天柱、脑空、心俞、申脉;

手少阴心经:神门;

足太阴脾经:三阴交;

足少阴肾经:照海;

手厥阴心包:大陵、内关;

足阳明胃经:足三里。

二、针灸治疗睡眠障碍处方

睡眠障碍治疗在古代就有相应的处方记载,近年来人们在治疗睡眠障碍中总结了更多经验,腧穴的选择更加广泛,腧穴的疗效及针灸治疗效果更加突出。在辨证论治、整体观念

的指导下优化针灸处方。

（一）古代治疗睡眠障碍腧穴处方

《针灸大成》：心俞、大陵、内关。

《针灸大全》：心俞、胆俞、通里、内关、乳根。

《针灸经纶》：胆俞、解溪、内关、液门、膏肓、解溪、神门。

《神应经》：气冲、章门、隐白、天府、阳陵泉、太渊、肺俞、上脘、条口、攒竹、浮郄、大椎、公孙、阴陵泉、三阴交。

（二）现代治疗睡眠障碍腧穴处方

1. 处方 1

主穴：神门、四神聪、安眠、照海、申脉。取手少阴、八脉交会穴为主。

配穴：心脾两虚者加心俞、脾俞、三阴交；心胆气虚者加心俞、胆俞；心肾不交者加太溪、涌泉、心俞；肝火上扰者加行间、侠溪；痰热内扰者加太白、公孙、足三里。失精者加关元、志室；梦多者加魄户、厉兑；头晕健忘者加印堂、风池。

2. 处方 2

主穴：神门、三阴交、安眠。

配穴：心脾两虚加脾俞、心俞、隐白；心肾不交加心俞、神门、太溪；肝火上扰加肝俞、胆俞、完骨；胃气不和加胃俞、足三里。

3. 处方 3

主穴：四神聪、神门、三阴交。取手少阴、足三阴经穴为主。

虚证用补法，实证用泻法。

配穴：心脾两虚加心俞、脾俞；阴虚火旺加心俞、肾俞、照海；肝火上扰加肝俞、大陵、行间；胃腑失和加中脘、足三里、内关；心胆气虚加心俞、胆俞、阳陵泉、丘墟。

第三节　治疗睡眠障碍的常用针法

中国古代医家已经总结了多种治疗睡眠障碍的针法。20 世纪 80 年代以来，更多的穴位刺激法被引入本病的治疗，诸如耳穴压丸、腕踝针法、电针法等。本章将对针灸治疗睡眠障碍的方法进行阐述。

一、毫针疗法

毫针疗法具有操作方便，选穴灵活，疗效显著等特点，是目前临床应用最多的针灸治疗睡眠障碍的方法。主要从辨证与辨经论治。

1. 辨证论治　根据失眠的中医辨证分型，结合腧穴特异性取穴，一般多在选取主穴治疗的基础上，根据中医辨证加减配穴。

主穴：神门、三阴交、内关、百会、四神聪、本神。

配穴：心脾两虚加心俞、脾俞、足三里；心肾不交加太溪、复溜、肾俞、心俞、大陵；肝阳扰动加肝俞、行间、大陵；痰热内扰，胃腑不和加用丰隆、中脘、厉兑、足三里。

2. 辨经论治　主要从阴跷、阳跷或督脉理论论治。

（1）阴跷、阳跷：用跷脉理论指导治疗失眠，是针灸一大特点。阴跷、阳跷司目之开阖，夜间卫气行于阳,不得入于阴,阳跷脉盛而阴跷脉虚,则目不瞑。可通过针刺阴跷、阳跷之八脉交会穴照海、申脉,调整阴阳,治疗失眠症。

（2）督脉:中医认为失眠症主要病机是卫气留于阳,不得入于阴,故不寐。督脉总领一身之阳气,调节督脉可以调节一身之阳气,因此头部腧穴尤其是督脉经穴可以治疗失眠症,一般以督脉百会、神庭穴为主。

二、电针疗法

电针是在针刺腧穴得气后,在针上通以接近人体生物电的微量电流以防治疾病的一种疗法。在针刺腧穴的基础上,加以脉冲电的治疗作用,低频脉冲电流通过毫针刺激腧穴,具有调整人体功能,加强止痛、镇静,促进气血循环等作用。防治失眠多选用密波,密波能降低神经应激功能。取穴一般根据针灸治疗时的处方原则辨证取穴,选穴宜精,以毫针疗法的主穴为主,以1~2组穴为妥。主要取穴有以下几组。

1. 百会、风池

操作方法:用30号1.5寸毫针,百会穴针尖向前斜刺至皮下,深度约1寸,风池穴（双侧交替使用）针尖向下颌方向,针刺1寸左右,得气为准。接上电针治疗仪,用疏密波,电量以患者能耐受为度,留针20~30分钟出针,每日1次,15次为1个疗程。

2. 印堂、百会

操作方法:首先让患者平卧床上,取印堂、百会穴,用电针仪将电量调至患者感到舒适而穴位局部皮肤、肌肉轻微抽动为限,频率80~100Hz,每日1次,每次30分钟,15次为1个疗程。

3. 太阳、印堂、百会、四神聪、风池

辨证配穴:心脾两虚加神门、心俞、气海;心肾阴虚加神门、太溪、命门;肝阳上亢加神门、太冲;气机郁结加气海、阳陵泉、足三里、丰隆。

操作方法:将电针正负极分别连双侧太阳、风池穴上,电压2~3V通电后患者有整个枕区甚至头顶部麻木感及颈部放射感,此时即达治疗目的。每日1次,15次为1个疗程。

三、时间针法

时间针法是一种以时间为主要条件的独特针刺方法。该种针法是在人与天地相参、与四时相应的"天人合一"思想指导下,根据脏腑经脉的气血流注、盛衰开阖的规律,以四肢肘膝以下的穴位为基础,结合阴阳消长、五行生克、天干地支等理论的一种逐日按时取穴的针刺方法。时间配穴法包括子午流注针法（纳甲法、纳子法、养子时刻注穴法）和灵龟八法等,在睡眠障碍的治疗方面有重要价值。

四、头针疗法

头针是在传统的针灸理论基础上发展起来的。头针疗法具有疏通经络、促进血液循环、改善神经传导功能和调节神经肌肉兴奋性的作用。目前头针广泛应用于临床,经多年实践,对头针穴线的定位、适应范围和刺激方法积累了更多的经验,头针已成为世界一些国家治疗睡眠障碍常用的方法之一。

（一）头针防治睡眠障碍常用取穴处方

1. 常用头针丛刺　取神庭、曲差（双）、眉冲（双）、头临泣（双）及上述四穴直上 1 寸处共 14 穴。

2. 头七针　为上星、囟会、前顶、本神（双）、正营（双）。头七针中上星、囟会、前顶属督脉穴，有醒脑开窍、潜阳安神的作用；本神、正营为胆经与阳维脉交会穴，有清头目、宁神志、活血化瘀的作用。

3. 额五针（林学俭教授原创林氏头皮针）　位于前发际后 1~2 寸处，为前后径 1 寸、左右宽 5 寸的横向带状区域，两边稍后，中间稍前，呈扇形排列，与前发际平行。相当于大脑皮质额前区在头皮上的投影。一般可刺五针，故称为"额五针"。

（二）头针操作方法

1. 体位　根据病情，明确诊断，选定头穴线，取坐位或卧位，局部常规消毒。

2. 进针　一般选用 0.30mm×40mm 的毫针，针与头皮呈 30° 夹角，快速将针刺入头皮下，当针尖达到帽状腱膜下层时，指下感到阻力减小，然后使针与头皮平行，继续捻转进针，根据不同穴区可刺入 0.5~3 寸。

3. 针刺手法　一般以拇指掌面和食指桡侧面夹持针柄，以食指的掌指关节快速连续屈伸，使针身左右旋转，捻转速度每分钟 200 次左右。进针后持续捻转 2~3 分钟，留针 20~30 分钟，留针期间反复操作 2~3 次。

4. 起针　刺手夹持针柄轻轻捻转松动针身，押手固定穴区周围头皮，如针下无紧涩感，可快速抽拔出针，也可缓慢出针。出针后需用消毒干棉球按压针孔片刻，以防出血。

五、腕踝针法

腕踝针疗法是用毫针在腕踝部刺激点进行皮下浅刺以治疗全身相应脏腑疾病的一种针灸方法，是在经络学基础上，参考西医的神经学说发展而成的。它的刺激点在腕踝附近与十二皮部基本一致，与手、足六经所属脏腑是一致的。浅刺这些部位的皮部，可调节脏腑功能，疏通经气，扶正祛邪。

（一）腕踝针法作用机制

1. 腕踝针的整体调节作用　通过协调阴阳，扶正祛邪，疏通经络，达到安神定志，改善睡眠的目的。

2. 腕踝针分区与皮部理论的联系　腕踝针的分区与十二皮部的分部基本一致。皮部与经络、内脏有着密切关系，皮部受邪，卫外不固，营卫失和则不寐。腕踝针可看作是在十二皮部，属远道取穴的轻浅刺法，因此可调整相应经络和脏腑功能，促使气血运行通畅，从而使得阴阳平衡。现代医学研究表明，皮下的纤维组织网络系统位于皮肤下，覆盖整个体表。毫针行于皮下，刺激交感神经，并且有双向调节作用，兴奋大脑皮层响应区，抑制失眠患者的皮层兴奋点，从而起到安眠效果。

（二）选穴

失眠的病因病机多与心、肝、脾、肾等脏腑虚弱失调有关，各种证型的失眠以腕踝针上 1 寸为主穴来调节心经气血，具有宁心安神、镇静催眠的作用。配合辨证加减，调节相应脏腑气血。配穴：心脾两虚型配下 3、下 4；肝肾不足型配下 1、下 2；心肾不交型配下 1、下 6；肝胆火旺配下 2、下 5。

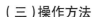

（三）操作方法

选定进针点后,皮肤常规消毒,医者左手固定进针点上部拇指拉紧皮肤,右手拇指在下,食、中指在上夹持针柄,针与皮肤呈 30°,快速进入皮下,针体贴近皮肤表面,沿皮下浅表层刺入一定深度,以针下有松软感为宜。若患者有酸、麻、胀、重感觉,说明针体深入筋膜下层,进针过深,需要调针至皮下浅表层,针刺深度约为 1.5 寸。针刺沿皮下浅表层进达一定深度后,留针 20~30 分钟,不做捻转提插。一般隔日 1 次,10 次为一疗程。

六、耳针疗法

耳针疗法是指用短毫针针刺或其他方法刺激耳穴诊治疾病的一种方法。它是临床治疗失眠的常用疗法,可作为常规体针的辅助疗法,也可单独应用,疗效显著。特别是对无法持续进行常规针灸治疗的失眠患者,耳针以其刺激的持续性、操作便利性以及安全无痛,成为失眠治疗的重要方法。

（一）耳针疗法治疗失眠的原理

耳穴治疗失眠症的机制多从经络、神经、血管及全息医学理论等方面解释。耳与经络关系密切,在经脉循行中,六阳经均循行分布到耳中、耳周围。六阴经脉循行虽不直接入耳,但其经别循行合于阳经而间接联系于耳。刺激耳穴可调节相关经络的功能,起到疏通经络、运行气血、调和阴阳、调整脏腑的作用,从而达到治疗失眠的目的。现代医学认为通过刺激相应耳穴引起的冲动由神经末梢传到大脑皮质的相应区域,可以减弱或抑制原有的病理兴奋灶,进而改善大脑的功能活动,使大脑皮质产生节律性异化影响,使大脑处于最佳的入静休息状态。

（二）耳针疗法治疗失眠常用选穴方法

1. 常用耳穴　治疗失眠的常用耳穴有神门、皮质下、交感、脑点、心、肝、脾、肾等。

2. 选穴方法

（1）辨证选穴法:根据中医辨证选用穴位,肝郁化火配肝、胆穴;痰热内扰配心、脾、胃穴;阴虚火旺配心、肝、肾穴;心脾两虚配心、脾穴;心胆气虚配心、脾、胆穴;胃气不和配胃、胆、三焦穴。

（2）"以痛为腧"选穴法:即在耳郭上仔细寻找压痛明显的敏感点、反应点,以此为穴。但初学者,常泛泛地在整个耳郭上寻找穴位,无所适从,应结合症状,并以心、肝、脾、肾等穴为主线,在上述区域去寻找压痛点;神门、镇静、失眠等穴位是治疗失眠的主要穴位,也应在这些穴位区域寻找反应点。

（三）刺激方法

耳针的刺激方法有:毫针法、电针法、埋针法、压籽法、温灸法、刺血法、水针法、磁疗法、光针法和按摩法。以压籽法最为常用。

压籽所用材料可因地制宜,植物种子、药丸等,凡是具有表面光滑,质硬无副作用,适合贴压穴位面积大小的物质均可选用,常用的有王不留行籽、白芥子、莱菔子、油菜籽等。

耳郭局部消毒,将材料粘附在 0.5cm×0.5cm 大小的胶布中央,然后贴敷于耳穴上,适当按压使耳郭发热、胀痛。每次贴压一侧耳穴,两耳轮流,3 天更换。耳穴贴压期间应嘱患者每日自行按压数次,每次每穴 1~2 分钟。使用此法时,应防止胶布潮湿或污染;耳麻局部有炎症、冻疮时不宜贴压;对胶布过敏可缩短贴压时间并加压肾上腺、风溪穴,或改用毫针法;按压时,切勿揉搓,以免搓破皮肤,造成感染。

第四节　治疗睡眠障碍的常用灸法

灸法是指利用艾叶等易燃材料或药物,点燃后在腧穴或患处进行烧灼或熏熨,借其温热性刺激及药物的作用,温通气血、扶正祛邪,以达到防病治病目的的一种外治方法。灸法同针法一样,都是建立在脏腑、经络、腧穴的理论基础上,通过刺激腧穴来调整经络与脏腑的功能进而起到防病治病作用的,因而其临床适用范围也非常广泛。

由于灸法的刺激刺激方式与应用同针法有着明显的不同。灸法的刺激方式主要是以烧灼或温熨的刺激方式来刺激体表腧穴或患部。灸法长于治疗虚证、寒证、陷下证,尤其擅长预防保健,灸法对穴患处产生的温热刺激具有温阳补虚、升阳举陷之功效,其温补、温通、升阳的作用比针法好。灸法可补针、药之不足,因而在临床上往往具有特殊的功效,灸法治疗睡眠障碍具有独特的疗效。灸法的种类十分丰富,一般依据施灸材料可分为艾灸法和非艾灸法两大类。凡以艾为主要施灸材料的均属于艾灸法。艾灸法是灸法的主体,临床应用最为广泛,艾灸依据操作方式的不同,可分为艾炷灸、艾条灸、温针灸、温灸器灸。艾炷灸根据艾炷是否直接置于皮肤穴位上燃灼,又分为直接灸和间接灸两种。艾条灸根据使用方法的不同亦分为悬灸和实按灸两种。具体施治部位可参考本章第三节。

第十五章　推拿疗法在睡眠障碍中的应用

第一节　推拿疗法治疗睡眠障碍概述

一、推拿疗法治疗睡眠障碍机制

推拿疗法治疗睡眠障碍是通过推拿手法作用于人体体表的经络、穴位和一些特定部位，对机体的生理、病理过程进行调节，达到治病防病的目的。

1. 对神经系统的作用机制　推拿手法刺激可通过反射传导途径来调节中枢神经系统的兴奋和抑制过程。手法作用力的轻重、施术时间的长短、不同施治经穴和部位，可对神经系统产生不同的影响。

2. 对循环系统的作用机制　推拿对循环系统的作用主要体现在改善心脏功能、促进血液循环、调节血管舒缩及降低血压等方面。

3. 对消化系统的作用机制　推拿对消化系统的作用机制体现在直接作用和间接作用两个方面。直接作用是指手法的作用力直接促使胃肠管腔发生形态改变和运动，调节胃肠蠕动，从而加快或延缓胃肠蠕动和排泄。间接作用是指手法的良性刺激，通过神经、经络的传导反射作用，可增强胃肠蠕动和消化液分泌，促进对食物消化吸收，加强消化系统的功能。

4. 对免疫系统的作用机制　推拿能提高机体的免疫功能，临床上尚有用推鼻旁、摩面、按揉风池、擦四肢等方法防治感冒，亦起到很好效果，表明推拿具有调节免疫功能的作用。

5. 对内分泌系统的作用机制　推拿对内分泌系统的作用主要体现在对胰岛、甲状腺功能、性激素水平的调节和对钙、磷代谢产生影响方面。

6. 对运动系统的作用机制　推拿对运动系统的作用主要有改善肌肉的营养代谢，促进损伤组织修复，松解粘连、促进关节功能恢复，纠正骨错缝，筋出槽，改变突出物的位置，解除肌肉痉挛，促进炎症介质分解、稀释，促进水肿、血肿吸收八个方面的作用。

二、推拿疗法治疗睡眠障碍的注意事项

1. 在辨证的基础上，根据不同的证型，采取相应的治法。

2. 推拿手法要轻柔和缓，轻巧灵活，切忌用重力和蛮力。

3. 对于部分患者，如结核性或化脓性骨关节病，以及皮肤破损、肿瘤、创伤出血的局部，不宜进行推拿。

4. 治疗时，局部与整体配合，多种治疗方法配合使用可有效提高疗效。

第二节 推拿疗法治疗睡眠障碍常用手法分类

一、按穴位

（一）运百会

方法：坐或卧位，闭目静息，单手食、中指指腹置百会穴处，先顺时针按揉 30 次，再逆时针按揉 30 次。

作用：可提运清阳，益脑利窍。

（二）按风池

方法：坐位，两手拇指按在两侧风池穴上，两食指各按在两侧太阳穴上，其余手指各散置在头部两侧，然后两手同时用力，按揉风池、太阳穴及侧头部 1 分钟。

作用：可祛风散邪，清利头目。

（三）揉神门

方法：坐位，右手食、中指相叠，食指按压左手的神门穴上。

作用：可宁心安神。

（四）拍心区

方法：坐或卧位，右手虚掌拍击左乳上下及侧心区 50 次。

作用：可清心散邪。

（五）按脘腹

方法：卧位，左右手分别横置于中脘和关元穴上，随呼吸动作，吸气时向下按压中脘穴，呼气时向下按压关元穴。一呼一吸为 1 次，共计 20 次。

作用：可理气和胃。

（六）擦肾俞

方法：坐位，屈肘，双手掌掌根紧贴腰两侧肾俞穴，稍用力上下擦动穴位周围，以热为度。

作用：可温运肾气。

（七）推胫骨

方法：平坐位，双手虎口分别卡在双膝下，拇指按压在阴陵泉穴上，食指按压在阳陵泉穴上，稍用力沿胫骨向下推擦到踝。食指过足三里穴时，稍作用力弹拨，拇指过三阴交穴时稍做按揉。反复操作 10 次。

作用：可调和阴阳，健脾和胃。

（八）擦涌泉

在双侧涌泉穴摩擦至发热为止。

（九）抹眼球

方法：卧位，闭目。用两手中指分别横置于两眼球上缘，无名指分别横置于眼球下缘，然后自内向外轻揉至眼角处。共计 20 次。

作用：可明目益肝，调养心气。

二、按部位分类

（一）头部

从印堂向上至神庭，再向两侧眉弓至太阳往返，一指禅推法往返 5~6 次，再从印堂沿鼻两侧向下经迎香沿颧骨，至两耳前，往返 2~3 次。配合抹法、按法按睛明、鱼腰及肩井。

（二）背部

患者坐位，沿头部督脉、膀胱经及胆经，自前发际推向后发际 5~7 次，然后沿两侧胸锁乳突肌拿捏，拿肩井 3~5 次。患者俯卧位，取心俞、脾俞、肾俞，以滚法或按揉法操作 3~5 分钟。

（三）腹部

患者仰卧于床上，然后用两手掌交替顺时针方向按摩腹部，动作宜柔和缓慢，配合按揉中脘、气海、关元，约 6 分钟。

（四）手部

一指禅推法按揉手部心、肺反射区约 2 分钟；拇指与食指捏拿冠心区、劳宫穴、心穴、肺穴、肝胆、全头反射区约 2 分钟。

（五）足部

用拇指指腹推按肾、输尿管、膀胱、肾上腺反射区各 52 次；点按头（脑）、甲状腺、甲状旁腺、胰腺、肝脏反射区约 2 分钟；用屈曲的指关节刮擦小肠、升结肠、横结肠、降结肠、直肠等反射区各 50 次；用手掌擦足底 2 分钟。也可将一只脚的脚心（脚心的涌泉穴）放在另一只脚的拇指上，做来回摩擦的动作，直到脚心发热，再换另一只脚。

三、随证加减

（一）虚证

症状为多梦易醒，心悸健忘，神疲乏力，面色少华，舌质淡，苔薄，脉细弱。上述手法再加：①患者坐位，一手擦胸部，左右往返，自上而下 5~10 遍，随后换一手如上次序擦背部 5~10 遍。②患者坐位，医者马步裆势于其后，双手放于其腋下，自上而下搓动，反复 10~15 遍。

（二）实证

症状多为不易入睡，性躁易怒，脘闷嗳气，腹中不舒，大便干结，苔腻浊，脉滑数。上述手法再加：①患者仰卧，医者坐于一旁，用一指禅推法操作于中脘、气海、关元、天枢穴，自上而下往返 5~10 次。②患者仰卧，医者单掌置于脐上，以脐为圆心，作顺时针摩腹，范围由小到大 3~5 分钟。

第十六章　痧疗罐疗在睡眠障碍中的应用

痧疗也称揪痧疗法或拧痧疗法,民间称为"揪疙瘩"。痧疗是指应用专用出痧工具或手指蘸取润滑的介质在人体表面特定部位的皮肤上进行反复刮动或提、捏、揪、扯、揉,使局部皮肤表面出现痧点、痧斑,即所谓"出痧",从而达到治疗和预防疾病目的的一种物理疗法。

罐疗,古称"角法",也称"吸筒疗法""拔火罐"等。罐疗是以罐为工具,利用燃火、抽气等方法排除罐内空气,造成负压,使罐吸附于腧穴或应拔部位的体表,使局部皮肤充血、瘀血,以达到防治疾病目的的方法。罐疗在我国历史悠久,源远流长。

随着传统医学与现代医学之间的联系越来越密切,作为具有保健与治疗双重作用的自然疗法,痧疗、罐疗在睡眠障碍疾病治疗中发挥着越来越重要的作用。

第一节　痧疗治疗睡眠障碍

痧疗属中医外治法,是中医临床特色疗法之一。痧疗操作简便、疗效显著、价廉无毒副作用,故长期流传于民间。近年来,痧疗在治病防病、消除疲劳等方面应用更加广泛。

一、痧疗治疗睡眠障碍的概述

(一)中医学对痧疗治疗睡眠障碍的机制认识

中医学认为痧疗治疗睡眠障碍的作用机制在于痧疗具有平衡阴阳、阴平阳秘;疏通经络、活血化瘀;清热凉血、排出邪毒;补养气血、扶助正气等功效。

1. 平衡阴阳,阴平阳秘　人是一个统一的整体,保持相对的阴阳平衡,人就处在健康的状态。痧疗本着"实则泻之,虚则补之"的原则,采用补和泻的手法泻其实,补其虚,以求阴阳的平衡,而达到阴平阳秘。

2. 疏通经络,活血化瘀　人体感受外邪或内伤七情,可致气血瘀滞,经络阻塞不通,痧疗可促进气血运行,活血散瘀。

3. 清热凉血,排出邪毒　当热邪毒气侵犯人体时,若人体正气不足,不能祛邪外出,则邪毒会滞留体内,阻遏经络。痧疗过程中,痧点在皮肤渐渐外现,充斥于血液、经络中的热邪毒气则会随之排出,从皮毛透达于外。

4. 补养气血,扶助正气　痧疗可透过皮肤对经络进行良性刺激,从而改善面部和身体的气血流通状况,使经络疏通,气血流畅,瘀血得除,新血得生。气血流畅和充盛,脏腑的功能得到温煦和滋养,人身之正气得到扶助和补充,从而"正气存内,邪不可干",维护机体的健康。

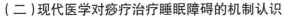

（二）现代医学对痧疗治疗睡眠障碍的机制认识

现代医学认为痧疗治疗睡眠障碍的机制主要痧疗具有刺激神经，调整功能；增强血流，改善微循环；自体溶血，平衡功能；加快血运，促进代谢等作用。

1. 刺激神经，调整功能　当外界刺激作用于机体的皮肤后，会引起神经冲动，通过不同途径传递到中枢神经系统，经过大脑的分析后会产生多种微妙的复合感觉，并相应做出有利于机体的反应，以维持机体的健康。

2. 增强血流，改善微循环　医学研究证明，在皮肤局部进行刮拭，可以增加局部的血流量，加快淋巴循环，改善微循环。可促使局部的生理代谢产物及时清除，而营养物质得以迅速补充，加快局部的新陈代谢。

3. 自体溶血，平衡功能　痧疗出痧是一种用外在的机械力量，使血管扩张甚至毛细血管破裂，血红蛋白释出，导致皮肤局部形成瘀斑的现象，血斑凝结可以自行溃散，这是自体溶血作用。自体溶血是一个延缓的良性刺激过程，不仅可以促进新陈代谢，而且可调整气机，增强抗病防病能力。

4. 加快血运，促进代谢　气血周流机体全身，是机体各个系统和组织汲取营养的源泉。痧疗不仅可以使机体的血液循环加快，而且还会使淋巴循环增强，增加对肌肤和神经末梢的营养，促进机体的新陈代谢，增强各器官的功能活动，调节神经、内分泌系统，使机体各个系统和组织的功能恢复相对平衡，消除疾患。

二、痧疗治疗睡眠障碍常用方法

（一）痧疗术前准备

1. 工具选择　根据病情需要和操作部位选择不同的痧疗器具和痧疗介质。尤其注意痧疗介质的选择要适合患者病情，避免犯寒热虚实之戒。

2. 部位选择　选取适当的部位，以经脉循行和病变部位为主，常刮部位有头、颈、肩、背、腰及四肢等。施术部位应尽量暴露，便于操作。

3. 体位选择　根据病症特点、痧疗部位和患者体质等，选择患者舒适持久、术者便于操作的治疗体位。常用体位有端坐位、仰靠坐位、俯伏坐位、扶持站位、仰卧位、俯卧位、侧卧位等。

4. 消毒

（1）痧疗板：痧疗板应及时消毒，不同材质的痧疗板应用不同的消毒方法。水牛角痧疗板宜用1∶1 000的新洁尔灭，或75%医用酒精，或0.5%的碘伏进行擦拭消毒。砂石、陶瓷、玉石痧疗板除了按照以上擦拭消毒之外，还可选用高温、高压或煮沸消毒。

（2）部位：痧疗部位应用热毛巾，或一次性纸巾，或75%酒精棉球，或生理盐水进行清洁或消毒。

（3）施术者：施术者双手应用肥皂水或洗手消毒液清洗干净，或用75%酒精棉球擦拭清洁。

（4）环境准备：痧疗时，治疗室内应保持整洁卫生，温度适中，以患者感觉舒适为宜。

（二）痧疗基本操作方法

1. 操作种类　根据是否使用工具，可分为持具操作和徒手操作，持具操作分为直接刮法和间接刮法。直接刮法是在施术部位涂痧疗介质后，用痧疗器具直接接触患者皮肤，在体表反复进行刮拭或团揉,至皮下呈现痧痕或潮红为止。间接刮法是先在患者要刮拭的部位盖一层薄布,然后再用痧疗器具在布上刮拭。徒手刮法又分为扯痧法、挤痧法、拍痧法等。

2. 操作技巧 根据痧疗操作技巧,可分为面刮法、角刮法、点按法、拍打法、按揉法、厉刮法、长刮法、团揉法等。

3. 补泻手法 根据痧疗产生的作用,可分为补法、泻法和平补平泻法。痧疗的补泻作用,取决于操作力量的轻重、速度的急缓、时间的长短、刮拭的方向及作用的部位等诸多因素,可起到促进机体功能或抑制其亢进的作用。

4. 痧疗与其他疗法配合 根据与痧疗相配合的疗法,可分为痧疗罐疗法、痧疗按摩法等,可以提高治疗效果。

三、辨证治疗

1. 实证 除失眠等主症外,兼有急躁易怒,心烦焦虑,目赤口苦,口渴喜饮,大便秘结,小便黄赤,舌质红,苔黄,脉弦数,为肝郁化火。兼体倦困重,胸闷多痰,恶心嗳气,心烦不寐,舌质偏红,苔薄黄,脉滑数,为痰热上扰。

选穴:百会、四神聪、太阳、角孙、风池、哑门、命门、大杼、肾俞、心俞、曲泽、劳宫、神门、内关。

刮拭顺序:先刮头部督脉百会至前发际、四神聪,再刮太阳、角孙、风池,再刮颈背部督脉哑门至命门、足太阳膀胱经第1侧线大杼至肾俞,再刮心俞,再刮前臂手厥阴心包经曲泽至劳宫,最后刮神门、内关。

刮拭方法:用泻法。在需痧疗部位先涂抹适量痧疗油,然后按经脉循行方向刮拭。刮头部督脉百会至前发际,不必出痧,重点刺激四神聪;痧疗板角揉太阳、角孙、风池;刮颈背部督脉哑门至命门、足太阳膀胱经第1侧线大杼至肾俞,要求出痧,并对背部出痧处叩击;点法或按法刺激心俞;刮前臂手厥阴心包经曲泽至劳宫,皮肤微红即可,角揉神门、内关。

2. 虚证 心烦失眠,头晕耳鸣,五心烦热,口干咽燥,或口舌糜烂,腰酸腿软,舌红少苔,脉细数,为阴虚火旺。入睡不易,或多梦易醒,神疲困乏,面色少华,心悸健忘,汗多气促,纳少便溏,舌质淡,边有齿印,苔薄白,脉细弱,为心脾亏虚。

选穴:百会、四神聪、太阳、角孙、风池、哑门、命门、大杼、肾俞、心俞、少海、神门、内关。

刮拭顺序:先刮头部督脉百会至前发际、四神聪,再刮太阳、角孙、风池,再刮颈背部督脉哑门至命门、足太阳膀胱经第1侧线大杼至肾俞,再刮心俞,再刮前臂手少阴心经少海至神门,最后刮内关。

刮拭方法:在需痧疗部位先涂抹适量痧疗油,然后按经脉循行方向刮拭。刮头部督脉百会至前发际,不必出痧,重点刺激四神聪;痧疗板角揉太阳、角孙、风池;刮颈背部督脉哑门至命门、足太阳膀胱经第1侧线大杼至肾俞,要求出痧,并对背部出痧处轻轻按摩;点法或按法刺激心俞;刮前臂手少阴心经少海至神门,皮肤微红即可;角揉神门、内关。

四、痧疗的护理

痧疗后一般不需要特殊处理,只需要用干净的毛巾或者消毒后的棉球将痧疗部位的痧疗介质擦拭干净即可。若选用痧疗乳或按摩乳,则用手掌快速来回直线摩擦,使之充分吸收即可,同时也能增强疗效。痧疗之后,让患者饮用500ml以上的温开水(最好为淡糖或淡盐

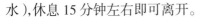

水），休息 15 分钟左右即可离开。

如果患者出痧特别多，且呈紫红色甚至紫黑色，最好在痧点特别多的地方刺血，将痧毒排出。刺血后嘱患者 24 小时之内不能洗澡，注意不要让水接触痧疗处，同时避风寒。

第二节　罐疗治疗睡眠障碍

罐疗通过温热刺激及负压吸引作用，刺激体表穴位及经筋皮部，进而发挥疏通经络、调和营卫的作用。

一、罐疗治疗睡眠障碍的概述

（一）中医学对罐疗治疗睡眠障碍机制的认识

中医学认为，罐疗可以通过特定穴位的选择调节人体阴阳，又能通过罐疗后的颜色变化推断疾病的性质、部位及与脏腑的关系。

1. 平衡阴阳，扶正祛邪　正常情况下，人体阴阳处于相对平衡状态。如果阴阳失衡，则发生种种病症。罐疗具有一定的调整脏腑功能的作用，从而扶正祛邪，达到阴阳平衡。

2. 疏通经络，调和气血　罐疗作用于经络，由浅入深，由表及里，能起到疏通经络、调和气血的作用，使气血复其流行，则经脉既通，其病自除。

3. 消肿止痛，除湿逐寒　在患处施行罐疗，更有温通经络、祛风散寒、祛湿除邪、温通血脉、活血散瘀、舒筋止痛的功效。

4. 吸出毒血，托毒排脓　由于罐内形成负压，吸力很强，可用于毒气郁结，恶血瘀滞之症。

5. 协助诊断，判别阴阳　通过观察罐疗后体表的变化可以推断疾病的性质、部位及与脏腑的关系。临床上可通过走罐寻找鲜红散在点，然后用针刺治疗，调节内脏功能。罐印灰白，触之不温，瘀斑或血疱灰白、色淡，提示患者内有虚寒、湿邪。

（二）现代医学对罐疗治疗睡眠障碍机制的认识

现代医学认为罐疗法治疗睡眠障碍主要是由于罐疗能够产生温热、负压的作用外，不同操作方法还能产生特殊作用。

1. 温热作用　罐疗对局部皮肤有温热刺激作用，可使局部温度升高，血管扩张，血流量增加，促进局部血液循环，改善充血状态，加强新陈代谢，使体内的废物、毒素加速排出，改变局部组织的营养状态，增强血管壁通透性，增强白细胞和网状细胞的吞噬活力，增强局部耐受性和机体的抵抗力，通过反射机制而调节全身。

2. 负压作用　罐疗通过排气造成罐内负压，负压的吸拔或熨刮、摩擦、牵拉、挤压可对皮肤与肌肉浅层产生良性刺激，不仅调节血液循环，也刺激神经、皮下腺体、肌肉等，引起一系列的神经 - 内分泌 - 免疫反应。罐疗的负压作用可使机体局部组织充血、水肿，使毛细血管通透性与组织的气体交换增强，进而毛细血管破裂，血液溢入组织间隙，从而产生瘀血，红细胞受到破坏，大量血红蛋白释出，使机体发生自体溶血现象。

3. 不同操作方法的特殊作用　不同的罐疗操作方法各有其特殊的作用。例如，走罐具有与按摩、痧疗相似的效应，可以改善皮肤的呼吸和营养，有利于汗腺和皮脂腺的分泌，可增强关节、肌腱的弹性和活动性，促进周围血液循环；可增加肌肉的血流量，防止肌萎缩；可加速静脉血管中血液回流，降低大循环阻力，减轻心脏负担，调整肌肉与内脏血液流量及贮备的分布情况。循经走罐有利于经络整体功能的调整。再如药罐法,根据用药的不同,发挥的药效各异。

二、罐疗治疗睡眠障碍常用方法

(一)操作手法

1. 罐具的吸拔方法　根据罐具的种类,目前罐疗的吸拔方法有多种,常用的有火吸法、水吸法及抽气吸法,其中火吸法又包括闪火法、投火法、贴棉法、滴酒法、架火法等,水吸法包括水煮法、蒸汽法和水火罐法。

2. 罐疗的操作手法　根据患者病变部位、疾病特点及个人体质等因素,罐疗的操作手法可分为单罐法、多罐法、闪罐法、留罐法、走罐法、针罐法、药罐法,以及刺血罐疗法、痧疗罐疗法,各有其独特的操作方法与临床应用特点。

3. 起罐的操作方法　对于起罐方法,总体要求手法要轻柔和缓。对于竹罐、玻璃罐,在起罐时手法要轻缓、柔和,一手拿住罐具稍向一边倾斜,另一手拇指或食指按住罐口边缘的皮肤,使罐口和皮肤之间形成空隙,空气进入罐内,罐具即能自然脱下。切不可硬拉或旋转拿下罐具,否则会引起疼痛,甚至损伤皮肤。

(二)罐疗的施术原则

罐疗应根据疾病的病因、病情、病理机制、转归情况,选择恰当的操作方法。其中主要包括施术部位的选择与操作方法的选择。施术部位的选择,可分为局部或邻近取穴与循经取穴。循经取穴是根据经络的循行、腧穴的分布及其主治性能而确定,包括本经取穴和表里经取穴。留罐时间的长短,既和患者的体质、病情有关,也和操作方法有关。总的原则以局部皮肤出现潮红或者有瘀血、瘀斑、痧点为度。患者第一次罐疗时,医生必须近距离观察患者的皮肤变化,以决定罐疗时间的长短。留罐时间过长,患者皮肤容易出现水疱。对于病情重、病程长的疾患,留罐的时间要长一些;病情轻、病程短的疾患,留罐的时间要短一些。对于肌肉、软组织丰厚的部位,如臀部、大腿部,留罐的时间要长;对于软组织薄弱的部位,如头部、胸部、背部,留罐的时间要短。患者比较敏感,耐受能力较差,留罐的时间要短;患者反应正常,耐受能力较强,留罐的时间可以长一些。

(三)常用方法

1. 留罐法　患者取仰卧位,选择大小合适的罐具,将罐吸拔在印堂、内关、三阴交穴位上,留罐5~10分钟。然后患者取俯卧位,采用同样的方法在心俞、脾俞穴位上留罐5~10分钟。

2. 走罐法　患者取俯卧位,充分暴露背部,在所选经脉上涂适量润滑油,选择大小适合的罐具,将罐吸拔在背部足太阳经第1侧线大杼,在大杼至肾俞之间上下来回推拉走罐,直至皮肤潮红或出现紫红色瘀血为度,起罐后擦净皮肤上的油迹。

三、罐疗的护理

起罐后应注意对罐疗部位做相应护理,如用消毒纱布或干棉球轻轻拭去罐疗部位罐斑处的小水珠、润滑剂、血迹等。如果罐斑处微觉痛痒,不可搔抓,数日内自可消退。如果罐斑局部绷紧不适,可适当地按揉;如果皮肤干皱,可涂些植物油或凡士林。如果出现小水疱,可任其自行吸收,不需处理;水疱较大,应找专业医生处理。

第十七章 睡眠调养

睡眠是人类最基本的生理需求之一,它与健康有着密切的关系。现代医学研究认为,睡眠是一种主动过程,能贮存能量,恢复精神和体力,使人体得到最好的休息。睡眠与美容也有着非常密切的关系,睡眠充足则面色红润而有光泽;长期睡眠不足则会使颜面憔悴,皮肤粗糙而产生皱纹等。2001年国际精神卫生和神经科学基金会主办的全球睡眠和健康计划发起了一项全球性的活动,将3月21日定为"世界睡眠日"(World Sleep Day)。这一活动的目的是要唤起人们对睡眠重要性和睡眠质量的关注。2003年中国睡眠研究会把"世界睡眠日"正式引入中国。

第一节 概 述

一、中医睡眠理论

中医对睡眠的认识有自己独特的见解。早在《黄帝内经》就通过阴阳、营卫气血学说对"寤寐"进行了比较深刻、朴素、唯物的阐述,如将生理性睡眠归为阴阳的动态变化,即"阳气尽阴气盛则目瞑;阴气尽而阳气盛则寤矣"。所以中医学对于睡眠的产生机制主要是基于阴阳学说的原理而认识的。目前,中医的睡眠理论主要有阴阳学说、营卫运行学说、神主学说、脑髓学说、魂魄学说。

中医睡眠的五个学说,相互关联,共同组成了中医睡眠的理论体系。以阴阳睡眠学说为总纲领,揭示了睡眠和觉醒的基本原理;营卫运行睡眠学说是阴阳学说的具体化形式,揭示了睡眠的运动本质;而神主睡眠学说突出了中医的整体睡眠观,揭示了睡眠是人体整体的生命活动形式;脑髓学说与神主学说相通;魂魄学说是神主学说和脑髓学说的组成部分。

二、睡眠调养的质量标准

睡眠质量取决于慢波睡眠中的深度睡眠和快波睡眠在整个睡眠过程中所占的比例。实际生活中对睡眠质量的评定还缺乏准确的量化标准。目前常用的评定标准有:

（一）症状标准

1. 睡眠良好 入睡顺利,时间在10~15分钟之内;整个睡眠过程中,从不觉醒;睡醒后有清爽、舒服的感觉。

2. 睡眠不良 入睡困难,时间可长达30~60分钟;在睡眠中至少觉醒1次以上;清醒后有倦怠、头脑昏沉之感。

（二）时相标准

一般来说,不同的年龄阶段,异相睡眠都要占有一定的比例,这样才能保证睡眠的质量。快波睡眠所占的比例婴儿期一般为 50%,幼儿期为 40%,儿童期为 25%,青年期为 20%,成年期为 18%,老年期则下降为 15%。

三、睡眠调养的意义

人类需要睡眠,这是生物学的选择。睡眠可使人体代谢重新得到调整,从而恢复气血运行的基本规律。调养睡眠的意义主要有:

（一）消除疲劳,恢复体力

睡眠是消除身体疲劳的主要方式。睡眠时副交感神经兴奋,交感神经抑制,体温、心率和血压下降,体内的各种代谢减慢,进而消除身体的疲劳;另外,睡眠期间胃肠道功能改善,营养吸收加快,有利于合成能量物质,以供应机体活动,从而使体力得以恢复。

（二）保护大脑,恢复精力

睡眠使脑髓得气血之充养,进而精神得以振奋,能胜任各种脑力活动。睡眠不足者,表现为烦躁、激动或精神萎靡,注意力涣散,记忆力减退等,长期缺少睡眠则会导致幻觉;而睡眠充足者,精力充沛,思维敏捷,办事效率高。这是由于大脑在睡眠状态下耗氧量大大减少,有利于脑细胞能量贮存。因此,睡眠有利于保护大脑,恢复精力。

（三）增强机体免疫力

睡眠是人体免疫功能发挥正常作用的调节剂,能增强机体产生抗体的能力,从而增强机体的抵抗力。同时,睡眠还可以使组织器官自我康复加快。因此,改善睡眠有助于提高人体的抗病能力。

（四）促进生长发育

睡眠与儿童的生长发育密切相关。婴儿在出生后相当长的时期内,大脑继续发育,需要更多的睡眠。婴儿睡眠中有一半是异相睡眠,而早产儿异相睡眠可达 80%。儿童生长速度在睡眠状态下增快,因为在深慢波睡眠期,血浆中生长激素可持续数小时维持在较高水平,所以保证儿童的睡眠时间和质量,可以促进其生长发育。

（五）促进记忆,调整心理

睡眠使脑髓得气血之充养,则白昼人的精力充沛,注意力集中,思维敏捷,工作能力增强。短时间睡眠不佳,表现为烦躁、激动或精神萎靡,注意力涣散,记忆力减退;长期睡眠不足很容易出现焦虑、抑郁等情绪,甚至发展至抑郁症、焦虑症。因此,睡眠对于保护人的心理健康与维护人的正常心理活动是很重要的。

（六）充养皮肤,延缓衰老

睡眠时,皮下和内脏血液循环增多,皮肤分泌和清除过程加强,代谢加快,可使皮肤光滑,面容滋润,皱纹减少。因此,睡眠是良好的美容剂。睡眠不足则会使皮肤供养不足,细胞衰老加快,出现面容憔悴,面色晦暗或苍白,皱纹增多,皮肤粗糙或毛发枯槁等表现。

第二节　改善睡眠习惯

不良的生活方式常常是失眠的重要原因,如作息时间不规律、睡眠时间过短、睡前剧烈

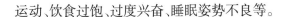

运动、饮食过饱、过度兴奋、睡眠姿势不良等。

一、保证睡眠时间

睡眠是人的生理需要,足够的睡眠时间是保证健康长寿的重要条件。不同年龄的人对睡眠时间的需求是不相同的。年龄越小,大脑皮层兴奋性越低,对疲劳的耐受性也越差,需要睡眠的时间就越长;而到了老年,大脑皮层功能不如青年人活跃,体力活动也大为减少,所以需要睡眠的时间也相应减少。成年人每天睡 8 小时左右,老年人睡 5~6 小时。女性比男性的睡眠时间要多一些。当然,上述时间只是一个参考时间,各人睡眠多少,还与人的体质、性格、健康状况、习惯、环境、季节、劳动强度等许多因素有关。晚上 10:00~ 凌晨 2:00,就是人们常说的美容觉时间。皮肤在这个"黄金时段"新陈代谢速度最快,细胞分裂活跃,皮肤的修复吸收最有效。同时,人进入熟睡状态后,机体会分泌多种有益于皮肤修复的激素,如生长激素,可促进肌肤表皮下的真皮层成长、活跃肌肤的新陈代谢。因此,美容觉对女性延缓容颜衰老至关重要,被称为皮肤的最佳修复期。

二、调整睡眠方位

睡眠的方位与健康密切相关。中国古代养生家根据天人相应、五行理论,对睡眠方位提出过几种不同的主张:

1. 勿向北卧 《备急千金要方》卷二十七道林养性提出"头勿北卧"。《老老恒言·安寝》也指出"首勿北卧,谓避阴气"。古代养生家认为北方属水,阴中之阴位,主水主寒,恐北首而卧,阴寒之气直伤人体元阳,损害元神之府。现代科学研究认为,地球是个大磁场,其磁极为南北向,同时人体是一个带有磁性的小磁场,人体卧位朝向如果与南北磁极相顺,即头朝北或头朝南时,健康均会受到一定的影响。武汉某医院通过对脑血栓患者床铺摆设方向调查发现,头北脚南铺位的老人,其脑血栓发病率高于其他方向寝卧的老人。国外资料表明,头朝北足朝南而卧,易诱发心肌梗死。

2. 东西而卧 《备急千金要方》卷二十七道林养性中说:"凡人卧,春夏向东,秋冬向西。"从季节上看,春夏属阳,秋冬属阴;从方位上讲,东方属阳,西方属阴。春夏之季阳气升发旺盛,秋冬之季阳气收敛潜藏,故春夏之季,头向东卧以顺应阳气;秋冬之季,头向西卧以顺应阴气,符合中医"春夏养阳,秋冬养阴"的养生原则。

3. 向东而卧 古代一些养生家主张,一年四季头都应向东而卧,不因四时而变更。因头为诸阳之会,人体之最上方,气血升发所向,而东方主阳气升发,四季头朝东卧,以顺应东方升发之阳气,可保证清升浊降,头脑清晰。

三、改善睡眠姿势

1. 仰卧位 很多医家认为仰卧对人体健康不利。仰面睡卧,脊柱四肢肌肉处于紧张状态,舌后坠,腹绷急,不利于睡眠时呼吸,常使人出现鼾证,肥胖者甚至可出现呼吸暂停。还有部分仰卧者,经常把手放在胸前或腹部,容易做噩梦。

2. 俯卧位 俯睡时,心肺承受压力较大,会影响正常的呼吸和循环功能;胸腹部有压迫感,易做噩梦;为使呼吸顺畅,长时间把头转向一侧,极易导致颈肌扭伤并影响面部皮肤血液循环,加速皮肤的老化;对于婴儿来说,面部骨骼未发育完全,俯卧时间过长,会造成头面部和口腔骨骼变化,严重的还会导致畸形。

3. 右侧卧位　右侧睡时,肢体自然弯曲,全身肌肉得到充分的放松,呼吸通畅,有利于血液回流入肝脏,减轻对心脏的压迫,促进血液的循环。另外,右侧睡时,胃的出口在下方,有助于胃的内容物排出。但是此姿势会使右侧肢体受到压迫,出现酸痛麻木等症状。

4. 左侧卧位　左侧睡时,胃排空速度减慢,心脏受压,故对于胃肠功能及心功能不全的患者不宜采用左侧卧位。

总之,睡觉不宜采用左侧和俯卧位,最佳姿势是右侧位,其次是仰卧位。

四、培养良好习惯

1. 按时起居　即入睡和起床尽量做到规律化。定时上床睡觉,有利于缩短入睡时间,一般来说,上床时间以 21:00~22:00 为佳,不宜超过 23:00。许多人有晚睡的习惯,但睡觉过晚,则违反了阴阳消长的规律。23:00 到凌晨 1:00,属于子时,阳气开始升发。"阳入于阴则寐,阳出于阴则寤",子时始睡,由于阳气升而不降,则不利于入睡,既睡也不能实,容易醒转。每天按时入睡和起床,有助于强化睡眠—觉醒的生物节律,起床后精神焕发,精力充沛。

2. 培养睡前习惯　每天临睡前应做一些和缓的有助于睡眠的习惯性活动,如喝药茶、喝牛奶、泡脚、洗澡,写日记或听音乐等,这有助于形成睡眠条件反射。但千万不能做剧烈运动,睡前活动应与白天的主要活动相反,如体力劳动者睡前应看点书报或听些音乐,脑力动者则可进行些轻微的体力活动如散步、做操等。

3. 晚餐适度　晚餐不宜吃得过饱,尽量少吃不宜消化、油腻或有刺激气味的食物,睡前2 小时不可喝含酒精或咖啡因的饮料,睡前尽量少进食,以免影响睡眠。

4. 减少思虑　睡前不要用脑过度,苦思冥想会使大脑兴奋而难以入睡。

5. 避免药物依赖　长期服用安眠药会使人产生依赖,一旦停用,将导致失眠更加恶化,甚至还会出现焦虑、震颤、头痛、眩晕等症状。因此,安眠药只能在必要时使用,不可长期服用。

五、改善睡眠环境

睡眠质量与环境因素息息相关,影响睡眠的环境因素主要有:

1. 温度　睡眠时,如果室内温度过高,人体会产生炽热感,甚至身体过度排汗,引致缺水,从而影响睡眠;如果室内温度过低,人体会以收紧肌肉的方式保持体温,导致肌肉紧张,不利于入睡。理想的寝室温度为 21~26℃。

2. 湿度　空气中湿度过高或过低都不利于睡眠。如果空气的湿度过高,会妨碍人体汗液的正常散发,使得体温无法下降,因此会产生头昏脑涨的感觉;如果湿度过低,则空气过于干燥,造成皮肤、黏膜发干、发紧。寝室的理想相对湿度应保持在 50%~70%。

3. 空气　人在睡眠的时候也要新陈代谢,这需要充足的氧气。如果室内的空气不流通,二氧化碳含量增加,氧气的含量减少,不利于人体的新陈代谢,就不利于消除身体疲劳,甚至会影响人的大脑功能,使人疲倦,工作效率下降。因此居室通风对睡眠质量的影响也比较大。最好在睡前开门窗通一次风,使氧气充足,有利于大脑细胞恢复疲劳。

4. 声音　一般来说,睡眠能够接受的声音应该在 45 分贝以下,如果大于或者等于 45 分贝就会对入睡产生很大影响。卧室是睡眠的最主要场所,因此,卧室内应采用一些隔音措施。无论是墙壁、窗户还是窗帘都要注意它们的隔音效果。睡觉的时候尽量关闭所有的电

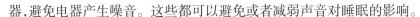

器,避免电器产生噪音。这些都可以避免或者减弱声音对睡眠的影响。

5. 光线 睡眠时光线宜昏暗。这是因为在较强的光线刺激下,人体会产生一种抑制睡眠的激素,使人保持比较清醒的状态或使睡眠不安稳,浅睡期增多;相反,在较暗的光线下,人体内会产生促进睡眠的激素。因此,床铺宜设在室中幽暗的角落,或以屏风或隔窗与厅堂隔开。

6. 色彩 色彩也能影响人的睡眠。不同的人对不同的色彩有不同的敏感度,因此,人们应该根据自己对于色彩的喜好、敏感度等来选择卧室中的墙壁、窗帘、被褥、家具等的颜色,来创造一个适合自己睡眠的卧室环境。

7. 卧具 与睡眠质量有关的卧具主要有床和枕头。床的高度以略高于就寝者的膝盖为宜。床过高,易使人产生紧张情绪而影响安眠;床过低,则易于感受寒湿,使人难以安卧,甚至患关节炎等病。床铺面积应稍大,以睡眠时能自由翻身为宜,这有利于气血流通,筋骨舒展。床铺长度应为身高加上 20cm 左右,这样才能放下枕头,并使两腿展开。床铺软硬要适中,以保证脊柱维持正常生理弯曲,使肌肉不易产生疲劳。过软的床,会造成脊柱周围韧带和关节的负荷增加,肌肉被动紧张,久则引起腰背酸痛;而过硬的床,会增加对肌肉的压力,使人难以入睡或睡后易醒。适宜的枕头有利于全身放松,保护颈部和大脑,促进和改善睡眠。现代研究认为,枕头以稍低于肩到同侧颈部距离为宜。枕高是根据人体颈部 7 个颈椎排列的生理曲线而确定的,只有适应这一生理弯曲,才能使肩颈部肌肉、韧带及关节处于放松状态,枕头过高和过低都是有害的。高枕妨碍头部血液循环,易造成脑缺血、打鼾和落枕;低枕会使头部充血,易造成眼睑和颜面浮肿。枕头的长度应足够翻一个身后的位置。枕头不易过宽,过宽则超过头颈部关节,肌肉易紧张,以 15~20cm 为宜。枕头宜软硬度适中,稍有弹性。枕头太硬,头颈与枕的相对压力增大,会引起头部不适;枕头太软,则难以维持正常高度,使头颈部得不到一定支持而疲劳;枕头弹性太大,则头部不断受到外部弹力的作用,易产生肌肉的疲劳和损伤。因此,一般枕芯多选用稻谷壳、荞麦皮、木棉、羽毛片、散泡沫胶等,软硬适宜,略有弹性,对睡眠和健康都有益处。

第三节 调 畅 情 志

许多人的失眠是由于心理问题和不良情绪造成的,如工作中的压力、人与人之间的竞争和各种矛盾,以及家庭中的不和谐等,常常难以应付,从而使人的精神处于一种高度紧张状态。这种状态使睡眠时情绪无法平静,心神不安,失眠随之而来。所以应该进行科学合理的心理健康调适和情志调养。

人之七情,与生俱来,是人体对客观外界事物刺激在情志方面的正常反应,没有这些情志活动,人体就无法适应千变万化的社会生活。七情当发即发,不但不会伤人,还可使人阴阳气血调和,有益于身心健康和疾病恢复,唯有长期持续的忧愁思虑,或暴喜大怒,才会内伤脏腑,造成脏腑气血功能紊乱,诱发或加速病情恶化。正确地把握情志活动的限度,就可以充分享受情感活动带来的欢乐与情趣,还可以避免情志失控产生的痛苦与疾患。目前比较常用的情志调养方法主要包括现代心理健康调适技术和传统中医药对情志的调养两个方面。

一、现代心理健康调适

（一）健康心理的培养

现代健康不仅指生理上的健康,还包括心理和社会适应等方面的完好状态,即包括身、心两方面的健康。心理健康是指对于环境及其相互关系具有高效而愉快的适应。培养健康心理是指经过自我心理调节和心理治疗使心理保持健康的方法。

1. 正确认识自我　人要有正确的自我意识,既能正确地了解自我、评价自我,又能接受自我。心理健康者能体验到自己存在的价值,对自己的能力、性格和优缺点都能做出恰当的、客观的评价;在努力发掘自我潜能的同时,对于自己无法补救的缺陷,也能安然处之;生活目标和理想切合实际,从不产生非分的期望,也从不苛刻地要求自己。因而,不会因为理想和现实的差距过大,而产生自责、自怨和自卑等不健康心态,也不会产生心理危机。

2. 增加人际交往　人际交往活动能反映人的心理健康状态。人与人之间正常、友好的交往不仅是维持心理健康的一个必不可少的条件,也是获得心理健康的重要途径。心理健康的人乐于与人交往,不仅能接受自己,也能接受他人,悦纳他人,并为他人和集体所理解和接受,能与他人相互沟通和交往,人际关系协调和谐。在与人相处时,积极的态度(如同情、关心、友善、尊敬、信任等)总是多于消极的态度(如嫉妒、猜疑、畏惧、敌视等)。因而在社会生活中有较强的适应能力和较充足的安全感。

3. 敢于面对现实　心理健康的人能够面对现实,接受现实,并能积极主动地去适应现实和改造现实,而不是逃避现实。能客观地看待周围的事物和环境,并能与现实环境保持良好的接触;既有高于现实的理想,又不会沉溺于不切实际的幻想和奢望中;对自己的力量充满信心,面对生活、学习和工作中的各种困难和挑战都能妥善处理。心理不健康的人往往以幻想代替现实,而不敢面对现实,没有足够的勇气去接受现实的挑战;总是抱怨自己"生不逢时",或责备社会环境对自己太不公平而怨天尤人,因而无法适应现实环境。

4. 锻炼意志品质　现代心理学认为,意志是人在工作、学习和日常活动中,为达到预定目标,控制自己的情绪和情感,克服体力和智力上的困难去争取成功的行为。对于意志力的锻炼,首先要树立正确的人生观,由此产生崇高的抱负、坚定的信念,这样就能培养坚韧不拔的意志,磨砺百折不挠的毅力。同时在面对困难与挫折时,随时与来自内心的懦弱心理作斗争。不断用其意志战胜消极悲观情绪及彷徨逃避心理。另外,还要经常一分为二地检查自己的意志品质,严格要求,自我监督,善于控制、调节自己的行动和情绪,从而使意志得到不断锻炼。事实证明,信念、意志坚定的人,能较好地控制和调节自己的情绪,保持良好的精神状态。

5. 培养高尚美德　从生理来讲,道德高尚,光明磊落,性格豁达,心理宁静,有利于神志安定,气血调和,精神饱满,形体健壮,各种生理功能正常而有规律。这说明养德可以养气、养神,使"形与神俱",健康长寿。现代养生实践证明注意道德修养,塑造美好的心灵,助人为乐,养成健康高尚的生活情趣,获得精神满足,是保证身心健康的重要措施。

6. 性格开朗乐观　性格是人的一种心理特征。性格开朗是胸怀宽广、气量豁达所反映出来的一种心理状态。性格虽然与遗传因素直接相关,但随着环境和时间的变化,是可以改变的。人们都有改变性格使其适应自然、社会和健康的愿望。医学研究证明,人的性格与健康和疾病的关系极为密切。性格开朗,活泼乐观,患各种疾病的概率非常小,即使患病也容易治愈;而不良的性格对人体健康的危害却是多方面的。保持乐观的方法主要是少私寡欲。

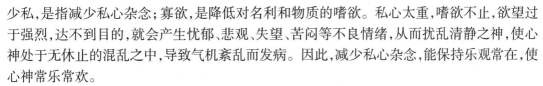

少私,是指减少私心杂念;寡欲,是降低对名利和物质的嗜欲。私心太重,嗜欲不止,欲望过于强烈,达不到目的,就会产生忧郁、悲观、失望、苦闷等不良情绪,从而扰乱清静之神,使心神处于无休止的混乱之中,导致气机紊乱而发病。因此,减少私心杂念,能保持乐观常在,使心神常乐常欢。

7. 保持心理平衡　当代社会的特点之一是竞争,有些人在竞争失败后,可产生自卑感。社会需要是多方面的,人的兴趣和能力也是多种多样的,人各有所长,各有所短,从来不曾有过全能的"天才"。因此,不必为一时一事的失败而苦恼,丧失信心。而应在实践中不断总结经验教训,克服自卑感,不断挖掘自己的潜能,扬长避短,科学合理地安排工作和学习,从而增加自己的成功率。竞争的社会更易产生嫉妒心理,这种消极的心理状态会降低人体生理功能而导致身心疾病。消除嫉妒心理的基本方法,就是培养正确的拼搏精神,即树立欢迎别人超过自己,更有勇气超过别人的正确观念。摆脱一切不良情绪,发挥自己的长处,在可能的范围内达到最佳水平。

(二)不良心理的调适

心理调适是使用心理科学的方法对认知、情绪、意志、意向等心理活动进行调整,以保持或恢复正常状态的实践活动。下面介绍一些常见的心理困境及其调适方法。

1. 封闭心理　自我封闭是指个人将自己与外界隔绝开来,很少或根本没有社交活动,除了必要的工作、学习、购物以外,大部分时间将自己关在家里,不与他人来往。自我封闭者都很孤独,没有朋友,甚至害怕社交活动,因而是一种不适应环境的病态心理现象。

(1)封闭心理的成因:自我封闭心理实质上是一种心理防御机制。由于个人在生活及成长过程中常常可能遇到一些挫折,进而引起个人的焦虑。有些人抗挫折的能力较差,使得焦虑越积越多,只能以自我封闭的方式来回避环境,降低挫折感。还有些人受社会错误观念的影响,如"逢人只讲三分话,不可全抛一片心"等,就降低了社会交往与自我表现的程度。

(2)封闭心理的自我调适:在现实生活中,人们常会面对许多挫折,有些人习惯将失败归因于自己,总是自怨自艾。他们十分关注别人的评价,遇事忐忑不安。我们应学会将成功归因于自己,把失败归结于外部因素,不在乎别人说三道四,走自己的路,乐于接受自己。现代社会要求人不仅要"读万卷书",而且还要"交八方友"。交往能使人的思维能力和生活能力逐步提高并得到完善;交往能使人的思想观念保持新陈代谢;交往能丰富人的情感,维护人的心理健康。只有开放自我、表现自我,才能使自己成为集体中的一员,享受到人间的快乐和温暖,而不再感到孤独与寂寞。强壮的体质,能使人以饱满的精神和旺盛的斗志投身到学习、工作、生活当中。自我封闭的人可以通过参加体育运动,增强体能,磨炼克服困难的意志力,以达到培养自信心的目的。自我封闭者要正视现实,要勇敢地介入社会生活,找机会多接触和了解外人。这样不断摸索经验,可扩大与外界的交往。这可以从最简单的小事做起,逐步完成难度动作。

2. 空虚心理　是指人的精神世界一片空白,没有信仰,没有寄托,百无聊赖。精神空虚者常常萎靡不振,缺乏社会责任感,连自己的家庭及个人生活都可能无法正常维持下去,甚至给社会带来危害。

(1)空虚心理的成因

1)缺乏自信:个人的早期生活不幸、父母早逝或生活在离异家庭,从小得不到温暖与关怀,自暴自弃,看不到前途和光明。社会上的流浪儿,闲杂人员多半属此类。

2）错误认知：对社会现实和人生价值存在错误的认知，将个人价值与社会价值对立起来，只讲个人利益，不尽社会义务。当社会责任与个人利益发生冲突时，过分计较个人得失，一旦个人要求不能得到满足，就"万念俱灰"，这种情形在青少年中较为普遍。

3）精神匮乏：在现代社会里，人们都在努力创造与积攒财富，但是财富与财富带来的快乐并非成正比例。当财富集聚到一定程度后，一些人对金钱则没有了以前的那种新鲜感、快乐感和满足感，甚至会对之产生麻木乃至厌倦。而当生活没有了往日奋斗追求的动力，人生也就失去了目的与意义，于是有些人在百无聊赖中度日，或者设法寻求一些更新更强的刺激，如赌博、吸毒等。

（2）空虚心理的自我调适

1）正确认识社会现实：社会既有积极的方面，也有消极的方面。应正视社会的消极因素，通过学习，提高思想觉悟，接受现实，正视现实，改造现实。

2）提高心理承受能力："不以物喜，不以己悲"，正确对待失误与挫折，在逆境中锻炼成长。做事要有恒心，做人要有理想与抱负，顺境中要有更高的追求，不能只停留在物质的追求与享乐上。

3）培养读书兴趣：读书能使空虚者从狭窄的经验天地奔向无限浩瀚的知识海洋，从中获得智慧、汲取力量，从而情绪高涨、精神饱满，使空虚的心灵不断得到充实。

4）参与社会实践：实践长才干，实践出成绩。成绩能强化个人价值，满足个人自尊、自爱、自信的需要。有成就动机与自我实现的高层次精神需求，可以为人生增添新的活力。

3. 压抑心理　压抑是一种较为普遍的病态心理。心理学上专指个人受挫后，不是将变化的思想情感释放出来，而是将其压抑在心头，不愿承认烦恼的存在。压抑是一种潜意识，能使人的心态和行为变得消极。

（1）压抑心理的成因：有生理缺陷，或者才能不及别人等，都可能引起他人的讥讽和嘲笑。在他人的消极评价中，个体极易产生自卑感和自我否定感。其中有些人会加倍努力，化压力为动力，有些则可能感到压抑和痛苦，变得自我封闭或自暴自弃。根据气质的特点属抑郁质的人具有敏感、多愁善感的特点，对同一事物，他们的压抑感可能比其他气质的人更明显。可见调整改造个人的性格和气质对克服压抑感是十分必要的。

（2）压抑心理的自我调适

1）正视社会：要知道社会有光明面，也有阴暗面。看待社会不能过于理想化，人与人不能互相攀比，不能用自己的标准去衡量社会的公平性，而应正视社会、承认差别、努力去缩小与别人的差距。

2）正视自己：要停止自我比较，不要担心不如别人，要自己接受自己，确立一种自强、自信、自立的心态。遇到挫折，应先从自己的主观方面去寻找原因。

3）适时宣泄：当情绪压抑时，不妨采用适当的方法把消极的情绪宣泄出来，有助于维护心理健康，恢复生活兴趣。

4. 浮躁心理　"浮躁"指轻浮，做事无恒心，见异思迁，总想投机取巧，成天无所事事。浮躁是一种病态心理表现。

（1）浮躁心理的成因：人与人之间的攀比是产生浮躁心理的直接原因。"人比人，气死人"。通过攀比，对社会生存环境不适应，对自己生存状态不满意，于是过火的欲望油然而生，因而使人们显得异常脆弱、敏感、冒险，稍有"诱惑"就会盲从。

（2）浮躁心理的自我调适

1）消除攀比心理：比较是人获得自我认识的重要方式，然而比较要得法，知己又知彼才能知道是否具有可比性，避免得出错误的结论。认清这一点，人的心理失衡现象就会大大减低，也就不会产生心神不宁、无所适从的感觉。

2）自我暗示法：比如自我安慰："不要紧，事情不会像他们所说的那样坏。""千万不要发怒，发怒是愚蠢的行为，对自己和他人都没有好处。""对这点挫折，自己能挺得过去。"往往这种自我暗示会起到平心静气的作用，进而削弱愤怒的强度。

3）想象放松法：利用自我冥想放松躯体，放松想象顺序是由下至上，由脚至头逐步放松，反复两遍。或听一些与自己感情共鸣的音乐或看带有喜剧色彩的小品、相声，也可得到清洁心理环境的作用。

4）环境转移法：是把自己的注意力自觉地、主动地从愤怒、浮躁的环境中转移到其他事物上去，以便降低或削弱愤怒的强度。

5. 嫉妒心理　是指个体与周围环境出现失衡时，由于不能正确看待自己与他人，从而产生的一种比不上别人而导致忌恨的心理。

（1）嫉妒心理的成因：嫉妒心理主要是因竞争受挫产生的。因为生活当中竞争无处不在，如果一个人生性好强，做任何事情都喜欢争第一，那么一旦遭遇失败就很有可能对比自己强的人产生严重的嫉妒心理。嫉妒者往往心胸比较狭隘，同时对自己缺乏信心，不能容忍他人优于自己，所以选择攻击、诋毁对手，希望在诋毁他人的过程中来提升自己的自信心。

（2）嫉妒心理的自我调适

1）端正态度：嫉妒往往是由于误解所引起的，即人家取得了成就，便误以为是对自己的否定和威胁。其实，这只不过是一种主观臆想。一个人的成功不仅要靠自己的努力，更要靠别人的帮助，人们给予他赞美和荣誉的同时，并没有损害其他任何人。

2）化嫉妒为动力：要在具有竞争的客观环境中正确对待自己。不要把自己的同事或朋友当作自己的竞争对手，而是要当作自己前进的动力。要学会把别人的成功当作一道美丽的风景来欣赏，这样自己才能达到一种更高的境界。

6. 虚荣心理　虚荣心就是以不适当的虚假方式来保护自己自尊心的一种心理状态，是为了取得荣誉和引起普遍注意而表现出来的一种不正当的社会情感。

（1）虚荣心理的成因：虚荣心的产生与人的需要有关。人类的需要有很多种，包括生理需要、安全需要、归属和爱的需要、尊重的需要、自我实现的需要等。一个人的需要超过了自己的担负能力，就会想通过不适当的手段来达到自尊心的满足，这就产生了虚荣心。

（2）虚荣心理的自我调适

1）提高自我认知：提高自我认知，正确认识自己的优缺点，分清自尊心和虚荣心的界限。

2）做到自尊自重：诚实、正直是做人最起码的要求。我们决不能为了一时的心理满足而丧失人格。只有做到自尊自重，才不至于在外界的干扰下失去人格。我们要珍惜自己的人格，崇尚高尚的人格可以使虚荣心没有抬头的机会。

3）树立崇高理想：人应该追求内心的真实美，不图虚名，同时，要正确地评价自己，既看到长处，又看到不足，时刻把实现理想作为主要的努力方向。

4）正确对待舆论：要正确对待舆论，正确看待他人的优越条件，不要影响自己的进步，而应该作为自己前进的动力。要通过自己的努力满足自己的需要。只有这样的自信和自强,才能不被虚荣心所驱使,成为一个高尚的人。

5)克服盲目的攀比心理:横向的去跟他人比较,心理永远都无法平衡,会促使虚荣心越发强烈,一定要比就跟自己的过去比,看看各方面有没有进步。

7. 自卑心理 自卑,就是自己轻视自己。自卑心理严重的人,并不一定就是他本人具有某种缺陷或者短处,而是不能悦意容纳自己,自惭形秽,常常把自己放在一个低人一等,不被自己喜欢,进而演绎成别人看不起的位置,并由此陷入不可自拔的境地。

(1)自卑心理的成因:自我认识不足,过低评估自己,特别是权威人士对自己的评价;气质抑郁、性格内向者大都对事物的感受性强,对事物带来的消极后果有放大趋向;客观存在的某种缺陷或挫折也易引起自卑。

(2)自卑心理的自我调适

1)正确认识自我:提高自我认识,既要看到自己的优点和长处,又要看到自己的缺点和不足,不能总拿自己的短处去比别人的长处,把自己看得一无是处。

2)加强人际交往:自卑感的人往往缺乏人际交往,缺乏情感交流,缺乏社会支持。人际交往是心理健康的重要条件。

3)运用自我暗示:当遇到某些情况感到信心不足时,不妨运用语言暗示:"别人行,我也能行。""别人能成功,我也能成功。"从而增强自己改变现状的信心。

4)正确自我调节:一是以勤补拙,知道自己在哪些方面有缺陷,不背思想包袱,以最大的决心和顽强的毅力去克服这些缺陷;二是扬长避短。日常生活中,应注意自我调节,"失之东隅,收之桑榆",扬长避短,克服自卑。

二、中医情志调养

(一)调养原则

1. 调和阴阳 阴阳失调是情志失调的根本原因,《素问·生气通天论》说:"阴平阳秘,精神乃治;阴阳离决,精气乃绝。"人的精力充沛,心理活动正常是机体阴阳协调的综合体现。如果阴阳失调则形病及神,可引起各种情志疾病,如当"阴气少而阳气胜,故热而烦满也"(《素问·逆调论》),"阴不胜其阳,则脉流薄疾,病乃狂"(《素问·生气通天论》)。由此可见,调畅神志必须在调和阴阳的基础上,损其偏盛,补其偏衰,实则泻之,虚则补之,阳虚扶阳,阴虚补阴,使其恢复平衡。

2. 调理气血 气血是维持人体生命活动的物质基础,也是神志产生的物质基础,水谷精气营养五脏,五脏功能正常,气、血、津液调和,"神乃自生"。《灵枢·平人绝谷》说:"五脏安定,血脉和利,精神乃居,故神者,水谷之精气也。"水谷精气不断的生成和被利用,保证了五脏功能正常,血脉充盈调畅,精与神的运动就能维持,无论何种原因导致气血亏虚,均可出现不同程度的神志方面问题,如神倦乏力,失眠,健忘,烦躁,甚至癫痫、昏迷等。可见气血与神志关系非常密切,所以调理气血可以调畅情志。

3. 形神同治 形与神是相互作用,相互依存的,张介宾说"无神则形不可活"(《类经》)。《素问·上古天真论》云:"故能形与神俱,而尽终其天年,度百岁乃去。"指出形与神协调旺盛,生命才能延续。中医学非常强调"形神合一""形与神俱""形神一体"等。形体与精神,是一个不可分割的统一整体,形体产生精神,精神与形体有机结合,相伴相随,俱往俱来,俱生俱灭。形体强弱直接决定精神的盛衰。《灵枢·营卫生会》说:"壮者之气血盛,其肌肉滑,气道通,营卫之行,不失其常,故昼精而夜瞑。老者之气血衰,其肌肉枯,气道涩,五脏之气相搏,其营气衰少而卫气内伐,故昼不精,夜不瞑。"指出人在壮年时,血气旺盛,身体强健,因此白天精神饱满,夜间睡眠也好;人到老年时,血气衰退,身体衰弱,因此白天精神不振,夜间睡眠不好。精神也可反过来影响形体,《素问·生气通天论》说"大怒则形气绝,而血菀于上,使人薄厥",反映精神反作用于形体的认识。形与神之间的互用、互制关系,在治疗疾病和养生方面均有重要的作用,调神可以健形,刺形可以调神。

4. 疏导情志　适度的七情,良好的情绪,可使肝气条达,气机畅通,脾胃健运,气血化源充足,形神得以营养。只有突然、强烈或长期持久的情志刺激,超过了人体本身的正常生理活动范围,使人体气机紊乱、脏腑阴阳气血失调,才会导致疾病的发生。《素问·举痛论》曰:"百病生于气也。怒则气上,喜则气缓,悲则气消,恐则气下……思则气结。"虽然七情致病在临床所表现出来的病证多种多样,但是其基本病机在于气机失常。故调理气机是治疗关键。在具体的治疗方法上,可以用言语或行为来影响患者。如《灵枢·师传》中"告之以其败,语之以其善,导之以其所便,开之以其所苦"就是本疗法的经典论述。总之,在疏导情志方面,治疗方法很多,或针、或药、或心理行为疗法,归结在一个基本点上就是调理气机。

5. 三因制宜　三因制宜是指根据病人的具体情况,因时、因地、因人制定相应的情志调养措施。

（1）因时制宜:是根据时令气候节律的特点,来制定适宜的调养方法。中医学认为,四时气候和时间节律的变化,对人体生理活动、病理变化都会产生一定的影响,所以调养时要根据四时阴阳的消长、寒暑的变化、气候的转移来调节自己的情志状态,使之与自然协调一致,以达情志舒畅。如春季为肝气升发的季节,肝木有生长、升发、条达特性,故调养是要注意调节气机,舒畅情志。

（2）因地制宜:因地制宜,是根据地理环境特点,来制定适宜的调养方法。不同的地区方域,其地势有高下、气候有寒温燥湿之分,并且水土品质和人们的生活习惯等亦各不相同。人们长期在某一地理环境中生活,一方面形成了某种特殊体质,并通过生理上的不断调节来适应地理环境特点的影响;另一方面,如果地理环境的影响超过了人体的适应能力,尤其是其中不利因素对人体的伤害性作用过大,就可以造成人体脏腑功能的失调而致病,并且显现出病理变化的地域性特点。因此,我们在治疗疾病时必须考虑到地理环境特点对人体生理和病理的影响,才能制定出适宜的治法。

（3）因人制宜:是根据患者的年龄、性别、体质、生活习惯等不同特点,来考虑调养措施。

1）年龄因素:人的年龄不同,则生理状况和气血盈亏等情况不同,因而不同年龄段,其病理变化的特点也各不相同,所以治疗用药应该有所区别。特别是小儿和老人,尤当注意治疗宜忌。不同年龄的人,情志调养方法不同:①儿童期:小儿是稚阴稚阳之体,"肌肤嫩,神气怯,易于感触",这种形神特点是小儿情志疾病的内在因素。治疗小儿疾患,既要少用补益,亦应忌投峻攻之剂,用药量宜轻,疗程多宜短,调养时需根据实际情况,注意良好体质的培养。②青年期:此期主要完成学业、就业、恋爱、婚姻,接受各种挑战,要面对各种压力,经常会出现不同程度的情志障碍。要结合青年期的心理和生理特点,攻邪泻实,指导其形成正确的人生观、价值观,避免心理不适应发生情志障碍。③中年期:中年人有较强的自主能力,处于生理机能由盛渐衰的转折时期,其精血暗耗,阴阳渐亏,故容易出现脏腑功能失调的病理特点。工作奔波劳累,心理和经济负担较重,亦会出现很多心理问题,治疗上要结合此期的心理和生理特点,考虑攻补兼施,劳逸结合,保持精神愉快。④老年期:老人生理机能减退,气血阴阳亏虚,脏腑功能衰弱,发生病变后,多为虚证或虚实夹杂证。所以治疗老年疾患,对虚证,宜用补法,且病程多较长;对实证以攻法祛邪时,要考虑老人衰退、虚弱的生理特点,注意用药量应比青壮年小,中病即止,防止攻邪过度而损伤原已亏虚的正气。

2)性别因素:性别不同,男女各有其生理病理特点,"女子以肝为先天","男子以肾为先天"。从生理上来说,女子属阴,以血为用;男子属阳,以精为用。从心理特点来看,女子以肝气为中心,女性偏于感性,多情志病。临床具体运用时,要注意男女各自生理特点所导致的疾病差异。

3)体质因素:由于先天禀赋与后天环境的影响,人群中每个个体的体质存在着多方面的差异。而不同体质有不同的心理特征,如痰湿之人性情偏温和、稳重,多善于忍耐;而气郁之人性情多内向不稳定、敏感多虑。对这些偏颇体质之人做情志调养时要从体质调养入手,从根本上解决问题。

(二)调养方法

1. 疏导调节法

（1）情志制约法:又称以情胜情法,它是根据情志及五脏间存在的阴阳五行生克原理,用互相制约、互相克制的情志,转移和干扰原来对机体有害的情志,以达到协调情志的目的。《素问·阴阳应象大论》说:"怒伤肝,忧胜怒;喜伤心,恐胜喜;思伤脾,怒胜思;忧伤肺,喜胜忧;恐伤肾,思胜恐。"在运用"以情胜情"方法时,要掌握病人对情志刺激的敏感程度,以便选择适当方法,避免太过或不及。以情胜情实际上是一种整体气机调整方法,只要掌握情志影响气机运行的特点,采用相应方法即可,切不可简单机械、千篇一律的照搬。倘若单纯拘泥于五行相生相克而滥用情志制约法,有可能增加新的不良刺激,因此,只有掌握其精神实质,方法运用得当,才能真正起到协调情志的作用。

（2）节制法:就是调和、控制情感,防止七情过极,达到心理平衡。此法适用于喜怒情志所伤者。具体的方法很多,如太极拳、导引术、书法、绘画等,皆能怡神静心,舒和膻中之气。心思清虚宁静则志无所乱,以避大喜大怒。现代研究表明,只有善于避免忧郁、悲伤等不愉快的消极情绪,使心理处于怡然自得的乐观状态,才会对人体的生理起到良好的作用。

（3）宣泄法:把积聚、抑郁在心中的不良情绪,通过适当的方式发泄出去,以尽快恢复心理平衡,称为宣泄法。适用于忧、思、悲的调摄。事实证明,宣泄法可使人从苦恼、郁结的消极心理中解脱出来,尽快恢复心理平衡。例如当忧郁、烦闷时,可以向朋友倾诉,把郁闷宣散出来;遇到不幸,悲痛万分时,不妨痛痛快快地大哭一场,让眼泪尽情地流出来,会感到舒服;遭逢挫折,心情压抑时,还可以通过急促、强烈、粗犷、无拘无束的大声喊叫,将内心的郁积发泄出来,从而使精神状态和心理状态恢复平衡。发泄不良情绪,必须采取正当的途径和渠道,绝不可采用不理智的冲动性的行为方式,否则非但无益,反而会带来新的烦恼,引起更严重的不良情绪。

（4）转移法:又称移情法,即通过一定的方法和措施改变人的思想,或改变周围环境,使患者远离不良刺激,这就是"移情易性"的意疗方法。最常用的方法是情趣移情法,在烦闷不安、情绪不佳时,可听音乐、欣赏戏剧、电影等,还可根据自己的兴趣和爱好,从事自己喜欢的活动,如书法、绘画、弹琴、唱歌等,用这些方法排解愁绪、寄托情怀、怡养心神、舒畅气机,有益于人的身心健康。

2. 药物调畅法 情志致病在中医属于七情内伤,其特点是直接伤及内脏,以心、肝、脾

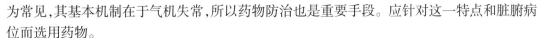

为常见,其基本机制在于气机失常,所以药物防治也是重要手段。应针对这一特点和脏腑病位而选用药物。

(1)调肝:情志致病与肝的关系最为密切。因肝主疏泄,具有调畅气机及调畅情志的功能,情志太过或不及,最易伤及肝,引起气机失调,所以把调肝放在首要位置,主要包括以下三个方面:

1)疏肝理气:通过调理肝之疏泄功能,使气机条达,是情志调畅最常用的一种方法。常用方剂有逍遥散、柴胡疏肝散、越鞠丸、金铃子散。

2)抑肝:用于因肝疏泄太过或郁久化火或逆犯他脏所致的情志失调。常用方剂有痛泻要方、泻青丸、左金丸、龙胆泻肝汤。

3)平肝:用于肝肾阴虚或肝郁日久伤阴,肝阳上亢所致的情志失调。常用方剂有为镇肝熄风汤。

(2)调心:因心藏神,为五脏六腑之大主,七情内伤而致情志失调,必然伤及心神。心神被伤又反过来影响脏腑功能,形成恶性循环,所以调心是调畅情志的重要环节。常用方法有:

1)安神:心神被七情所扰,出现心悸、失眠、心烦、易惊、不耐思虑等,而躁动之心神又扰乱脏腑功能,故调心以安神为首要。代表方剂有养血安神的天王补心丹和重镇安神的朱砂安神丸。

2)清心泻火:代表方剂为泻心汤,用于热毒炽盛、神明被扰、狂躁不安之证;或栀子豉汤,用于虚热内扰、虚烦不眠之证。

(3)消除瘀滞:情志失调的基本变化是气机失常。气滞不行,必然致使血瘀、湿滞、痰凝。故调畅情志,清除体内瘀滞产物是重要方面,常用方法有:

1)祛瘀通络:代表方剂为血府逐瘀汤,用于七情内伤、肝郁气滞、瘀血停积之证。

2)化湿逐痰:代表方剂为二陈汤,用于痰湿停滞病证;亦可用半夏厚朴汤治疗气滞痰阻之梅核气;半夏白术天麻汤之风痰眩晕病证;若属实热老痰作祟,见癫狂、惊悸、眩晕等证,可用滚痰丸。

(4)调和气血阴阳:七情内伤还可损伤气血,而出现气血阴阳不足,故情志调养也应注意补益气血阴阳。代表方剂分别为四物汤、四君子汤、六味地黄丸、肾气丸等。

3. 经络调理法 经络调理法是运用针灸、推拿、刮痧、火罐等疗法,通过疏通经络达到调理脏腑,调畅七情的一种方法。

(1)喜:喜归心属火,喜则意和气舒,营卫舒畅。但喜而过度,可使心气受损,神明失用。一方面可因喜气太过而致心气虚,可见心血不足之惊悸、怔忡,心气亏虚之气短、胸闷、头晕乏力,心肾不交之心悸、失眠等证;另一方面可引起精神失常,如感情不能自制,睡眠不宁,甚则精神恍惚,注意力不集中,语言错乱或发狂证等。

【取穴】3组穴位

1组:风池、印堂、太阳、神庭;

2组:膻中、巨阙、气海、关元、心俞;

3组:神门、通里、大陵、劳宫、内关。

【治法】

上述三组穴位,每组取2~3个,点按揉或指推第1、3组穴位,顺时针点按揉或顺经指推第2组穴位。

（2）怒：怒为恼火、气愤之意，是一种勃发向上或怒无所泄的情绪反应。前者称暴怒，怒而即发；后者称郁怒，怒而不发。肝在志为怒，郁怒则气郁，暴怒则气上。过度愤怒，可影响肝的疏泄功能，而使肝气上逆，血随气逆，并走于上，多见于气血旺盛之人；另外还有暴怒伤阴之说，肝火炽盛，耗伤阴血则水不涵木，临床可见头胀头痛、面红目赤，或呕血、衄血，甚则昏厥猝倒。郁怒致病影响气机而成肝郁气滞之证。

【取穴】3 组穴位

1 组：三阴交、复溜、太溪；

2 组：章门、期门、大都、曲泉、膻中、气海、肝俞；

3 组：胆俞、日月、行间、太冲、足临泣、中渚、肝俞。

【治法】

顺时针点按揉或顺经指推第 1 组穴位；点按揉或指推第 2、3 组穴位；经常暴怒者逆时针点按揉或逆经推第 3 组穴位。

（3）忧：忧是情感的抑郁，有忧郁、发愁之意。肺在志为忧，肺为相傅之官，主全身之气的升降出入运动，主治节，忧则肺的功能失常而肺气郁结，日久肺气耗散，临床表现以表情忧伤、抑郁寡欢、叹气频作、默默不语、睡眠不安多见。气郁还伤脾，可积液成痰，常见神志不清，痴呆不语，喉中痰鸣，肢体抽搐等症。

【取穴】3 组穴位

1 组：肺俞、脾俞、胃俞、肾俞、气海俞；

2 组：膻中、天突、中府、章门、神阙、气海、关元；

3 组：阴陵泉、足三里、公孙、太白、太渊。

【治法】

顺时针方向点按揉或顺经推上述穴位。

（4）思：思是指用意反复考虑。过度思虑，首先伤脾，影响运化，临床表现为食欲不振，脘腹胀满，大便溏泄等症；心为脾之母，思则气结，母气不行，母病及子，子盗母气，伤及心神，就会出现心悸、怔忡、健忘、失眠、面色萎黄、少言倦怠等心脾两虚之证，此乃思伤脾亦伤心之意。

【取穴】3 组穴位

1 组：脾俞、心俞、胃俞、膈俞；

2 组：章门、巨阙、神阙、气海、关元；

3 组：血海、阴陵泉、足三里、三阴交、公孙、通里、神门。

【治法】

顺时针方向点按揉或顺经推上述穴位。

（5）悲：悲为伤心、难过之意。多见心境凄凉，垂头丧气，叹息不已，愁眉不展，面色惨淡，有时泪涌而泣，声低而缓慢。悲属金，主要伤及心肺两脏。过度悲哀会使上焦郁而化火，消耗肺气，悲哀愁忧则心动，心动则五脏六腑皆受影响，所以悲伤肺，又伤心。因此抑郁悲伤不仅伤及肺，还常致多脏腑病变。

【取穴】3 组穴位

1 组：肺俞、心俞、气海俞；

2 组：中府、云门、膻中、天突、巨阙、神阙、关元、气海；

3 组：太渊、尺泽、列缺、通里、神门。

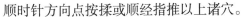

顺时针方向点按揉或顺经指推以上诸穴。

（6）恐：恐是害怕之意，是异常情况下的应激情绪。肾在志为恐，肾气不足则恐，恐惧过度，则消耗肾气，肾气下陷，升降失常，而出现尿频甚则二便失禁、阳痿、遗精、滑泄等病证。

【取穴】3组穴位

1组：百会、肾俞、命门、心俞、膈俞、关元俞、气海俞、八髎；

2组：巨阙、京门、神阙、气海、关元、中极；

3组：委中、委阳、昆仑、神门、内关。

【治法】

顺时针点按揉或顺经推上述穴位。

（7）惊：惊与恐相似，即惊吓之意。但惊为不自知，从外而致；恐为自知，从内而生。七情之惊致病，主要伤及心、胆两经。临床出现心悸、怔忡、惊厥等症。

【取穴】2组穴位

1组：肝俞、胆俞、心俞、期门、日月、巨阙；

2组：足临泣、阳陵泉、内关、外关、中渚、神门、通里。

【治法】

顺时针点按揉或顺经指推上述穴位。

4. 药膳调养法

（1）双花茶

[配方] 绿梅花、玫瑰花各等份。

[制法] 将绿梅花、玫瑰花同入杯中，用沸水冲泡，加盖，焖10分钟即可。

[功效] 清热解毒活血。

[用法] 当茶频频饮用，一般冲泡3~5次。

（2）当归尾赤芍散

[配方] 当归尾、赤芍各等份。

[制法] 将当归尾、赤芍切片，晒干或烘干，共研成细粉，瓶装备用。

[功效] 活血化瘀、和络通脉。

[用法] 每日2次，每次10g，温开水送服。

（3）柏子仁煮花生米

[配方] 柏子仁15g，花生米50g。

[制法] 将柏子仁晒干，去除外壳及种皮，阴干后备用。花生米捡去杂质，用温开水发泡1小时，捞出，与柏子仁同入锅中，加水适量，用小火煨炖至花生米熟烂即成。

[功效] 补气养血，健脾和胃。

[用法] 上下午分服，喝汤吃花生米和柏子仁。

（4）甘麦红枣蜜饮

[配方] 浮小麦30g，红枣10枚，炙甘草3g，蜂蜜30g。

[制法] 将浮小麦、红枣、炙甘草同入锅中，加水适量，煎煮2次，每次30分钟，合并煎液，趁热调入蜂蜜，搅匀即成。

[功效] 养心除烦，补脾安神。

[用法] 上下午分服。

（5）牡蛎肉枸杞子汤

［配方］鲜牡蛎肉 200g，枸杞子 20g。

［制法］将洗净的牡蛎肉切成片，与洗净的枸杞子同入锅中，加水适量，先以大火煮沸，再改小火煨炖至牡蛎肉熟烂，调入精盐、芝麻油，再煮片刻即成。

［功效］补肝肾，养心安神。

［用法］佐餐当菜，吃肉喝汤。

（6）玉竹茯神饼

［配方］玉竹 20g，茯神 30g，粳米 100g，白糖 30g。

［制法］将玉竹晒干，切片，研成细末；茯神切片，阴干，研成细粉；粳米淘净，研成细粉，与玉竹粉、茯神粉、白糖同入锅中，加水适量，调成糊状，用小火在平锅中摊烙成薄饼。

［功效］养阴宁心，镇静安神。

［用法］当点心，随意服用。

（7）麦冬莲心茶

［配方］麦冬 20g，莲子心 2g。

［制作］将麦冬洗净，晒干，与莲子心同入杯中，用沸水冲泡，焖 15 分钟即可。

［功效］清心除烦。

［用法］当茶频频饮用，一般可冲泡 3~5 次。

（8）夜交藤蜜饮

［配方］夜交藤 30g，蜂蜜 15g。

［制作］将夜交藤晒干，切段，入锅中，加水适量，煎煮 1 小时，去渣取汁，调入蜂蜜即成。

［功效］养心安神。

［用法］每晚临睡前服用 1 次。

第四节　调理偏颇体质

体质是人群中的个体在遗传的基础上，在环境的影响下，在生长、发育和衰老的过程中形成的结构、功能和心理特征上相对稳定的特殊状态。人体存在不同体质类型，已经得到中西医及国内外学者的公认，体质具有发生相关疾病的倾向性，也在一定程度上决定了疾病的发展与转归。偏颇体质之人，体内阴阳气血已经失调，但尚未发展成疾病，处于病与未病之间的亚健康状态。所以改善偏颇的体质，可预防亚健康的发生，防止其转化为疾病，是预防疾病的重要方法，体现了中医学"不治已病治未病"的预防思想。

中华中医药学会 2009 年 4 月 9 日在京发布了最新的《中医体质分类与判定》标准，是我国第一部指导和规范中医体质分类和体质辨识研究及应用的规范性文件，旨在为体质辨识及与中医体质相关疾病的防治、养生保健、健康管理提供依据，使体质分类科学化、规范化。该标准将体质分为平和质、气虚质、阳虚质、阴虚质、痰湿质、湿热质、血瘀质、气郁质、特禀质 9 个类型。各类体质特征如下：

1. 平和质（A 型）

［总体特征］阴阳气血调和，以体态适中、面色红润、精力充沛等为主要特征。

［形体特征］体形匀称健壮。

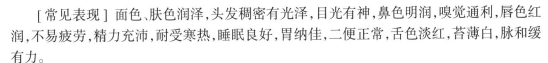

[常见表现] 面色、肤色润泽,头发稠密有光泽,目光有神,鼻色明润,嗅觉通利,唇色红润,不易疲劳,精力充沛,耐受寒热,睡眠良好,胃纳佳,二便正常,舌色淡红,苔薄白,脉和缓有力。

[心理特征] 性格随和开朗。

[发病倾向] 平素患病较少。

[对外界环境适应能力] 对自然环境和社会环境适应能力较强。

2. 气虚质(B型)

[总体特征] 元气不足,以疲乏、气短、自汗等气虚表现为主要特征。

[形体特征] 肌肉松软不实。

[常见表现] 平素语音低弱,气短懒言,容易疲乏,精神不振,易出汗,舌淡红,舌边有齿痕,脉弱。

[心理特征] 性格内向,不喜冒险。

[发病倾向] 易患感冒、内脏下垂等病;病后康复缓慢。

[对环境适应能力] 不耐受风、寒、暑、湿邪。

3. 阳虚质(C型)

[总体特征] 阳气不足,以畏寒怕冷、手足不温等虚寒性表现为主要特征。

[形体特征] 肌肉松软不实。

[常见表现] 平素畏冷,手足不温,喜热饮食,精神不振,舌淡胖嫩,脉沉迟。

[心理特征] 性格多沉静、内向。

[发病倾向] 易患痰饮、肿胀、泄泻等病;感受外邪易从寒化。

[对环境适应能力] 耐夏季不耐冬季;易感风、寒、湿邪。

4. 阴虚质(D型)

[总体特征] 阴津亏少,以口燥咽干、手足心热等虚热性表现为主要特征。

[形体特征] 体形偏瘦。

[常见表现] 手足心热,口燥咽干,鼻微干,喜冷饮,大便干燥,舌红少津,脉细数。

[心理特征] 性情急躁,外向好动,活泼。

[发病倾向] 易患虚劳、失精、少寐等病;感受外邪易从热化。

[对外界环境适应能力] 耐冬不耐夏;不耐受暑、热、燥邪。

5. 痰湿质(E型)

[总体特征] 痰湿凝聚,以形体肥胖、腹部肥满、口黏苔腻等痰湿表现为主要特征。

[形体特征] 体形肥胖,腹部肥满松软。

[常见表现] 面部皮肤油脂较多,多汗且黏,胸闷,痰多,口黏腻或甜,喜食肥甘甜黏,苔腻,脉滑。

[心理特征] 性格偏温和、稳重,多善于忍耐。

[发病倾向] 易患消渴、中风、胸痹等病。

[对外界环境适应能力] 对梅雨季节及湿重环境适应能力差。

6. 湿热质(F型)

[总体特征] 湿热内蕴,以面垢油光、口苦、苔黄腻等湿热表现为主要特征。

[形体特征] 形体中等或偏瘦。

[常见表现] 面垢油光,易生痤疮,口苦口干,身重困倦,大便黏滞不畅或燥结,小便短黄,男性阴囊潮湿,女性带下增多,舌质偏红,苔黄腻,脉滑数。

[心理特征] 容易心烦急躁。

[发病倾向] 易患疮疖、黄疸、热淋等病。

[对外界环境适应能力] 对夏末秋初湿热气候、湿重或气温偏高环境较难适应。

7. 血瘀质(G型)

[总体特征] 血行不畅,以肤色晦暗、舌质紫暗等血瘀表现为主要特征。

[形体特征] 胖瘦均见。

[常见表现] 肤色晦暗,色素沉着,容易出现瘀斑,口唇暗淡,舌暗或有瘀点,舌下络脉紫暗或增粗,脉涩。

[心理特征] 易烦,健忘。

[发病倾向] 易患癥瘕及痛证、血证等。

[对外界环境适应能力] 不能耐受寒邪。

8. 气郁质(H型)

[总体特征] 气机郁滞,以神情抑郁、忧虑脆弱等气郁表现为主要特征。

[形体特征] 形体瘦者为多。

[常见表现] 神情抑郁,情感脆弱,烦闷不乐,舌淡红,苔薄白,脉弦。

[心理特征] 性格内向不稳定、敏感多虑。

[发病倾向] 易患脏躁、梅核气、百合病及郁证等。

[对外界环境适应能力] 对精神刺激适应能力较差;不适应阴雨天气。

9. 特禀质(I型)

[总体特征] 先天失常,以生理缺陷、过敏反应等为主要特征。

[形体特征] 过敏体质者一般无特殊;先天禀赋异常者或有畸形,或有生理缺陷。

[常见表现] 过敏体质者常见哮喘、风团、咽痒、鼻塞、喷嚏等;患遗传性疾病者有垂直遗传、先天性、家族性特征;患胎传性疾病者具有母体影响胎儿个体生长发育及相关疾病特征。

[心理特征] 随禀质不同情况各异。

[发病倾向] 过敏体质者易患哮喘、荨麻疹、花粉症及药物过敏等;遗传性疾病如血友病、先天愚型等;胎传性疾病如五迟(立迟、行迟、发迟、齿迟和语迟)、五软(头软、项软、手足软、肌肉软、口软)、解颅、胎惊等。

[对外界环境适应能力] 适应能力差,如过敏体质者对易致过敏季节适应能力差,易引发宿疾。

需要通过相关量表分析判定各种体质,调养方法主要有:中药调养、膳食调养、经络调养、情志调养、运动调养等,兹不赘述。

第十八章　睡眠障碍分类概述

　　美国睡眠医学会组织编著的《睡眠障碍国际分类》(第3版)系统阐述了睡眠及其相关疾病临床分类、定义、临床诊断标准、基本临床特征、病理生理亚型、流行病学和遗传学等特点以及客观诊断方法和鉴别诊断要点,并对疾病认识与理解中存在的问题和展望给予了科学的提示。

　　《睡眠障碍国际分类》的重要性就在于为临床睡眠医师明确定义了什么是临床睡眠医学及其学科所涉及的疾病诊疗范围,有助于认识和定义特定的睡眠疾病状态,了解其发病机制、预后、病程和遗传性等诸多重要信息。从而指导医师在睡眠及其相关疾病的临床实践中正确选择诊断技术、提供有效的治疗方法和制定切实可行的干预措施。根据ICSD-3将睡眠障碍分类,详见表18-1。

表 18-1　ICSD-3 睡眠障碍分类

睡眠障碍	分类		其他
失眠	1. 慢性失眠		孤立症状和正常变异
	2. 短期失眠		1. 卧床时间过多
	3. 其他失眠		2. 短睡眠者
睡眠相关呼吸障碍	1. 阻塞性睡眠呼吸暂停	①成人阻塞性睡眠呼吸暂停	1. 鼾症
		②儿童阻塞性睡眠呼吸暂停	2. 夜间呻吟
	2. 中枢阻塞性睡眠呼吸暂停综合征	①中枢性阻塞性睡眠呼吸暂停伴陈-施呼吸	
		②内科疾病所致中枢性阻塞性睡眠呼吸暂停不伴陈-施呼吸	
		③高海拔周期性呼吸所致中枢性阻塞性睡眠呼吸暂停	
		④药物或物质导致的中枢性阻塞性睡眠呼吸暂停	
		⑤原发性中枢性阻塞性睡眠呼吸暂停	

续表

睡眠障碍	分类	其他
	⑥婴儿原发性中枢性阻塞性睡眠呼吸暂停	
	⑦早产儿原发性中枢性阻塞性睡眠呼吸暂停	
	⑧治疗后中枢性阻塞性睡眠呼吸暂停	
	3. 睡眠相关肺泡低通气障碍 ①肥胖低通气综合征	
	②先天性中枢性肺泡低通气综合征	
	③迟发型中枢性肺泡低通气综合征	
	④特发性中枢性肺泡低通气综合征	
	⑤药物或物质导致的睡眠相关肺泡低通气	
	⑥内科疾病导致的睡眠相关肺泡低通气	
	4. 睡眠相关低氧血症	
中枢嗜睡性疾病	1. 1型发作性睡病	长睡眠者
	2. 2型发作性睡病	
	3. 特发性过度睡眠	
	4. 克莱恩 - 莱文（Kleine-Levin）综合征	
	5. 疾病引起的过度睡眠	
	6. 药物或物质引起的过度睡眠	
	7. 精神疾病相关的过度睡眠	
	8. 睡眠不足综合征	

续表

睡眠障碍	分类		其他
睡眠、清醒昼夜节律障碍	1. 睡眠 - 清醒时相前移障碍		
	2. 无规律型睡眠 - 清醒节律紊乱		
	3. 非 24 小时睡眠 - 清醒节律障碍		
	4. 倒班工作障碍		
	5. 时差障碍		
	6. 未分类的睡眠 - 清醒昼夜节律障碍		
异态睡眠	1. NREM 相关异态睡眠	①觉醒障碍（发生在 NREM 睡眠期）	睡眠呓语
		②意识模糊性觉醒	
		③睡行症	
		④睡惊症	
		⑤睡眠相关进食障碍	
	2. REM 相关异态睡眠	① REM 睡眠行为异常	
		②复发孤立性睡眠瘫痪	
		③梦魇症	
	3. 其他异态睡眠	①爆炸头综合征	
		②睡眠相关幻觉	
		③睡眠遗尿	
		④内科疾病导致的异态睡眠	
		⑤药物或物质导致的异态睡眠	
		⑥未分类的异态睡眠	
睡眠相关运动障碍	1. 不宁腿综合征		1. 多发片段肌阵挛
	2. 周期性肢体运动障碍		2. 睡前足震颤和交替性腿部肌肉活动
	3. 睡眠相关腿部肌肉痉挛		3. 睡眠惊跳

睡眠障碍	分类	其他
	4. 睡眠相关磨牙症	
	5. 睡眠相关节律性运动障碍	
	6. 良性婴儿睡眠肌阵挛	
	7. 睡眠起始脊髓固有束肌阵挛	
	8. 疾病引起的睡眠相关有运动障碍	
	9. 药物或物质引起的睡眠相关运动障碍	
	10. 未分类的睡眠相关运动障碍	
其他睡眠障碍	1. 致死性家族性失眠	
	2. 睡眠相关性癫痫	
	3. 睡眠相关性头痛	
	4. 睡眠相关性喉痉挛	
	5. 睡眠相关性胃食管反流	
	6. 睡眠相关性心肌缺血	

第十九章 失 眠

第一节 概 述

失眠是指尽管有充足的睡眠机会和环境,仍持续出现睡眠起始困难、睡眠时间减少、睡眠完整性破坏或睡眠质量下降,并引起相关的日间功能损害的一种主观体验,也称为失眠障碍。临床上,失眠是最常见的睡眠障碍。2014 年发布的 ICSD-3 将失眠分为慢性失眠障碍(chronic insomnia disorder, CID)和短期失眠障碍(short-term insomnia disorder, STID)和其他失眠障碍(other insomnia disorder, OID)。诊断失眠的三个必要因素为持续存在睡眠困难、睡眠机会充足、与睡眠问题相关的日间功能损害。

【流行病学】

30%~35% 的人群存在一过性失眠症状,其中 10% 的人群符合慢性失眠障碍的临床诊断,失眠可见于任何年龄,慢性失眠障碍常见于女性、老年人、有躯体疾病、精神障碍或物质使用者以及社会经济水平较低者。老年患者居多,可能与睡眠连续性差、基础疾病和药物影响有关。短期失眠障碍常见于女性和老年人。但目前关于短期睡眠障碍的确切患病率还不是很清楚,在婴幼儿期诊断此病很难,在这一年龄段很难将应激事件与睡眠紊乱联系起来。成人的患病率在 15%~20%。中国睡眠研究会 2017 年发布的《中国青年睡眠现状报告》显示我国 10~45 岁的人群中, 76% 的受访者表示入睡困难, 45.8% 的受访者睡眠表浅,早晨醒来过早占 28.5%, 28.1% 的受访者存在难以入睡,一觉睡到天亮的只有 11%。而在 2018 年发布的《中国睡眠诊疗现状调查报告》的数据显示,我国睡眠障碍患者约五六千万人,就诊的患者却不足 2%,治疗的状况更不容乐观。尽管全国有 2 000 多家睡眠服务门诊,但在中国发达地区,每 100 万睡眠障碍患者的床位只有 5.8 张。

【病因】

引起失眠的原因很多,常见的有:

1. 生理因素 睡前饥饿或过饱、过度疲劳、性兴奋等状态下可引起失眠。

2. 社会心理因素 生活和工作中发生各种不愉快事件,造成抑郁、焦虑、紧张等应激反应时往往会伴有失眠。

3. 环境因素 噪音、光照、室温过高或过低、空气污浊或异味、居住拥挤、卧具不适或睡眠环境的变换等都会导致失眠。

4. 精神疾病 大部分的精神疾病都存在睡眠障碍,如焦虑症、抑郁症、精神分裂症、老年痴呆、强迫症等。

5. 药物与食物因素 酒精、咖啡因类、茶叶等兴奋性饮料饮用时间不当或过量,药物依赖和戒断时,或者某些药物的不良反应,如抗心律失常药(奎尼丁)、类固醇激素、左旋多巴等。

6. 睡眠节律变化　生物钟节律的紊乱,如白天和黑夜频繁轮班、跨时区旅行等。

7. 神经系统疾病和躯体疾病　这些疾病的病理生理变化影响睡眠中枢结构,或者疾病致残、疼痛和不适,以及患病后继发的心理情绪变化。例如,帕金森病与甲状腺功能亢进症常导致失眠,类风湿关节炎患者常因疼痛而失眠。

8. 生活行为因素　日间休息过多、抽烟、睡前运动过多等,对睡眠产生不利影响。

9. 性格特征　过于细致敏感的性格特征在失眠发生中也有一定作用。例如,患者对身体健康要求过高、过分关注,对生活和工作谨慎过度,或凡事习惯往坏处想,常处于高度警觉态者,都容易发生失眠。

【发病机制】

失眠的发病机制较为复杂,目前仍未有很清楚的认识,比较公认的理论是过度觉醒假说和3P假说。这两种假说分别是神经生物学和认知行为学的代表。

1. 过度觉醒假说　是目前被广泛接受的失眠病理机制的观点之一。认为失眠是一种过度觉醒的障碍。这种过度觉醒在不同水平上得到体现,包括躯体水平、情感水平、认知水平及皮层水平。此外,这种过度觉醒不仅仅是夜间睡眠的缺失,并且是横跨24小时的个体高觉醒状态。失眠患者可出现NREM睡眠期间高频脑电(EEG)活动增加、白天多次小睡潜伏期延长、24小时代谢率增加、自主神经功能活动增加、下丘脑-垂体-肾上腺轴过度活跃及炎症因子释放增加等。来自神经影像学的研究也支持过度觉醒的理论,在清醒向非快速眼动睡眠转化时,失眠患者在促觉醒脑区(如上行网状激动系统、下丘脑和丘脑)表现出更少的葡萄糖代谢率。

2. 3P假说　又称Spielman假说,是用来解释失眠的发生、发展和持续的被广泛接受的认知行为学假说。3P指的是易感因素(Predisposing Factor)、促发因素(Precipitating Factor)、维持因素(Perpetuating Factor)。该假说假设失眠的发生和维持是由这三个因素累积超过了发病所需的阈值所导致。一般来说,易感因素包括年龄、性别、遗传及性格特征等因素,使个体对失眠易感。促发因素包括生活事件及应激等因素,可引起失眠症状的急性发生。而维持因素是指使失眠得以持续的行为和信念,包括应对短期失眠所导致的不良睡眠行为(如延长在床时间)及由短期失眠所导致的焦虑和抑郁症状等。目前广泛应用的认知行为治疗的理论依据即是建立在该假说基础之上,而着力于消除失眠的维持因素(如不良的睡眠行为、条件反射的建立及过度觉醒等)。

3. 其他病理生理学假说　包括:①刺激控制假说:该假说认为,与睡眠相关的刺激(比如安静或者黑暗的卧室)发展为强化睡眠的特定刺激,而失眠是由于促睡眠相关刺激不足或者阻碍睡眠刺激的出现所导致。针对失眠的刺激控制疗法是将与睡眠相关的刺激跟其他活动相关的刺激分离。②认知假说:认知假说,认为患有失眠的个体更倾向于具有过度忧虑和不愉快的插入思维,特别是与不能得到足够睡眠和睡眠紊乱相关后果。这些忧虑可能发展成为睡眠相关焦虑、睡眠相关威胁的警觉增加(如频繁检查时间)并最终导致急性睡眠干扰的幅度增加。③快速眼动睡眠不稳定假说(REM Sleep Instability):该假说认为,主观的失眠体验与REM睡眠比率下降和REM睡眠脑电觉醒增加有关。片段化的REM睡眠可促进失眠患者有觉醒增加和非恢复性睡眠的体验,从而导致主观与客观睡眠的差异。

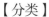

【分类】

1994 年出版的《美国精神疾病诊断和统计手册》第 4 版（DSM-Ⅳ）提出了失眠既是症状又是疾病的概念，并维持了近 20 年。它将失眠分为原发性、继发性和相关性三类。国际疾病分类 ICD-10 把失眠分为了原发性失眠和继发性失眠，分别归类于第五章精神和行为障碍、第六章神经系统疾病中。2005 年发布的《睡眠障碍国际分类》第 2 版（ICSD-2）将失眠分为原发性睡眠障碍或者有潜在"原发"精神、躯体或物质滥用相关的继发性失眠。2014 年发布的 ICSD-3 抛弃了 ICSD-2 中复杂的失眠分类，分为慢性失眠障碍、短期失眠障碍和其他失眠障碍三类，分类更为清晰、明确。无论患者是否与其他可能干扰睡眠的潜在病因共病，这些诊断都适用。

第二节 失眠的临床表现

失眠的主要临床表现有入睡困难、睡眠时间减少、睡眠质量差、日间功能损害等。不同类型失眠的临床表现也有所差异。

一、慢性失眠障碍

慢性失眠障碍的临床基本特征是频繁、持续的睡眠起始或维持困难，导致患者对睡眠不满意，且持续时间超过 3 个月。除存在失眠的主诉，还伴随因睡眠质量不佳导致苦恼和 / 或引起家庭、社会、职业、学业或其他重要功能受损。尽管每晚有足够的睡眠机会和适宜环境去睡眠，患者仍出现睡眠紊乱及相关清醒状态时的症状。慢性失眠障碍可单独出现，也可与精神障碍、内科疾病或物质滥用等情况并存。

1. 睡眠起始困难或睡眠维持困难　睡眠维持困难可表现为夜间醒后难以再次入睡，或者在期望起床时间之前醒来。慢性失眠障碍患者可以仅有睡眠起始困难，或仅有睡眠维持困难，不过更常见的是二者同时存在。随时间推移，睡眠维持困难可能发展为睡眠起始困难，反之亦然。最初同时存在两种症状的患者在一段时间后，症状可能仅存其中之一。需要注意的是，与睡眠起始和睡眠维持相关的其他主诉还有睡眠质量差、醒后无清爽感和非恢复性睡眠，如果只存在这些睡眠相关主诉，而无失眠症状，则不能诊断为失眠障碍。

2. 日间功能损害　慢性失眠患者还存在白天幸福感减少，伴有周身不适、过度关注睡眠问题、对睡眠问题的担忧等临床表现，这些症状可在日间持续存在，并随就寝时间的临近而加强。慢性失眠患者通常有意识地强迫自己入睡，但仍然难以入睡，从而可能引发焦虑。某些慢性失眠障碍患者在周围环境干扰或刻意努力入睡时会出现条件性觉醒反应。此类患者在离开卧室不刻意睡眠时，会轻松地入睡，然而一旦回到卧室，就出现认知和生理性觉醒。

二、短期失眠障碍

短期失眠障碍的临床特征是短期内的睡眠起始或维持困难，导致患者对睡眠不满，持续时间不超过 3 个月。除睡眠问题的主诉外，还伴随因睡眠不佳导致日间苦恼和（或）引起家庭、社会、职业、学业或其他重要功能受损。尽管每晚有足够的睡眠机会和适宜环境去睡眠，患者仍出现睡眠紊乱及相关清醒状态时的症状。短期失眠障碍可单独出现，也可与精神障碍、内科疾病或物质使用等情况并存。有时,失眠也可间断性发作,此类常常与白天应激事件的发生有关。

当失眠是由应激事件引起时,如亲人离世,重大疾病,或离婚,则相应的特征还可能包括与特定应激相关的焦虑、担忧、沉思、伤心或抑郁。如使用酒精、毒品或私自用药,也可表现出与之相关的附加症状。

三、其他失眠障碍

此类睡眠障碍是指存在睡眠起始困难和 / 或睡眠维持困难的失眠障碍症状,但不符合慢性失眠障碍或短期失眠障碍的诊断标准。某些情况下,当需要更多诊断依据才能诊断慢性失眠障碍或短期失眠障碍的诊断时,可临时使用这一诊断。

四、孤立症状和正常变异

1. 卧床时间过多　卧床时间过多的患者表现为孤立的失眠症状如睡眠潜伏时间延长或夜间清醒时间较长,但不伴有日间功能损害症状或不抱怨失眠。对于儿童,此类情况可能在父母或照护者对孩子睡眠需求的期待不适当时,每晚习惯给孩子分配过度的床上活动时间。对于成年人,此类模式常见于那些无主诉的人群,他们的习惯卧床时间显著长于所需睡眠时间。例如,退休者或无业者可能会每晚花费更多的时间在床上,但延长的清醒期并不使他们烦恼。目前,流行病学和实验性研究并不能确定不良健康结果是否与主观睡眠困难 / 不满和客观睡眠持续时间、睡眠潜伏时间、睡眠连续性之间有强关联。

2. 短睡眠者　有些人常规每晚平均睡眠时间少于 6 小时,但没有睡眠 / 觉醒主诉。如果他们没有睡眠困难和明显日间功能失调的主诉,则被认为是正常短睡眠者。这类人群相对平均较少的睡眠时间并不是由于长期刻意的睡眠限制,如睡眠不足综合征(insufficient sleep syndrome)所致,而是一种睡眠需求少的本质特征。长期短睡眠的临床意义和其亚型分类尚无定论。一些研究发现,短睡眠与代谢、心血管和其他形式的躯体疾病有关。不同原因造成的睡眠时间短,可能有不同的病理生理机制。目前,对于睡眠时间每晚少于 6 小时的人群,除非他们符合任何一种失眠障碍亚型的诊断标准,否则都不能诊断为失眠障碍。

五、矛盾性失眠

又称为睡眠状态感知错误,患者诉说的睡眠紊乱的严重程度与客观检查记录的睡眠紊乱程度不一致。这种类型的失眠患者有严重低估自己的实际睡眠时间的倾向。实质上,他们将许多实际的睡眠时间感知成清醒。尽管标准多导睡眠监测显示患者睡眠结构大致正常,但仍然抱怨存在其他类型失眠障碍常见的睡眠 / 觉醒症状。一些应用神经成像或睡眠脑电图光谱分析技术的研究提示患者睡眠 / 觉醒调控系统有改变,该发现可能解释主观睡眠感觉和客观睡眠检查不一致的原因。

第三节　失眠的诊断与鉴别诊断

【诊断】

1. 慢性失眠障碍的诊断标准　根据 ICSD-3,慢性失眠障碍诊断必须同时符合 A-F 项标准,见表 19-1。

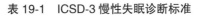

表 19-1　ICSD-3 慢性失眠诊断标准

A. 患者报告,或由患者的父母或照护者发现,以下一项或多项症状:

　　(1)入睡困难

　　(2)睡眠维持困难

　　(3)比期望的时间过早醒来

　　(4)在合适的作息时间拒绝就寝

　　(5)无父母或照护者干预时,入睡困难

B. 患者报告,或患者的父母或照护者观察到患者存在下列与夜间睡眠困难相关的症状:

　　(1)疲劳或萎靡不振

　　(2)注意力、专注力或记忆力下降

　　(3)社交、家庭、职业或学业等功能损害

　　(4)情绪不稳或易激惹

　　(5)日间嗜睡

　　(6)行为问题(比如活动过度、冲动或攻击性行为)

　　(7)动力、精力或工作主动性下降

　　(8)易犯错或易出事故

　　(9)对自己的睡眠质量非常关切或不满意

C. 睡眠和觉醒的异常不能完全被不合适的睡眠机会(比如:充足的睡眠时间)或环境(比如:黑暗、安静、安全、舒适的环境)不佳解释

D. 睡眠困难和相关的白天症状每周至少出现三次

E. 睡眠困难和相关的白天症状持续至少三个月

F. 睡眠和觉醒困难不能被其他的睡眠障碍更好地解释

注释:

①各年龄段均可出现睡眠起始困难、睡眠维持困难或早醒。在适宜作息时间抗拒上床睡眠和没有家长或照护者干预下难以独自入睡的情况多见于儿童和由于严重功能受损需他人照护的老年人(如痴呆患者)。

②某些慢性失眠患者可能在几年内反复出现持续数周的睡眠/觉醒困难,而每次症状持续尚未达到 3 个月的时间标准。鉴于这类患者在一段时间内持续出现间断睡眠问题,此时也应诊断慢性失眠障碍。

③对于某些规律使用催眠药物的患者可能在服药期间睡眠较好,不满足失眠障碍的诊断标准。而一旦停药,这些患者可能符合以上诊断标准。对于这类患者特别是明显担心停用催眠药物不能睡眠的,可以适用本诊断。

④某些其他共存疾病,如慢性疼痛综合征或胃食管反流病(gastroesophageal reflux disease,GERD)可能导致的睡眠/觉醒困难。如果这些疾病是明确引起睡眠问题的唯一原因,不应再诊断失眠障碍。不过,多数情况下,这些慢性疾病并不是引起失眠的唯一原因。是否需要单独诊断失眠障碍,关键在于以下决定因素:"直接由共存疾病因素导致的睡眠问题出现多长时间(如疼痛或 GERD)?"或者"无共存疾病时是否也有睡眠/觉醒困难?""是否持续存在认知或行为因素(如负性期望、条件性觉醒、睡眠习惯不良),提示失眠病程存在自发方面的因素?"如果不能证实患者睡眠/觉醒困难完全由现有疾病所导致,并

且可以从睡眠/觉醒困难的治疗中获益,则需要诊断慢性失眠障碍。

2. 短期失眠障碍的诊断标准 短期失眠障碍的诊断标准与慢性失眠障碍类似,但病程少于3个月,且没有频率的要求。

【失眠的诊断流程】

中国睡眠研究会在2017年发布了《中国失眠症诊断和治疗指南》,失眠的诊断流程如下,见图19-1:

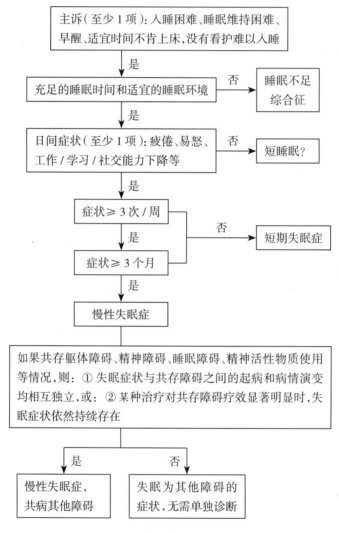

图 19-1 失眠障碍的诊断流程

【辅助检查】

1. 体格检查、实验室检查和精神检查 一些常见躯体疾病如高血压、脑血管病等脑器质性疾病、心血管病、严重肝肾功能损害等,可能是失眠的诱发因素,也可以长期与失眠共病存在相互影响,因此体格检查和相关的实验室检查是必要的。

精神障碍与失眠的关系更为密切,失眠也是抑郁发作、躁狂状态、焦虑状态、物质滥用依赖等的诊断性症状之一,失眠在精神分裂症、人格障碍患者中也常见,因此精神检查应作为

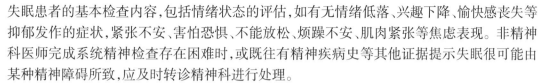

失眠患者的基本检查内容,包括情绪状态的评估,如有无情绪低落、兴趣下降、愉快感丧失等抑郁发作的症状,紧张不安、害怕恐惧、不能放松、烦躁不安、肌肉紧张等焦虑表现。非精神科医师完成系统精神检查存在困难时,或既往有精神疾病史等其他证据提示失眠很可能由某种精神障碍所致,应及时转诊精神科进行处理。

2. 主观测评工具

(1)睡眠日记:睡眠日记的基本模式是以每天 24 小时为单元,常见的起止时间是早 8 点到第二天早 8 点,记录每个小时的活动和睡眠情况,连续记录时间一般要求是两周,至少也要记录一周。睡眠日记能获得患者睡眠状况和昼夜节律的相对准确和客观的信息,是评估和分析患者的睡眠质量和睡眠 - 觉醒节律的相对简便而可靠度较高的依据。睡眠日记的设计,可以结合临床医疗和科学研究的不同需要,在细节上做调整。

(2)量表评估:临床上可以用症状问卷量表失眠,评价匹兹堡睡眠质量指数(PSQI)是最常用的睡眠评定量表之一,用于评定最近 1 个月的睡眠质量。选择量表时,根据具体的临床或研究需要选择相应的量表。详见本书第三章和第四章。

3. 客观测评工具

(1)多导睡眠监测(Polysomnography, PSG):失眠患者的典型 PSG 表现包括睡眠潜伏时间延长(> 30 分钟)、TST 减少、WASO 增加和睡眠效率下降。还能观察到快速眼球运动(REM)睡眠潜伏时间延长、觉醒指数增高、N1 期睡眠增加、N3 期睡眠减少。详见本书第五章第一节。

(2)多次睡眠潜伏时间试验(multiple sleep latency test, MSLT):MSLT 发现睡眠潜伏期和 REM 潜伏期显著缩短,提示白天警觉性正常。详见本书第六章第一节。

(3)体动记录检查(Actigraphy):是评估睡眠 - 觉醒节律、确定睡眠形式的有效方法。体动记录检查可以用数值和图表的形式反映醒 - 睡模式,估算睡眠潜伏时间、总睡眠时间、清醒次数、睡眠效率等。详见本书第八章第二节。

【鉴别诊断】

失眠可以作为独立疾病存在(失眠障碍),也可以与其他疾病共同存在(共病性失眠障碍)或是其他疾病的症状之一。在诊断失眠时需要区别是单纯的失眠障碍、共病性失眠障碍还是失眠症状。确定失眠诊断的过程中都需要进行系统的病史询问、体格检查、失眠相关临床检查以明确失眠的病因和共病障碍。

1. 昼夜节律失调性睡眠 - 觉醒障碍(circadian rhythm sleep-wake disorder, CRSWD) 是由于内源性睡眠时钟结构或功能调节紊乱引起的昼夜节律失调引起的持续的、反复的睡眠 - 觉醒紊乱,通过睡眠日记、早晚问卷、检测昼夜褪黑素分泌及核心体温变化规律及 24 小时体动记录检查连续记录患者睡眠 - 觉醒周期变化、PSG 所记录的睡眠时间和睡眠周期这些特征均有助于与失眠相鉴别。

2. 睡眠相关呼吸障碍(sleep related breathing disorder, SRBD) 多见于中年肥胖男性患者,在睡眠过程中出现打鼾、反复出现呼吸暂停、憋气等现象,醒后常感疲劳或无恢复感,白天易出现头晕、头痛、过度嗜睡或记忆力减退等。PSG 能记录到典型的睡眠呼吸暂停低通气事件,伴有呼吸相关的觉醒事件、片段化睡眠可以帮助鉴别。

3. 不宁腿综合征(restless leg syndrome, RLS) 主要表现为夜间睡眠时或处于安静状态下,肢体尤其下肢出现极度的不适感伴有强烈的想活动肢体的欲望,迫使患者不停地活动下肢或下地行走,因此严重干扰睡眠。但不宁腿综合征有特征性的临床主诉,或阳性家族遗传史,或 PSG 发现入睡潜伏期延长、睡眠觉醒次数增多、伴周期性肢体运动指数明显增高(＞5 次 / 小时),这些可帮助其与失眠相鉴别。

4. 周期性肢体运动障碍(periodic limb movement disorder, PLMD) 是指在睡眠中出现周期性的、反复的、高度刻板的肢体运动,患者对睡眠中的周期性肢体运动现象并未察觉,而常常被同睡者发现。PSG 对该病有诊断价值。在胫前肌肌电图上可以记录到肌肉重复的收缩,并伴有肢体活动相关的微觉醒,每次持续 0.5~10 秒,至少连续出现 4 次,这些可帮助鉴别诊断。

5. 睡眠不足综合征(insufficient sleep syndrome) 有些人的日间过度思睡、疲劳和夜间睡眠减少的原因在于其过度延长日间工作时间,或有意延迟睡眠以便从事娱乐或社交活动。当给其充足的时间睡眠时,他们容易启动并维持正常睡眠。慢性失眠患者尽管有足够的时间睡眠,往往入睡后觉醒时间延长和总睡眠时间缩短。此外,慢性失眠通常不伴随客观的日间过度思睡和不经意的日间睡眠发作,但此症状经常见于强迫性睡眠不足综合征患者。

失眠的鉴别需要比较系统的诊断思路,首先根据年龄、性别、病程、睡眠卫生习惯、失眠主诉的特征、已知或潜在的未知疾病对失眠症状的影响、伴随的症状演变等,来确定是失眠障碍,还是继发于其他障碍的失眠症状。这包括系统性疾病导致的失眠或由各种睡眠疾病导致的失眠,在失眠患者可能同时伴发其他疾病,还要区别其他疾病是失眠的病因还是共病。根据 2017 年发布的《中国失眠症诊断和治疗指南》,睡眠症状的评估流程见图 19-2。

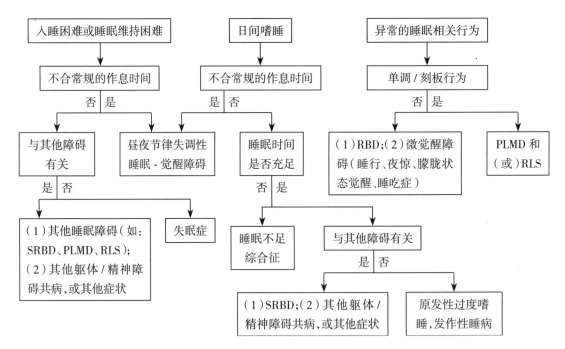

图 19-2　睡眠症状的评估流程

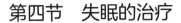

第四节　失眠的治疗

【概述】

（一）治疗的目标

1. 增加有效睡眠时间和／或改善睡眠质量；

2. 改善失眠相关性日间损害；

3. 减少或防止短期失眠症向慢性失眠症转化；

4. 减少与失眠相关的躯体疾病或精神障碍共病的风险。

（二）疗效评估

1. 失眠障碍治疗过程中，一般需要每个月进行一次临床评估。

2. 在治疗过程中每6个月或旧病复发时，需对患者睡眠情况进行全面评估。评估方法包括：主观性评估（临床症状、量表评估和问卷调查）与客观性评估（主要包括神经电生理监测，如PSG、体动记录检查等）。持续性评估有助于分析治疗效果和指导制定下一步治疗方案。

3. 在进行一种治疗方法或者联合治疗方法无效时，应该考虑进行更换其他心理行为疗法、药物疗法与联合疗法，同时应该注意重新进行病因筛查与其他共存疾病的评估。

4. 中止治疗6个月后需要重新进行评估，因为中止治疗6个月后是失眠症状复发的高发期。

【药物治疗】

（一）治疗目标

药物治疗的主要目标是缓解症状、改善睡眠质量和／或延长有效睡眠时间、缩短睡眠潜伏期、减少入睡后觉醒次数，实现疗效和潜在的药物不良反应之间的平衡，提高患者对睡眠质和量的主观满意度，恢复社会功能，提高患者的生活质量。

药物治疗过程中，应根据以下方面选择药物种类：①临床症状；②治疗目的；③既往治疗疗效；④患者的倾向性意见；⑤费用；⑥可获得性；⑦共患疾病；⑧禁忌证；⑨联合用药之间的相互作用；⑩不良反应。

（二）治疗原则

1. 在病因治疗、认知治疗和睡眠健康教育的基础上，酌情给予催眠药物。

2. 个体化　用药剂量应遵循个体化原则，小剂量开始给药，一旦达到有效剂量后不轻易调整药物剂量。

3. 给药原则　按需、间断、足量。每周服药3~5天而不是连续每晚用药。需长期药物治疗的患者宜"按需服药"，即预期入睡困难时，镇静催眠药物在上床前5~10分钟服用；上床30分钟后仍不能入睡时服用；比通常起床时间提前多5小时醒来，且无法再次入睡时服用（仅适合使用短半衰期的药物）；当第2天日间有重要工作或事情时可于睡前服用；抗抑郁药不能采用间歇疗程的方法。

4. 疗程　应根据患者睡眠情况来调整用药剂量和维持时间；超过4周的药物干预需要每个月定期评估，每6个月或旧病复发时，需对患者睡眠情况进行全面评估；必要时变更治疗方案，或者根据患者的睡眠改善状况适时采用间歇治疗。

5. 特殊人群　儿童、孕妇、哺乳期妇女、肝肾功能损害、重度睡眠呼吸暂停综合征、重症肌无力患者不宜服用催眠药物治疗。

（三）用药次序

推荐用药顺序为：①短、中效的苯二氮䓬受体激动剂（BzRAs）或褪黑素受体激动剂（如雷美替胺）；②其他 BzRAs 或褪黑素受体激动剂；③具有镇静作用的抗抑郁剂（如曲唑酮、米氮平、氟伏沙明、多塞平），尤其适用于伴有抑郁和 / 或焦虑症的失眠患者；④联合使用 BzRAs 和具有镇静作用的抗抑郁剂；⑤处方药如抗癫痫药、抗精神病药不作为首选药物使用，仅适用于某些特殊情况和人群；⑥巴比妥类药物、水合氯醛等虽已被美国食品药品监督管理局（FDA）批准用于失眠的治疗，但临床上并不推荐应用；⑦非处方药如抗组胺药常被失眠患者用于失眠的自我处理，临床上并不推荐使用。此外食欲素受体拮抗剂中的苏沃雷生（Suvorexant）已被 FDA 批准用于失眠的治疗。

（四）药物分类

FDA 批准的用于失眠治疗的药物包括部分 BzRAs、褪黑素受体激动剂、多塞平和食欲素受体拮抗剂等。大量的随机对照试验已经验证了 BzRAs 的短期疗效，但只有很少的对照试验验证此类药物的长期疗效。有些处方药超说明书使用范围来治疗失眠，包括抗抑郁药和抗癫痫药等。

1. 苯二氮䓬受体激动剂　BzRAs 包括苯二氮䓬类药物（BZDs）和非苯二氮䓬类药物（NBZDs）。两者都结合 γ- 氨基丁酸（GABA）A 受体，通过作用于 α 亚基协同增加 GABA 介导的氯离子通道开放频率，促进氯离子内流。这可增强 GABA 的抑制作用，通过抑制兴奋中枢而产生镇静催眠作用。BzRAs 对睡眠潜伏期、入睡后觉醒时间及总睡眠时间等睡眠质量指标均有不同程度改善，但大多不能优化睡眠结构（右佐匹克隆除外）。

BZDs 主要包括艾司唑仑、三唑仑、地西泮、阿普唑仑、劳拉西泮、氯硝西泮。对焦虑性失眠患者的疗效较好。可增加总睡眠时间，缩短入睡潜伏期，减少夜间觉醒频率，但可显著减少慢波睡眠，导致睡后恢复感下降。最常见的不良反应包括头晕、口干、食欲不振、便秘、谵妄、遗忘、跌倒、潜在的依赖性、次日残留的镇静作用、恶化慢性阻塞性肺疾病和阻塞性睡眠呼吸暂停综合征症状，以及突然停药引起的戒断综合征。

NBZDs 包括右佐匹克隆、佐匹克隆、唑吡坦、扎来普隆。该类药物半衰期短，催眠效应类似 BZDs，对正常睡眠结构破坏较少，比 BZDs 更安全，日间镇静和其他不良反应较少。该类药物可以缩短客观和主观睡眠潜伏期，尤其是对于年轻患者和女性患者更明显。部分 BZDs 并没有明确推荐用于治疗失眠，需考虑药物活性持续时间对患者的影响，或者存在共病的患者能否从此类药物中获益。

2. 褪黑素受体激动剂　雷美替胺属于褪黑素 MT_1 和 MT_2 受体激动剂，已被 FDA 批准用于失眠的药物治疗，用于治疗以入睡困难为主诉的失眠及昼夜节律失调导致的失眠症。

3. 具有镇静作用的抗抑郁药　尤其适用于抑郁和 / 或焦虑伴发失眠症的治疗，失眠的治疗剂量低于抗抑郁作用所要求的剂量，这类药物包括：①曲唑酮：5- 羟色胺（5-HT）受体拮抗 / 再摄取抑制剂（SARIs），相比三环类抗抑郁药，无或只有很小的抗胆碱能活性，适合合并抑郁症、重度睡眠呼吸暂停综合征及有药物依赖史的患者；②米氮平：去甲肾上腺素能和特异性 5-HT 能抗抑郁剂（NaSSA），通过阻断 $5-HT_{2A}$ 受体、组胺 H_1 受体而改善睡眠，可以增加睡眠的连续性和慢波睡眠，缩短入睡潜伏期，增加总睡眠时间，改善睡眠效率，尤其是对于伴有失眠的抑郁症患者,可以改善客观睡眠参数;③氟伏沙明:具有镇静作用的选择性5-HT 再摄取抑制剂(SSRIs),对 α- 肾上腺素能、β- 肾上腺素能、组胺、M- 胆碱能、多巴胺能或 5-HT 受体几乎不具有亲和性,可以通过延缓体内褪黑素代谢,升高内源性褪黑素的浓度来改善睡眠,缩短 REM 期睡眠时间,同时不增加觉醒次数,延长抑郁患者的 REM 睡眠潜伏期,改善抑郁和焦虑患者的睡眠;④多塞平:三环类抗抑郁药(TCAs),为 FDA 批准的唯一一种可用于治疗失眠的抗抑郁药,可阻断 5-HT 和去甲肾上腺素的再摄取而发挥抗抑郁作用,同时可拮抗胆碱能受体、α$_1$- 肾上腺素能受体和组胺 H$_1$ 受体,因其可选择性地和较强地阻断组胺 H$_1$ 受体,这就使得多塞平仅通过低剂量就可以发挥镇静催眠作用;主要适用于睡眠维持困难和短期睡眠紊乱的患者。

4. 联合使用 BzRAs 和抗抑郁剂　联合使用这两类药物可以达到通过不同的睡眠 - 觉醒机制来提高疗效的目的,同时降低高剂量的单一用药带来的毒性。BzRAs 可以增加抗抑郁药的抗焦虑作用,有效地改善焦虑性失眠,作用持久且安全性高。联合此两类药物治疗的不良反应主要为轻至中度的不良反应,包括头痛、困倦、口干等。

5. 食欲素受体拮抗剂　苏沃雷生是一种高选择性食欲素受体拮抗剂,是该类药物中第一个获得 FDA 批准用于治疗失眠的药物。苏沃雷生通过阻断食欲素受体促进睡眠,可以缩短入睡潜伏期,减少入睡后觉醒时间,增加总睡眠时间。

6. 其他处方药　①巴喷丁:可用于对其他药物治疗无效、对 BzRAs 禁忌的患者,对酒精依赖患者戒断后的焦虑性失眠、睡眠时相前移者有效,可用于治疗慢性疼痛性失眠和不宁腿综合征;②喹硫平:第二代抗精神病药,可以拮抗组胺、多巴胺 D$_2$ 和 5-HT$_2$ 受体,小剂量(12.5~25.0mg)主要发挥抗组胺作用;该药通常不用于没有明显精神疾病的患者,除非其他药物治疗失败;③奥氮平:第二代抗精神病药,可拮抗 5-HT$_{2A/2c}$、5-HT$_3$、5-HT$_6$ 受体,多巴胺 D$_1$、D$_2$、D$_3$、D$_4$、D$_5$ 受体,胆碱能 M$_1$~M$_5$ 受体以及组胺 H$_1$ 受体,主要通过拮抗组胺 H$_1$ 受体发挥镇静作用,可用于治疗矛盾性失眠。

7. 不推荐使用的处方药　虽然水合氯醛和巴比妥类等药物被 FDA 批准用于治疗失眠,但考虑到这些药物的严重不良反应、疗效指数低及易产生耐受性和成瘾性,并不推荐这些药物用于失眠的治疗,仅用于某些特殊患者的特殊情况。

8. 非处方药物　如抗组胺药、抗组胺药 - 镇痛药合用,许多失眠患者将此类药物用于失眠的自我治疗。对于这类药物的有效性和安全性的证据非常有限,不推荐用于失眠的治疗。

9. 褪黑素　褪黑素作用于下丘脑的视交叉上核,激活褪黑素受体,从而调节睡眠 - 觉醒周期,可以改善时差变化引起的失眠、睡眠时相延迟和昼夜节律失调引起的失眠,但不作为常规用药。

(五) 药物治疗调整

1. 换药指征　推荐治疗剂量无效;对药物产生耐受性或严重不良反应;与正在使用的其他药物发生相互作用;长期使用(＞6 个月)导致减药或停药困难;有药物成瘾史的患者。

2. 换药方法　如果首选药物治疗无效或无法遵医嘱服药,可更换为另一种短、中效的 BzRAs 或者褪黑素受体激动剂。需逐渐减少原有药物剂量,同时开始给予另一种药物,并逐渐加量,在 2 周左右完成换药过程。

3. 常用减量方法　逐步减少睡前药量和 / 或变更连续治疗为间歇治疗。

（六）终止药物治疗

1. 停药指征　患者感觉能够自我控制睡眠时,考虑逐渐减量、停药;如失眠与其他疾病（如抑郁症）或生活事件相关,当病因去除后,也应考虑减量、停药。

2. 停药原则　避免突然中止药物治疗,应逐步减量、停药以减少失眠反弹,有时减量过程需要数周至数个月。

【其他治疗】

1. 光照疗法　光刺激影响位于下丘脑控制昼夜节律的视交叉上核,抑制松果体褪黑素的分泌。光照疗法可以通过帮助建立并巩固规律的睡眠 - 觉醒周期来改善睡眠质量、提高睡眠效率和延长睡眠时间。光照疗法是一种自然、简单、低成本的治疗方法,而且不会导致残余效应和耐受性。不良反应包括头痛、眼疲劳,也可能诱发轻躁狂。

2. 重复经颅磁刺激　以固定频率和强度连续作用于某一脑区的经颅磁刺激,称为重复经颅磁刺激（rTMS）。低频（在 ≤ 1Hz）rTMS 能够抑制大脑皮质的兴奋性。对健康人的研究发现其能够增加慢波睡眠的波幅,加深睡眠深度,增强记忆,有助于机体恢复,而国内已经有较多 rTMS 治疗失眠症的报道,认为该技术是治疗慢性失眠症的有效手段。

3. 生物反馈疗法　生物反馈疗法指的是通过人体内生理或病理的信息进行自身的反馈,患者经特殊的训练后,产生有意识"意念"的控制及心理的训练,达到治疗疾病的过程和恢复身心健康的一种新型物理疗法。脑电生物反馈疗法的报道多来自国内的小样本研究,其效果仍需更严格的临床研究来证实。

4. 电疗法　电疗的原理是采用低强度微量电流刺激大脑,直接调节大脑、下丘脑、边缘系统及网状结构,产生镇静性的内源性脑啡肽,从而有效控制紧张焦虑,改善睡眠。电疗法在国内的研究都是小样本对照研究,仍需要更严格的临床研究来证实。主要不良反应表现为对皮肤的刺激和头痛。

5. 其他　超声波疗法、音乐疗法、电磁疗法、紫外线光量子透氧疗法、低能量氦氖激光都有用于治疗失眠有效的报道,但都缺乏设计严谨的临床试验来证实。

第五节　不　　寐

中医将失眠称为"不寐",不寐是由心神失养或心神不安所致,以经常不能获得正常睡眠为特征的一类病证。主要表现为睡眠时间、深度的不足,轻者入睡困难,或寐而不酣,时寐时醒,或醒后不能再寐,重则彻夜不寐。

【病因病机】

正常睡眠依赖于人体的"阴平阳秘",脏腑调和,气血充足,心神安定,卫阳能入于阴。如思虑过度,内伤心脾;或体虚阴伤,阴虚火旺;或受大惊大恐,心胆气虚;或宿食停滞化为痰热,扰动胃腑;或情志不舒,气郁化火,肝火扰神,均能使心神不安而发为本病。

1. 病因　不寐的病因主要有外邪所感,七情内伤,思虑劳倦太过或暴受惊恐,亦可因禀赋不足,房劳久病或年迈体虚所致。其主要病机是阴阳、气血失和,脏腑功能失调,以致神明被扰,神不安舍。

2. 病机　不寐的病理变化总属阳盛阴衰,阴阳失交。一为阴虚不得纳阳,一为阳盛不得入于阴。不寐的病理性质有虚实之分。肝郁化火,或痰热内扰,心神不安者以实证为主。

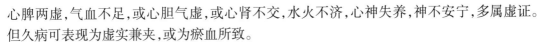

心脾两虚,气血不足,或心胆气虚,或心肾不交,水火不济,心神失养,神不安宁,多属虚证。但久病可表现为虚实兼夹,或为瘀血所致。

不寐失治误治可发生病机转化,如肝郁化火证病情加重,火热伤阴耗气,则由实转虚;心脾两虚者,饮食不当,更伤脾胃,使气血愈虚,食积内停,而见虚实夹杂;如温燥太过,易致阴虚火旺;属心肾不交者,可进一步发展为心火独亢,肾水更虚之证。

【诊查要点】

1. 诊断依据　不寐,轻者入睡困难,或寐而不酣,时寐时醒,或醒后不能再寐,重则彻夜不寐。可伴有头昏头痛、心悸健忘、心烦、神疲等。常有情志失常、饮食不节、劳倦过度及病后、体虚等病史。

2. 病证鉴别　不寐应与一时性失眠、生理性少眠、他病痛苦引起的失眠相区别。不寐是指单纯以失眠为主症,表现为持续的、严重的睡眠困难。若因一时情志影响或生活环境改变引起的暂时性失眠不属病态。至于老年人少寐早醒,亦多属生理状态。若因其他疾病痛苦引起失眠者,则应以祛除有关病因为主。

【辨证论治】

（一）实证

1. 肝郁化火证

症状:心烦不能入睡,性情急躁易怒,或入睡后多梦易惊。胸胁胀闷,善太息,口苦咽干,目赤,小便黄,大便秘结。舌红、苔黄,脉弦数。

证机:肝失疏泄,郁久化火。

治法:疏肝解郁,清热化火。

代表方:龙胆泻肝汤加减。本方有清泻肝胆实火之效,适用于肝郁化火上炎所致的不寐。

常用药:龙胆草、生栀子、黄芩、醋柴胡、生地黄、车前子、泽泻、灯心草、山药、煅磁石(先煎)、当归、生甘草、人参、天门冬、黄连、知母等。

2. 痰热内扰证

症状:失眠时作,噩梦纷纭,易惊易醒。头目昏沉,脘腹痞闷,口苦心烦,不思饮食,口黏痰多。舌红、苔黄腻或滑腻,脉滑数。

证机:痰热内盛,扰乱心神。

治法:化痰清热,和中安神。

代表方:温胆汤加减。本方清心降火,化痰安中,适用于痰热扰心所致的不寐。

常用药:竹茹、枳实、陈皮、半夏、云茯苓、生姜、大枣、生甘草。

3. 阴虚火旺证

症状:虚烦不眠,入睡困难,夜寐不安,甚则彻夜难眠。手足心热,盗汗,口干少津,健忘耳鸣,腰酸梦遗,心悸不安。舌红、少苔,脉细数。

证机:阴精亏损,虚火亢旺。

治法:滋阴降火,清热安神。

代表方:黄连阿胶汤加减。本方可滋阴降火安神,用于心肾不足,阴虚火旺所致的心烦失眠,咽干口燥,手足心热等。

常用药:黄连、阿胶、鸡子黄、白芍、生姜、大枣、牡丹皮、地骨皮、黄芩。

4. 胃气失和证

症状：失眠多发生在饮食后，脘腹痞闷。食滞不化，嗳腐酸臭，大便臭秽，纳呆食少。舌红苔、厚腻，脉弦或滑数。

证机：气机阻滞，胃失和降。

治法：消食导滞，和胃降逆。

代表方：保和丸。本方为消食剂，具有消食，导滞，和胃之功效。适用于食积停滞，脘腹胀满所致的失眠。

常用药：神曲、焦山楂、云茯苓、清半夏、陈皮、莱菔子、藿香、佩兰、连翘、紫苏叶、川厚朴、甘草。

5. 瘀血内阻证

症状：失眠日久，躁扰不宁，胸不任物，夜多惊梦。面色青黄，或面部色斑，胸痛，头痛日久不愈，痛如针刺而有定处，或呃逆日久不止，或饮水即呛，干呕，或内热瞀闷，或心悸怔忡，或急躁善怒，或入暮潮热。舌暗红、舌面有瘀点，唇暗或两目暗黑，脉涩或弦紧。

证机：气滞血瘀，脉络瘀阻。

治法：活血化瘀，通经活络。

代表方：血府逐瘀汤。本方具有活血化瘀，行气止痛之效，适用于胸痛，头痛，日久不愈，痛有定处或呃逆日久不止或心悸怔忡，失眠多梦，急躁易怒等病症。

常用药：当归、生地黄、桃仁、红花、川芎、柴胡、桔梗、川牛膝、枳实、赤芍、甘草、牡丹皮、香附。

6. 心火炽盛证

症状：心烦难眠，五心烦热，头晕耳鸣，口舌生疮，口干腰酸，梦遗滑精。舌红、苔干，脉细数。

证机：火热内盛，扰乱心神。

治法：清心泻火，养血安神。

代表方：导赤汤合交泰丸加味。前方有清心养阴的功效，适用于心胸烦热、口舌生疮等心经热盛之证；后方清心降火，引火归原，用于心烦不寐，梦遗失精等心火炽盛证。

常用药：生地黄、木通、黄连、肉桂、茯神、夜交藤、杭菊花、白芷。

（二）虚证

1. 心脾两虚证

症状：头蒙欲睡，睡而不实，多眠易醒，醒后难以复寐。心悸、健忘，神疲乏力，纳谷不香，面色萎黄，口淡无味，食后作胀。舌淡苔白，脉细弱。

证机：心血不足，脾气虚弱。

治法：益气健脾，养心安神。

代表方：人参归脾汤。本方益气补血，健脾养心，适用于不寐健忘，神疲乏力，面黄食少等心脾两虚证。

常用药：人参、白术、黄芪、当归、远志、酸枣仁、茯神、木香、龙眼肉、生姜、大枣、甘草。

2. 心胆气虚证

症状：心悸胆怯，不易入睡，寐后易惊。遇事善惊，气短倦怠。舌淡苔白，脉弦细。

证机：心血不足，胆气虚弱。

治法:益气养心,镇静安神。

代表方:安神定志丸。本方有益气、镇惊、安神之功效。适用于心胆气虚、痰浊扰心所致的不寐易惊,心悸气短等。

常用药:人参、茯苓、柏子仁、远志、当归、酸枣仁、石菖蒲、乳香、琥珀粉。

如因病后体虚,汗出伤津,而见夜寐不安,则可选用酸枣仁汤加减:酸枣仁、川芎、知母、炙甘草、茯苓、灯心草炭。

3. 心肾不交证

症状:夜难入寐,甚则彻夜不眠。心中烦乱,头晕耳鸣,潮热盗汗,男子梦遗阳痿,女子月经不调,健忘,口舌生疮,大便干结。舌尖红少苔,脉细。

证机:阴液亏虚,阳气偏亢,既济失调。

治法:交通心肾,补血安神。

代表方:交泰丸合天王补心丹。前方以滋阴补肾为主,用于头晕耳鸣,腰膝酸软,潮热盗汗等肾阴不足证;后方滋阴养血,补心安神。

常用药:生地黄、玄参、丹参、人参、茯苓、远志、五味子、桔梗、柏子仁、黄连、肉桂、莲子心。

【其他疗法】

（一）中成药治疗

1. 柏子养心丸　每次 6g,2 次 /d。适用于心气虚寒,心悸易惊,失眠多梦,健忘等症。

2. 枣仁安神液　10~20ml/ 次,1 次 /d,临睡服。适用于心肝血虚引起的失眠、健忘,头晕、头痛等症。

3. 朱砂安神丸　口服,1 丸 / 次,日服 1~2 丸。温开水或灯心汤送下。主治:心烦失眠、心悸怔忡、舌苔薄黄、脉细数。

4. 天王补心丹　蜜丸每次 9g,2 次 /d。适用于阴亏血少。虚烦少寐,心悸神疲,梦遗健忘,大便干结,口舌生疮,舌红少苔,脉细而数。

5. 归脾丸　蜜丸,每丸重 9g,空腹时,服 1 丸 / 次,开水送下,3 次 /d。适用于失眠,易醒,醒后难以复寐。心悸、健忘,神疲乏力,纳谷不香,面色萎黄,口淡无味,食后作胀。舌质淡苔白,脉细弱。

6. 七叶神安片　口服,一次 50~100mg,3 次 /d;饭后服。用于心气不足所致的心悸、失眠、神经衰弱、偏头痛等。

（二）中医针灸治疗

治法:调和阴阳,安神利眠。以督脉、手少阴及足少阴经穴为主。

主穴:四神聪、神庭、本神、神门、三阴交。

配穴:

1. 心胆气虚证　配心俞、胆俞、膈俞、气海,补法;神庭、四神聪、本神、神门、三阴交平补平泻法。

2. 肝火扰心证　配肝俞、行间、大陵、合谷、太冲、中脘、丰隆、内关,以泻为主;神庭、四神聪、本神、百会、神门、三阴交平补平泻法。

3. 痰热扰心证　配太冲、丰隆泻法;神庭、四神聪、本神、神门、三阴交平补平泻法。

4. 胃气失和证　配中脘、足三里、阴陵泉、内关,平补平泻法;神庭、四神聪、本神、神门、三阴交平补平泻法。

5. 瘀血内阻证　配肝俞、膈俞、血海、三阴交,以泻为主;神庭、四神聪、本神、神门、三阴交平补平泻法。

6. 心脾两虚证　配心俞、厥阴俞、脾俞、太冲、太白、中脘、足三里,平补平泻法;神门、神庭、四神聪、本神、三阴交平补平泻法。

7. 心肾不交证　配心俞、肾俞、照海、太溪,平补平泻法;神庭、四神聪、本神、神门、三阴交平补平泻法。

(三)电针治疗

研究显示电针对原发性失眠的短期治疗安全、有效。

常用穴:百会、印堂、足三里、阳陵泉、内关、三阴交、四神聪。

方法:穴位常规消毒,选用 28 号 1.5 寸毫针,刺入深度不超过 1 寸,进针得气后,行快速小角度捻转 1min,接上电针仪,选择连续波频率为 50~60Hz,电流强度以患者能耐受为准,通电 30min,去电后留针 1~2h,针灸 1 次 /d,4 周 1 个疗程。

(四)耳针治疗

常用穴:皮质下、交感、神门、枕、心、脾、肝、肾。

随证加减:早醒加垂前。

方法:在穴位处寻找敏感压痛点,用胶布贴生王不留行籽,嘱患者每日自行按压 4~6 次,每次 10~15 下,以穴位局部疼痛,发热,有烫感为佳。隔日换贴 1 次,双耳交替选用,10 次 1 个疗程。

(五)皮内针

在心俞、肾俞穴埋入皮内针,可单侧或双侧,3 天换 1 次。注意穴位清洁。

(六)刮痧治疗

用刮痧板,在下列腧穴部位进行刮痧治疗。

1. 头颈部　太阳穴、额旁、额顶带后 1/3,顶颞后斜下 1/3(双侧);胆经的双侧风池穴。奇穴:四神聪、安眠穴。

2. 背部:膀胱经,双侧心俞、脾俞、肾俞。

3. 上肢:心经,双侧神门穴。

4. 下肢:脾经,双侧三阴交穴。

【预防调护】

为了提高疗效及预防复发,失眠的预防调护应重视精神调摄,避免过度紧张、焦虑、抑郁、愤怒等不良情绪,保持心情舒畅;患者生活起居环境应隐秘性好、安静,去除各种睡眠的外在因素;饮食宜清淡,富于营养,避免咖啡、浓茶、酒等。

第二十章　睡眠呼吸障碍

睡眠呼吸障碍也称为睡眠相关的呼吸异常,是一组以睡眠期呼吸节律异常和/或通气异常为主要特征的疾病,可伴或不伴清醒期呼吸异常。

第一节　单纯性鼾症

单纯性鼾症也称原发性打鼾、习惯性打鼾,简称鼾症,是指睡眠时患者反复出现鼾声,鼾声可轻可重,鼾声可影响同寝者的睡眠,鼾声重的甚至能把患者自己惊醒;但除打鼾外,患者没有相关的晨起头痛、疲乏、思睡等症状,也没有呼吸暂停、低通气、呼吸努力相关觉醒和/或肺换气不足证据。《睡眠障碍国际分类》第3版(ICSD-3)将其归为孤立症状和正常变异范畴。

【流行病学】

偶尔打鼾几乎是普遍的。对打鼾发生率的估计相差很大,这取决于不同的评判标准,有资料显示,儿童打鼾的发生率为10%~12%。美国威斯康星州的队列研究报告,习惯性打鼾患病率成年女性大约为24%,成年男性为40%;不管男女,患病率随年龄增加而增加;但70岁以后患病率下降。

【病因及病理生理】

鼾声是因为上呼吸道狭窄或塌陷造成气流加速、出现涡流引发上呼吸道周围软组织振动所致,如来自腭垂、软腭、舌和咽壁等组织的振动。上呼吸道狭窄是其解剖原因,很多因素都可导致上呼吸道的狭窄发生。①外源因素:吸烟、酒精、药物、肌肉松弛剂、麻醉剂等,都可引起上呼吸道开放肌群的松弛而使上呼吸道塌陷,造成上呼吸道狭窄。②患者因素:肥胖、上呼吸道周围组织占位、颅颌骨畸形、外伤造成的颌骨缺损或瘢痕粘连等形态学因素;呼吸中枢驱动、调节和上呼吸道神经肌肉功能障碍等功能性因素也都可以造成上呼吸道的狭窄,进而导致打鼾,正因为如此,打鼾多出现于N3或R期,且此期鼾声往往更响亮。

成人打鼾与肥胖相关联,一些研究表明成人打鼾者的心血管疾病,包括高血压、脑卒中和缺血性心脏病发病率较高。但是,一项对习惯性打鼾患者(所有患者都经PSG诊断)的大型观测研究发现,习惯性打鼾患者的心血管疾病发病率或死亡风险都未见增加。因此,习惯性鼾症是否全身系统的病理生理改变、对健康造成不良影响尚待深入研究。

妊娠也是导致打鼾的一个常见因素。有研究报道,孕期打鼾的孕妇,妊娠高血压、子痫的风险增加,进一步的研究尚待进行。

儿童打鼾多与腺样体或/和扁桃体肥大相关。

【临床表现】

睡眠打鼾为主要表现,体格检查和上呼吸道评估检查多提示存在造成上呼吸道狭窄的因素,如肥胖、上呼吸道周围组织占位、颅颌骨畸形等;患者没有相关的晨起头痛、疲乏、思睡等日间症状。

【诊断】

对打鼾的患者需进行临床检查和 PSG 或 OCST 监测,以排除 OSA 可能。PSG 无睡眠片段化,无睡眠期血氧下降等,AHI < 5 次 / 小时;PSG 监测发现 N3 期睡眠或 R 期睡眠鼾声最大。影像学检查显示上气道形态、结构异常或狭窄。

【治疗】

单纯性鼾症是阻塞性睡眠呼吸障碍的起始或前期状态,其上呼吸道的狭窄程度相对较轻,治疗相对简单,治疗方法有较多选择。

1. 行为治疗 如睡眠体位控制、减重、戒烟、戒酒等。

2. 口腔矫治器治疗 如舌保持器、下颌前移保持器等。

3. 手术治疗 如下鼻甲肥大低温等离子消融、下鼻甲骨折外移、鼻中隔偏曲矫正、腺样体或 / 和扁桃体切除等。

【预后】

通过有针对性的、适当的治疗,该类患者多有良好效果。密切关注造成打鼾的相关因素,养成良好的生活习惯、戒烟酒、体重控制等是该类患者需时时牢记并坚持执行的措施;需定期做 PSG 或 OCST 检查,评估病情及进展。

第二节 阻塞性睡眠呼吸暂停

阻塞性睡眠呼吸暂停（obstructive sleep apnea，OSA）是一种以睡眠打鼾伴呼吸暂停和日间思睡为主要临床表现的睡眠呼吸疾病。

【病因及发病机制】

1. 肥胖 肥胖是 OSA 的重要致病因素。超重和肥胖人群中 OSA 患病率可达 31%,远高于正常体重人群。肥胖导致 OSA 的机制迄今尚未完全明确,目前认为主要与上呼吸道局部解剖发生病理改变,导致咽腔塌陷性增加、肺容积减小和气道扩张肌肌张力调节机制障碍等有关。另外,向心性肥胖和腹部及咽壁的脂肪堆积者更易患 OSA。

2. 年龄 成年后随年龄增长患病率增加;随着年龄增长,肺膨胀对气道的纵向牵张作用会减弱,同时气道壁塌陷性可能由于胶原的减少而增加。上呼吸道扩张肌的代偿功能可能也会下降。另外,觉醒阈值可能会随着年龄增长、睡眠质量变差而降低。

3. 性别 流行病学资料显示,男性的 OSA 患病率明显高于女性,女性绝经期后患病者增多。雌激素和孕激素对女性 OSA 的发病有保护作用,育龄期女性体内高水平的女性激素可降低女性 OSA 发病率,而女性激素水平减少是绝经后女性 OSA 患病率增加的主要危险因素。

4. 上气道解剖异常 目前认为上气道解剖结构异常是 OSA 发生的最主要危险因素之一。咽腔和声门上区是睡眠时发生阻塞的最常见部位,咽腔气道段是由舌、软腭、咽侧软组织等软性结构围成的管道,由于缺乏完整而固定的骨性或软骨性支撑而具有塌陷性。咽腔

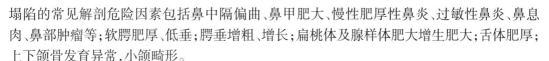

塌陷的常见解剖危险因素包括鼻中隔偏曲、鼻甲肥大、慢性肥厚性鼻炎、过敏性鼻炎、鼻息肉、鼻部肿瘤等;软腭肥厚、低垂;腭垂增粗、增长;扁桃体及腺样体肥大增生肥大;舌体肥厚;上下颌骨发育异常,小颌畸形。

5. **遗传因素** OSA 的遗传倾向性已经被大量研究证实,38%~54% 的发病倾向可由遗传因素解释。

6. **吸烟** 可能与上气道炎症水平增加、气道感受器受损和阈值觉醒降低有关。

7. **酗酒和镇静催眠药** 二者可抑制中枢神经系统对低 O_2 和高 CO_2 的敏感性,上气道扩张肌的张力下降,进而使上气道更易塌陷而发生呼吸暂停,还能抑制中枢唤醒机制,延长呼吸暂停时间。

8. **相关其他疾病** 脑血管疾病、充血性心力衰竭、甲状腺功能减退、肢端肥大症、声带麻痹,脑肿瘤、神经肌肉疾病、咽喉反流、胃食管反流、压迫大气道的上纵隔肿物。

【临床表现】

1. **典型症状** 睡眠打鼾,伴有鼾声及呼吸暂停、睡眠质量下降、日间困倦或思睡、夜尿增多等;可出现神经精神症状包括注意力不集中、记忆力下降、易怒、焦虑或抑郁等。

2. **多系统表现**

(1)心血管系统:合并高血压及顽固性高血压、血压的昼夜节律异常,表现为非杓型甚至反杓型;冠心病、夜间心绞痛症状、难以缓解的严重心肌缺血;心律失常,特别是缓慢性心律失常及快 - 慢交替性心律失常;难治性心力衰竭,特别是同时出现陈 - 施呼吸。难以解释和治疗效果不佳的扩张性心肌病。

(2)内分泌系统:可导致胰岛素抵抗、糖代谢异常,甚至引发糖尿病;血脂代谢异常;代谢综合征。

(3)呼吸系统:严重者可出现呼吸衰竭,加重支气管哮喘或哮喘样症状;慢性阻塞性肺疾病,重叠综合征,还会引起难治性慢性咳嗽、肺动脉高压、肺栓塞、肺间质疾病。

(4)泌尿生殖系统:发生遗尿和夜尿次数增多;可出现性功能障碍;妊娠期合并睡眠会发生妊娠高血压、先兆子痫和子痫并危害胎儿的生长和出生后发育;多囊卵巢综合征患者并发 OSA。

(5)消化系统:可并发胃食管反流;低氧性肝功能损害及非酒精性脂肪性肝病。

(6)神经与精神系统:认知功能损害及情绪障碍;可并发脑血管疾病;并发或加重癫痫。

(7)血液系统:继发性红细胞增多、血液黏滞度增高、睡眠期血小板聚集性增多。

(8)眼部:并发眼部疾病包括眼睑松弛综合征;非动脉炎性前部缺血性视神经病变;青光眼、视盘水肿等。

(9)可引起听力下降:鼻炎、咽炎与 OSA 可能互为因果。

(10)口腔颅颌面:成人 OSA 较常见长面、下颌角增大、下颌后缩、舌骨后下位、舌体和软腭长且肥厚等。

【辅助检查】

1. **体检及常规检查**

(1)身高、体重、BMI[体重(kg)/ 身高 ^{2}(m^2)]。

(2)体格检查:包括血压(睡前和醒后血压)、颈围、评定颌面形态,重点观察有无下颌后缩、小颌畸形,鼻腔、咽喉部的检查,特别注意有无悬雍垂肥大、扁桃体肿大及程度,舌体肥大及腺样体肥大；心、肺、脑、神经系统检查等。

（3）血细胞计数，特别是红细胞计数、血细胞比容（HCT）、红细胞平均体积（MCV）、红细胞平均血红蛋白浓度（MCHC）。

（4）动脉血气分析（必要时）。

（5）X 线测量（包括咽喉部测量）及胸部 X 线片（必要时）。

（6）心电图。

（7）病因或高危因素的常规检查。

（8）可能发生的合并症的相应检查。

（9）部分患者应检查甲状腺功能。

2. 主要实验室检查

（1）多导睡眠监测：整夜值守 PSG 监测是确诊 OSA 及其严重程度分级的金标准，睡眠分期及睡眠相关事件的判读推荐采用 AASM《判读手册》。

（2）睡眠中心外睡眠监测（OCTS）：适用于以下情况：因行动不便或出于安全考虑不适合进行 PSG 监测；无法实施 PSG 监测的条件，临床情况紧急；高度怀疑 OSA，无复杂共患疾病；不采用 PSG，不影响并存在睡眠障碍的诊断。

（3）多次睡眠潜伏期实验（MSLT）：为评估日间思睡程度的客观指标，但不作为评估和诊断 OSA 的常规手段。

（4）嗜睡程度的评价：嗜睡的主观评价：主要有 Epworth 嗜睡量表（ESS）和斯坦福嗜睡量表（SSS）。

【诊断】

（一）诊断标准：满足（A＋B）或 C

A. 出现以下至少一项：

1. 患者主诉困倦、非恢复性睡眠、乏力或失眠。

2. 因憋气、喘息或气哽，从睡眠中醒来。

3. 同寝者或其他目击者报告患者在睡眠期间存在习惯性打鼾、呼吸中断或二者皆有。

4. 已确诊高血压、心境障碍、认知功能障碍、冠脉疾病、卒中、充血性心力衰竭、心房纤颤或 2 型糖尿病。

B. 多导睡眠监测（PSG）或睡眠中心外监测（OCST）证实：PSG 监测显示每小时睡眠期间，或 OCST 每小时监测期间，发生阻塞性为主的呼吸事件[包括阻塞型睡眠呼吸暂停、混合型呼吸暂停、低通气和呼吸努力相关觉醒（respiratory effort related arousals, RERAs）]≥ 5 次。

C. PSG 或 OCST 证实：PSG 监测每小时睡眠期间或 OCST 每小时监测期间发生的阻塞性为主的呼吸事件（包括呼吸暂停、低通气，或 RERAs）≥ 15 次。

注释：

1. OCST 通常不监测 EEG，而睡眠时间主要根据 EEG 判断。因此，与 PSG 相比，OCST 会低估每小时呼吸事件的次数。呼吸事件指数（REI）所指的呼吸事件频率基于监测时间，而非基于总睡眠时间。

2. 呼吸事件判读参照最新《AASM 睡眠及其相关事件判读手册》。

3. 因为 OCST 未包含 EEG，所以无法判读 RERA 和依据觉醒判读的低通气事件。

（二）分型和分度

依据 AHI，参考夜间最低动脉血氧饱和度 SaO_2 分为轻度、中、重度：其中 AHI 为主要依据；SaO_2 为辅助依据。见表 20-1。

表 20-1　成人 OSA 病情程度依据

指标 AHI 次 /h	程度	指标 最低 SaO_2（%）	程度
5~15	轻度	85~90	轻度
15~30	中度	80~85	中度
> 30	重度	< 80	重度

注：OSA：阻塞性睡眠呼吸暂停；AHI：呼吸暂停低通气指数；SaO_2：动脉血氧饱和度

【鉴别诊断】

1. 中枢性睡眠呼吸暂停（central sleep apnea，CSA）　为呼吸驱动缺乏或异常所致的通气功能障碍，表现为夜间反复出现的呼吸减弱或停止，口鼻气流和胸腹运动的同时消失。CSA 的 PSG 诊断标准包括：中枢型呼吸暂停 / 低通气事件 ≥ 5 次 / 小时；中枢型呼吸暂停和低通气事件占所有呼吸暂停低通气事件的 50% 以上；伴或不伴陈 - 施呼吸。

2. 单纯性鼾症　夜间有不同程度鼾症，但无日间症状，AHI < 5 次 /h。

3. 睡眠相关肺泡低通气　患者 PSG 或 OCST 反复 SaO_2 下降，但无明显气流阻塞，证实存在夜间高碳酸血症（$PaCO_2$ > 55mmHg 持续 ≥ 10min；或较清醒仰卧位增高 ≥ 10mmHg，并且数值 > 50mmHg，持续 ≥ 10min）。

4. 肥胖低通气综合征　过度肥胖，清醒时 CO_2 潴留，$PaCO_2$ > 45mmHg，多数患者合并 OSA。

5. 发作性睡病　主要临床表现为难以控制的白天嗜睡、发作性猝倒、睡眠瘫痪和睡眠幻觉，多在青少年起病，主要诊断依据为多次睡眠潜伏时间试验（MSLT）时异常的快眼动睡眠（REM）。鉴别时应注意询问发病年龄、主要症状及 PSG 监测的结果，同时应注意该病与 OSA 合并存在的可能性很大，临床避免漏诊。

6. 不宁腿综合征和睡眠中周期性腿动　不宁腿综合征患者日间犯困，晚间难以控制的腿动，常伴异样不适感，安静或卧位时严重，活动时缓解，夜间入睡前加重，PSG 监测有典型的周期性腿动，应和睡眠呼吸事件相关的腿动鉴别，后者经 CPAP 治疗后常可消失。通过详细向患者及同室睡眠者询问患者睡眠病史，结合查体和 PSG 监测结果可以鉴别。

【治疗】

治疗原则：多学科个体化综合治疗模式，包括病因治疗、长期行为干预、持续正压通气、口腔矫正器、外科治疗等。

1. 病因治疗　纠正引起 OSA 或使之加重的基础疾病，如应用甲状腺素治疗甲状腺功能减低等。

2. 一般性治疗

（1）减重：所有确诊为 OSA 的超重或肥胖者均应有效控制体重和减肥，包括饮食控制、加强锻炼。

（2）侧卧位睡眠：体位性 OSA 的定义是仰卧位 AHI/ 侧卧位 AHI ≥ 2 者，或非仰卧位时 AHI 比仰卧位时降低 50% 或更多。对于这类患者首先应进行体位睡眠教育和培训，尝试教给患者一些实用的办法，侧卧位 AHI 与仰卧位 AHI 相差越大疗效越好。现已研发出多种体位治疗设备，包括颈部振动设备、体位报警器、背部网球法等，其疗效还有待今后进一步观察和评估。

（3）其他：戒酒，戒烟、慎用镇静催眠药物以及其他可引起或加重 OSA 的药物，并避免白天过度劳累。

3. 持续正压通气治疗（continuous positive airway pressure，CPAP）　CPAP 是成人 OSAHS 患者的一线治疗手段。临床上常用的无创气道正压通气模式包括普通固定压力 CPAP、智能型 CPAP（Auto CPAP）和双水平气道正压（BiPAP）等，以 CPAP 最为常用，CO_2 潴留明显者建议使用 BiPAP。

4. 口腔矫治器治疗（oral appliance，OA）　口腔矫治器是一种置入口腔的装置，总体上可以分为 3 类：软腭保持器、舌保持器、下颌前移矫治器。可以作为单纯鼾症及轻、中度的 OSA 患者的一线治疗方法，可与手术或者无创正压通气治疗联合应用治疗重度 OSA。具有疗效稳定、可逆舒适、携带方便的优点。禁忌证：重度颞下颌关节炎或功能障碍、严重牙周病、严重牙列缺失者。

5. 外科治疗　仅适合于手术确实可解除上气道阻塞的患者，需严格掌握手术适应证。通常手术不宜作为本病的初始治疗手段。可选用的手术方式包括 UPPP 及其改良术、下颌骨前徙术，符合手术适应证者可考虑手术治疗，这类手术仅适合于上气道口咽部阻塞（包括咽部黏膜组织肥厚、咽腔狭小、悬雍垂肥大、软腭过低、扁桃体肥大）并且 AHI < 20 次 /h 者；肥胖者及 AHI > 20 次 /h 者均不适用。对于某些非肥胖而口咽部阻塞明显的重度患者，可以考虑在应用 CPAP 治疗 1~2 个月，其夜间呼吸暂停及低氧已基本纠正情况下试行 UPPP 手术治疗。术前和术中严密监测，术后必须定期随访，如手术失败，应使用 CPAP 治疗。

6. 药物治疗　目前尚无证据说明药物对非选择的 OSA 患者有益，因此并不推荐 OSA 患者进行药物治疗。可能用于治疗的药物主要包括神经介质调节剂和经鼻吸入皮质激素。

（1）神经介质调节剂：可能增加呼吸驱动，改善睡眠结构（特别是 REM 期睡眠）；增加上气道肌肉紧张度，改善因呼吸暂停而造成的呼吸与心血管反应；降低气道表面张力。

（2）经鼻吸入皮质激素：经鼻吸入皮质激素可通过降低鼻腔、腺样体及扁桃体等上气道阻塞来改善儿童和成人睡眠呼吸暂停严重程度。主要适用于对合并鼻炎、腺样体或 / 和扁桃体肥大的轻中度儿童 OSA 患者，对改善症状和部分睡眠参数也有利，但不推荐单一用于成人 OSA 患者。

第三节　中枢性睡眠呼吸暂停综合征

中枢性睡眠呼吸暂停综合征（central sleep apnea，CSA）为呼吸驱动缺乏或异常所致的通气功能障碍，表现为夜间反复出现的呼吸减弱或停止，口鼻气流和胸腹运动的同时消失。CSA 的 PSG 诊断标准包括：中枢型呼吸暂停 / 低通气事件 > 5 次 / 小时；中枢型呼吸暂停和低通气事件占所有呼吸暂停低通气事件的 50% 以上；伴或不伴陈 - 施呼吸。

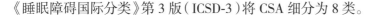

《睡眠障碍国际分类》第 3 版（ICSD-3）将 CSA 细分为 8 类。

一、原发性中枢性睡眠呼吸暂停

原发性中枢性睡眠呼吸暂停（primary central sleep apnea, PCSA）又称为特发性中枢性睡眠呼吸暂停（idiopathic central sleep apnea, ICSA）。较罕见，中老年男性患病率较高，表现为睡眠时周期性 CSA 后紧接着均匀的深大呼吸。与陈 - 施呼吸不同的是，ICSA 呼吸暂停的循环周期较短（20~40 秒），低氧程度较轻，觉醒通常发生在呼吸暂停终止时，N1 期睡眠与觉醒之间的频繁变换易导致睡眠结构破坏，临床表现日间思睡、疲劳等症状较为突出。

【流行病学】

此疾病罕见，常见于中老年患者，性别差异研究结果并不一致，一般认为以男性居多。应明确排除其他潜在因素导致的 CSA 后才能考虑本病可能。

【发病机制】

原发性 CSA 是由于从觉醒过渡至睡眠期时呼吸调控系统不稳定所致，因此，大部分 CSA 事件发生于 N1、N2 期睡眠，而 N3 期和 R 期睡眠较罕见。CSA 的发生与 CO_2 通气反应增高有关，当动脉 PCO_2 水平低于呼吸暂停 CO_2 阈值时，呼吸运动减弱甚至消失，引发一次 CSA 事件。CO_2 通气反应性较高者，清醒期及睡眠期 $PaCO_2$ 水平均较低，且睡眠期 $PaCO_2$ 与呼吸暂停阈值之间的梯度较小。因此，小幅度增加通气，即可低于呼吸暂停阈值，从而抑制呼吸。然而，不是所有引起通气反应增高的因素均产生相同效果。研究表明，尽管缺氧增加对 $PaCO_2$ 的化学通气反应性，但 $PaCO_2$ 与呼吸暂停阈值之间的差距变小，即更易出现 CSA。代谢性酸中毒和非缺氧性化学感受器刺激物更倾向于降低呼吸暂停阈值，而非睡眠期 $PaCO_2$，这使得呼吸暂停阈值与睡眠期 $PaCO_2$ 之间的差距扩大，且 CSA 事件发生率降低。代谢性碱中毒则更倾向于升高呼吸暂停阈值、降低通气反应性，导致呼吸暂停阈值与睡眠期 $PaCO_2$ 之间的差距缩小。

【临床表现】

表现为日间过度思睡、夜间睡眠片段化或失眠。其他症状体征包括打鼾、呼吸暂停、憋醒等，上述症状较常见但不具有特异性。

【辅助检查】

原发性 CSA 的诊断需在排除其他疾患的基础上，PSG 示中枢型呼吸暂停 / 低通气事件为 5 次 / 小时。原发性 CSA 患者的中枢型呼吸暂停和低通气事件占所有呼吸暂停低通气事件的 50%~85%。部分患者可出现周期性呼吸，但最多持续 5 个呼吸周期时长，不符合陈 - 施呼吸（CSB）渐升 - 渐降的典型特征。CSA 引起动脉血氧饱和度不同程度降低，但以轻度降低为主。同样，睡眠期觉醒也很常见，导致睡眠片段化，N1、N2 期睡眠增多，N3 期睡眠明显减少，R 期睡眠中呼吸事件更少见。不存在清醒期或睡眠相关低通气，日间 $PaCO_2$ 常小于 40mmHg。

【诊断】

诊断必须满足下列 4 项，但需说明的是，儿童日间症状不明显。

至少具备 1 项：①思睡；②入睡难或睡眠片段化，多次觉醒，睡眠质量差；③清醒后有气短；④打鼾；⑤睡眠期间呼吸暂停。

PSG 监测同时存在以下 3 项：①中枢型呼吸暂停 / 低通气事件 > 5 次 / 小时；②中枢型

呼吸暂停和低通气事件占所有呼吸暂停低通气事件的 50% 以上；③不存在陈 - 施呼吸。

没有证据显示存在日间或夜间低通气。

不能被其他现有的睡眠疾患、躯体性或神经性疾病、药物或物质所致疾病等解释。

【鉴别诊断】

1. CSA-CSB　相邻两次 CSA 事件之间呈现渐升 - 渐降的呼吸模式，且一次循环长度＞40 秒（以 45~90 秒常见）。而原发性 CSA 不存在 CSB 呼吸模式，CSA 事件常因一次大喘息停止，且一次循环长度通常小于 4~5 个呼吸周期时长。此外，CSA-CSB 患者一般有充血性心力衰竭或神经系统疾病。

2. OSA　诊断性 PSG 监测或压力滴定期间，可出现 CSA 事件，但经气道正压治疗后即刻或一段时间后可被消除。

【治疗】

乙酰唑胺及非苯二氮䓬类镇静剂可降低 CSA 事件发生率，但亦有认为乙酰唑胺可增加 OSA 的发生。研究发现非苯二氮䓬类镇静剂唑吡坦，可降低 CSA 患者 CAI 及微觉醒指数，主要机制为稳定睡眠结构，降低中枢化学敏感性，但对中枢驱动无抑制作用，亦不会明显降低肌张力，故并不加重 OSA 的发生。此外，可以尝试使用无创正压通气治疗。

二、婴儿原发性中枢性睡眠呼吸暂停

婴儿原发性中枢性睡眠呼吸暂停（primary central sleep apnea of infancy，PCSAI）是一类调控障碍性睡眠疾病，表现足月儿（胎龄 ≥ 37 周）睡眠期出现持续时间较长的 CSA 为主的呼吸事件，通常与生理紊乱（低氧血症、心动过缓）或医学干预（刺激或复苏）有关，也可出现阻塞性和 / 或混合型呼吸暂停 / 低通气。

【流行病学】

流行病学调查显示，足月儿中存在症状性呼吸暂停事件发生率低于 0.5%，在出生后 6 个月内，有 2% 的健康足月儿出现至少一次呼吸暂停事件（持续时间 ≥ 30 秒），或出现与心率减慢（HR ＜ 60 次 /min）相关的至少一次呼吸暂停事件（持续时间 ≥ 20 秒）。发病无种族及性别差异。预后良好，出生后数年内呼吸暂停事件可自行消失。长期残留严重呼吸暂停事件者可能提示存在其他合并症，应予以及时诊治，否则可能引发低氧相关后遗症。

【病因及发病机制】

目前认为 PCSAI 的致病因素与呼吸调控中枢发育不全有关，包括呼吸驱动中枢、化学感受器或机械性刺激感受器反应性的发育异常，以及上气道反射弧不健全等。许多因素可诱发呼吸暂停事件的发生，包括胃食管反流、颅内病变、物质或麻醉剂使用、代谢疾病、缺氧，以及感染，尤其呼吸道合胞病毒感染可使患儿发生呼吸暂停的频率增加、持续时间延长。

【临床表现】

常于出生后数周或数月内起病，部分患儿通过监护者观察或常规仪器监测被早期诊断。年龄较长者可能表现出明显威胁生命事件（apparent life-threatening event，ALTE）。定义为大量 CSA 或伴少量 OSA 事件、皮肤颜色改变、肌张力显著变化、窒息或作呕，情况十分凶险，以致在某些情况下，观察者以为婴儿已经"死亡"），以及发育迟缓。但事实上，大部分患儿不出现 ALTE，且多数 ALTE 与呼吸暂停事件无关。

PCSAI 有睡眠时相依赖性，REM 睡眠期发生频率增加，且 REM 睡眠期常见胸壁矛盾运

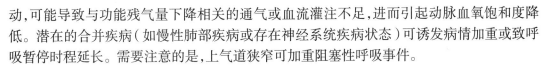

动,可能导致与功能残气量下降相关的通气或血流灌注不足,进而引起动脉血氧饱和度降低。潜在的合并疾病(如慢性肺部疾病或存在神经系统疾病状态)可诱发病情加重或致呼吸暂停时程延长。需要注意的是,上气道狭窄可加重阻塞性呼吸事件。

【辅助检查】

PSG:呼吸暂停事件以中枢性呼吸暂停/低通气为主,可伴阻塞性和/或混合性呼吸事件,多发生于REM睡眠期。

其他:全导联心电图或胃食管反流检测等可能有助于此疾病诊断。

【诊断】

必须满足以下4项:

1. 观察记录到呼吸暂停或发绀,或监测到睡眠相关中枢型呼吸暂停发作或血氧饱和度下降。

2. 足月儿(孕龄>37周)。

3. PSG或OCST监测发现:①反复出现的、持续时间超过20秒的中枢呼吸暂停;或②周期性呼吸占总睡眠时间5%或以上。

4. 不能由其他睡眠障碍,躯体性或神经性疾病,或药物所致等解释。

需要说明的是,尚未规定每小时CSA次数的正常值;短暂CSA(持续时间<20秒)伴明显血氧饱和度下降提示肺储备功能下降的可能性大于中枢神经系统病变;呼吸事件判读需结合鼻气流与胸腹运动曲线,虽然阻塞性和混合性呼吸暂停可并存,但仍以中枢性为主。

【鉴别诊断】

应与以下疾病或状态相鉴别:

1. 正常生理性呼吸中断(normal physiologic respiratory pauses) 大规模研究数据显示,健康无症状婴儿于睡眠期间常可出现中枢性呼吸中断事件,可独立发生(尤其REM睡眠期),也可在喘息或体动后出现。

2. ALTE 不属疾病范畴,而是由父母报告的一系列原因不明的呼吸暂停相关症状,程度可轻可重,有的甚至威胁生命。

3. 其他合并症 胃食管反流、代谢性疾病或未诊断的神经系统疾患(如癫痫、脑干发育畸形或神经变性疾病等)可导致婴儿反复出现严重睡眠呼吸暂停,应予以鉴别。

【治疗】

1. 加强监护 对可能发生呼吸暂停的新生儿应加强观察,注意呼吸状况,有条件者可使用监护仪监测。

2. 感觉刺激 发作时给予患儿托背、弹足底或其他触觉刺激,常能缓解呼吸暂停的发作,但是其缺点是需要专人守护。将患儿置于振动水床,可以通过增加前庭的位觉刺激而增加呼吸中枢的传入神经冲动,减少呼吸暂停的发作。

3. 药物治疗 若呼吸暂停反复发作,应给兴奋呼吸中枢药物,如茶碱类、咖啡因或多沙普仑,但需警惕药物不良反应。

4. 原发病治疗 如维持体温在正常范围,纠正低氧血症和酸中毒,纠正低血糖和高胆红素血症,保持呼吸道通畅等。

5. 经鼻CPAP治疗 用于频发呼吸暂停但药物治疗无效者,如仍无效,则需行气管插管,有创机械通气治疗。

三、早产儿原发性中枢性睡眠呼吸暂停

早产儿原发性中枢性睡眠呼吸暂停（primary central sleep apnea of prematurity, PCSAP）又称为早产儿呼吸暂停（apnea of prematurity, AOP），发病机制主要与早产儿系统发育不完善有关，出生后需要辅助通气与药物治疗。该疾病具有自限性，可随着发育逐渐成熟而不断改善，除非存在其他因素，如慢性肺部疾病致缺氧、胃食管反流病等。

【流行病学】

早产儿呼吸暂停事件较常见，发生率随孕龄增大而下降。研究表明，约25%出生体重低于2 500g及约84%出生体重低于1 000g的患儿，于新生儿期可能出现症状性呼吸暂停；然而，当胎龄达37周时，92%患儿无症状；40周时，无症状者比例已达98%；而43周时几乎所有患儿症状消失。无性别及种族差异。

PCSAP的不良预后与产前因素或产程、合并症及环境因素的相关程度比呼吸暂停事件本身更为密切。绝大部分单纯性PCSAP的患儿长期预后很好。但对于反复出现长时间呼吸暂停需要复苏的患儿来说，需格外警惕其他原因引起的呼吸暂停以及相关并发症对预后的影响。

【临床表现】

常于出生后第2~7天内起病，若患儿出生第1天即出现呼吸暂停，则常提示存在其他基础疾病。至第37周时，PCSAP患儿的呼吸暂停事件通常可自行消失，但部分患儿可能会再持续数周才能完全消失，尤其是胎龄小于28周的患儿。此外，胎龄超过43周的患儿出现呼吸暂停事件较为罕见。呼吸暂停事件常伴心动过缓。与婴儿原发性CSA一样，其呼吸事件发生频率具有睡眠时相依赖性，以REM睡眠期为著，且常见胸壁矛盾运动，导致因功能残气量下降相关的通气或血流灌注不足，引起动脉血氧饱和度下降。潜在的合并症（如慢性肺部疾病或存在神经系统疾病）可诱发病情加重或延长呼吸暂停时程。需要注意的是，上气道狭窄可加重该疾病中的阻塞性呼吸事件。

【辅助检查】

大多数PCSAP通过新生儿重症监护病房的心肺监测仪被诊断，而非PSG确诊。PSG结果显示：常以混合型呼吸暂停/低通气事件为主，阻塞性呼吸事件可占10%~20%，而单纯中枢性呼吸事件占10%~25%。

【诊断】

必须满足以下4项：

1. 观察记录到呼吸暂停或发绀，或监测到睡眠相关中枢型呼吸暂停发作或血氧饱和度下降。

2. 早产儿（孕龄＜37周）。

3. PSG监测发现：反复出现的、持续时间超过20秒的中枢呼吸暂停；或周期性呼吸占总睡眠时间5%或以上。

4. 不能由其他睡眠障碍、躯体性或神经性疾病或药物所致等解释。

需要说明的是，尚未规定每小时CSA次数的正常值；短暂CSA（持续时间＜20秒）伴明显血氧饱和度下降提示肺储备功能下降的可能性大于中枢神经系统病变；虽然阻塞性和混合性呼吸暂停可并存，但仍以中枢性为主。

【鉴别诊断】

1. 正常生理性呼吸中断(normal physiologic respiratory pauses) 研究表明健康无症状婴儿于睡眠期间常出现短暂(<20秒)中枢性呼吸中断事件,可独立发生(尤其在REM睡眠期),也可在喘息或体动后出现(此种情况下呼吸暂停时间可能略长)。患儿无典型症状,且不出现皮肤和黏膜颜色或肌张力改变。

2. 其他 无论呼吸暂停严重与否及胎龄是否超过43周,均应与重度胃食管反流、中枢神经系统畸形或出血、癫痫、败血症以及较为罕见的原发性心律失常相鉴别。

【治疗】

1. 加强监护 对可能发生呼吸暂停的早产儿应加强观察,注意呼吸状况,有条件者可使用监护仪监测。

2. 去除诱发因素及治疗潜在疾病 如维持体温在正常范围,纠正低氧血症和酸中毒,纠正低血糖和高胆红素血症,保持呼吸道通畅等。

3. 体位治疗 俯卧位能增强胸腹呼吸运动协调性并稳定胸壁而不影响呼吸方式与血氧饱和度,还能降低呼吸暂停发生率。进一步使其颈部后仰15°则可消除约48.5%的血氧饱和度降低,但此姿势缺乏舒适性,并存在滑落到床下的风险。更具舒适性且安全系数更高的体位疗法为三阶梯姿势,即头、胸、腹均高于腿部,维持头腹部在水平位,而胸腔倾斜约15°。

4. 感觉刺激 包括触觉或嗅觉刺激,常能缓解呼吸暂停的发作,但需专人守护。

5. 药物治疗 若呼吸暂停反复发作,应给予兴奋呼吸中枢药物,如茶碱类、咖啡因或多沙普仑,但需警惕药物不良反应。安钠咖不宜用于早产儿呼吸暂停,因苯甲酸钠可与胆红素竞争白蛋白结合点,增加胆红素脑病的风险。

6. 持续或经鼻持续气道正压通气治疗 可增加功能残气量,改善氧合并降低心动过缓的发生率。用于频发呼吸暂停者但药物治疗无效者,如仍无效,需行气管插管,有创机械通气治疗。

四、继发性中枢性睡眠呼吸暂停

继发性中枢性睡眠呼吸暂停的诊断需满足CSA基本诊断标准及存在相关继发因素,包括疾病所致CSA伴或不伴陈-施呼吸、高原周期性呼吸相关CSA、药物或物质致CSA及治疗后CSA(treatment-emergent CSA,又称复杂性睡眠呼吸暂停)。

(一)慢性心力衰竭致中枢性睡眠呼吸暂停

中枢性睡眠呼吸暂停伴陈-施呼吸(CSA-CSB),其主要表现为中枢型呼吸暂停/低通气事件,其间存在呼吸幅度渐强-渐弱交替变化的周期性呼吸模式,一个循环长度常≥40秒(一般45~60秒),是区别CSA-CSB与其他类型CSA的特征性指标。病因包括心房颤动/心房扑动、先天性心脏病、慢性充血性心力衰竭,或神经系统疾病、肾功能不全等。慢性心力衰竭所致的CSA-CSB相关问题目前较为明确,为本节重点描述内容。

【流行病学】

慢性心力衰竭患者的睡眠呼吸障碍模式常表现为CSA-CSB,其严重度与心功能受损程度呈线性相关。多见于60岁以上人群,患病率为25%~40%,男性为主,其他危险因素还包括低碳酸血症(清醒状态下 $PaCO_2 \leq 38mmHg$)及心房颤动。尽管有儿童CSB的研究报道,但此类疾病在这个年龄组中极为罕见。约60%的心力衰竭患者存在某种类型的睡眠呼吸暂停,因此对于心力衰竭患者应高度怀疑是否存在睡眠呼吸暂停。应用 β- 受体阻断剂和血管紧张素转换酶抑制剂治疗充血性心力衰竭并不能降低 CSA-CSB 的患病率。

【临床表现】

日间过度思睡、失眠及夜间呼吸困难。由于存在 CHF,因此患者主诉频繁觉醒或睡眠干扰可能错误地认为完全由 CHF 所致。CSB 也可发生于清醒期。有研究表明,存在清醒期 CSA-CSB 的患者预后较差。

【辅助检查】

PSG:是诊断 CSA-CSB 的"金标准"。主要表现为反复中枢性呼吸暂停 / 低通气,其间渐强 - 渐弱的气流模式(潮气量)循环交替出现。CSB 模式通常于清醒期进入 NREM 睡眠时出现,NREM 睡眠 N1、N2 期持续存在,N3 期睡眠与 REM 期睡眠消失。N3 期睡眠 $PaCO_2$ 较高(远高于呼吸暂停阈值)。REM 期睡眠对低氧血症、高碳酸血症的通气反应较迟钝,使过度通气驱动 $PaCO_2$ 降至呼吸暂停阈值以下的这一作用途径减弱。

觉醒常与 CSB 有关,且通常在或接近呼吸努力或气流幅度的最高峰时出现,尽管有些也可在或接近 CSB 模式的起始点出现。相反,在其他类型 CSA 中,觉醒往往发生在呼吸暂停事件末。如上所述,呼吸时相(与循环周期)较长与心输出量较低及循环时间较长有关。

中枢性低通气(而非中枢性呼吸暂停)可发生于 CSB 患者呼吸努力运动幅度最低点。中枢性呼吸暂停 / 低通气常伴随中度低氧血症,动脉血氧饱和度很少低于 80%~85%。睡眠期间血氧饱和度下降与觉醒均导致睡眠片段化、N3 期睡眠所占比例下降。

【诊断】

诊断中枢性睡眠呼吸暂停伴陈 - 施呼吸需满足(1 或 2)+3+4 项标准:

1. 至少具备一项:①思睡;②入睡困难或睡眠维持困难,反复觉醒,或非恢复性睡眠;③清醒后有气短;④打鼾;⑤睡眠期间呼吸暂停。

2. 存在心房颤动 / 心房扑动、慢性充血性心力衰竭,或神经系统疾病。

3. PSG(诊断或 CPAP 滴定期间)监测同时存在以下 3 项:①中枢型呼吸暂停 / 低通气事件 > 5 次 / 小时;②中枢型呼吸暂停和低通气事件占所有呼吸暂停低通气事件的 50% 以上;③通气模式符合陈 - 施呼吸(CSB)标准。

4. 不能被其他现有的睡眠疾病解释,如药物使用或物质滥用所致中枢型呼吸暂停低通气。

【鉴别诊断】

1. 原发性 CSA 无心力衰竭、脑卒中或肾功能不全病史,不伴有中枢性呼吸暂停事件之间的渐强 - 渐弱的呼吸模式。其循环长度通常小于 40 秒。

2. 高原周期性呼吸 仅发生于高海拔地区,且与心力衰竭、脑卒中或肾功能不全无关。

3. 药物或物质致 CSA 患者有特定药物或物质使用史,且存在共济失调式呼吸模式。阿片类药物相关的 CSA 患者表现为周期性呼吸,呼吸不具有渐强 - 渐弱的模式,且循环长度较短。

4. 躯体疾病或神经系统疾病致 CSA 不伴陈 - 施呼吸中枢性呼吸暂停事件,不具备陈 - 施呼吸波形特点。

5. 睡眠相关低通气与睡眠相关低氧血症 表现为清醒期 $PaCO_2 > 45mmHg$ 和 / 或存在睡眠相关低通气,而 CSA-CSB 患者清醒期 $PaCO_2 < 40mmHg$。睡眠相关低通气的患者可

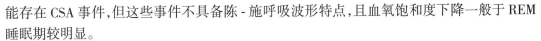

能存在 CSA 事件,但这些事件不具备陈-施呼吸波形特点,且血氧饱和度下降一般于 REM 睡眠期较明显。

6. OSA　鉴别点在于呼吸暂停期间仍存在明显呼吸努力。不过,OSA 患者入睡时或 R 睡眠期常见一些中枢性呼吸暂停/低通气事件,尤其老年患者较常见,一旦进入稳定睡眠,中枢性事件即可停止出现。

【治疗】

1. 药物治疗　β-受体阻断剂、血管紧张素酶抑制剂等可通过降低交感神经活性、减少舒张末期左心室充盈压、稳定内环境等改善心功能;乙酰唑胺可通过兴奋呼吸及减轻肺水肿等作用减少 CSA 发生;茶碱可通过对抗腺苷及增强膈肌收缩力等作用改善呼吸功能,但亦可诱发心律失常及增加觉醒次数,远期效应并不明确。

2. 非药物治疗　心脏再同步化治疗(CRT)通过改善左心室功能及稳定肺血管血流动力学而显著减少 CSA;氧疗可通过改善夜间低氧、增加运动耐量、减少夜间觉醒、稳定呼吸调控系统等机制从一定程度上改善 CSA,但远期效应尚不明确;CPAP 是较为有效的手段,大样本 CANPAP 研究显示,虽然 CPAP 治疗可有效减少 CSA,改善低氧,降低前脑钠肽水平,提高左室射血分数及显著改善运动耐量,但并不能改善远期生存率,可能与气道压力过高可进一步加重 CHF 心肺血管血流动力学异常有关;适应性伺服通气(ASV)可能改善 CSA、左心室功能及稳定睡眠结构,部分研究也提示其可提高依从性和改善生活质量。

(二)神经系统疾病相关中枢性睡眠呼吸暂停

疾病致中枢性睡眠呼吸暂停不伴陈-施呼吸是一类由躯体疾病或神经系统疾病引起的、不存在 CSB 呼吸模式的 CSA,大部分患者常存在血管性、肿瘤性、退化性、脱髓鞘性或创伤性损伤所造成的不同程度的脑干功能障碍。本部分以神经系统疾病为例进行阐述。

【流行病学】

除脑卒中后中枢性呼吸暂停以外,神经系统疾病相关 CSA 被认为是一类较罕见的疾病。由于病因、诱发和易感因素存在异质性,其患病率与发病率也不同,如 Chiari 畸形(CM)致 CSA 可见于婴儿或儿童患者,但最常见于 20~40 岁人群。脑卒中致 CSA 则偏向于高龄患者。

【发病机制】

CSA 是由呼吸调控中枢功能障碍而无法驱使呼吸运动所致。睡眠期因失去清醒期相应刺激可能使潜在的呼吸调控异常显现出来。睡眠相关低通气和/或日间低通气可能合并存在躯体疾病或神经系统疾患致 CSA 不伴 CSB,若出现这种情况,应同时诊断。

Chiari 畸形患者的部分脑干组织通过枕骨大孔形成脑疝。Chiari 畸形 1 型患者形成的是小脑扁桃体疝,这部分患者出现 CSA 被认为是由脑干呼吸调控中心功能受损所引起。起病、病程与并发症特点也随不同病因而存在异质性。随着磁共振成像(MRI)广泛应用,往往在症状严重前即被确诊。

脑卒中后出现的 CSA 起病突然,部分患者可有 CSB-CSA,而其他病因所致 CSA 则不存在 CSB 模式。合并 CSA 和 OSA 者,其 CSA 事件随着时间推移而逐渐消失。脑梗死后 CSA 发生的危险因素包括老年、大脑半球大面积梗死、心电图异常及左心室功能不全。其发病机制可能是由于梗死的部位为中枢化学敏感性相关区域或自主功能区域,如岛叶、前额叶皮质区、内囊及丘脑等,导致呼吸调控网络的异常或中断。

脑干肿瘤患者可出现不伴陈-施呼吸的 CSA。神经变性疾病帕金森病及多系统萎缩（MSA）也可能存在不伴 CSB 的 CSA。MSA 是一组原因不明的散发性成年起病的进行性神经系统变性疾病，主要累及锥体外系、小脑、自主神经、脑干和脊髓，包括呼吸调控网络所在区域，可导致持续低通气、化学感受器敏感性下降而诱发 CSA。MSA 可致前包氏体神经元缺失，其中神经激肽-1 表达神经元缺失为 89%，与共济失调式呼吸模式密切相关。另外，MSA 延髓腹内侧弓状核出现退行性变，其中具有化学敏感性的谷氨酸能神经元及 5- 羟色胺能神经元严重缺失，这种病理生理改变解释了 MSA 患者对高碳酸血症及低氧血症敏感性下降的现象。CSA 可作为 MSA 早期的特征性表现，可先于 MSA 出现，亦可并发于该病终末期，因此临床上在神经源性晚发型 CSA 及进行性肺泡低通气的鉴别诊断中，需考虑 MSA。

神经肌肉疾病，包括神经肌肉接头异常（重症肌无力）、呼吸肌功能不良（强直性肌营养不良）及膈神经、肋间神经受累（肌萎缩侧索硬化）等，均可导致持续性低通气及高碳酸血症，并以 REM 睡眠期最为明显，长期则造成 CO_2 中枢敏感性下降，易发 CSA。

【临床表现】

包括睡眠片段化、日间过度思睡及失眠。其他常见症状体征有打鼾、呼吸暂停及憋醒等，但具有个体异质性，且同一患者的临床表现也呈现时间异质性。症状与基础疾病之间存在关联，一方面，患者以基础疾病相关症状及体征为主要表现，而非睡眠相关症状。另一方面，CSA 和 / 或 OSAHS 可为部分基础疾病的首诊原因。

【辅助检查】

PSG：反复出现中枢性呼吸暂停和 / 或低通气事件大于等于 5 次 / 小时，两次事件由呼吸相分隔，呼吸相持续时间通常较短暂，最多持续 5 个呼吸周期时长，且不符合 CSB 呼吸模式特征。

MRI：对于 CSA 的病因未明的患者来说，有助于诊断和疾病评估。

【诊断】

诊断必须满足以下 3 项：

1. 至少具备 1 项　①思睡；②入睡困难或睡眠维持困难，反复觉醒，或非恢复性睡眠；③清醒后有气短；④打鼾；⑤睡眠期间呼吸暂停。

2. PSG 监测发现同时存在以下 3 项　①中枢型呼吸暂停 / 低通气事件为 5 次 / 小时；②中枢型呼吸暂停和低通气事件占所有呼吸暂停低通气事件 50% 以上不存在陈-施呼吸（CSB）。

3. 该疾病由躯体疾病或神经系统疾病引起，而非药物或物质滥用引起。

【鉴别诊断】

应与原发性 CSA、CSA-CSB 相鉴别。此外，由于中枢神经系统肿瘤患者可能存在中枢性低通气综合征，表现为伴或不伴日间 $PaCO_2$ 下降的睡眠相关低通气，因此还需与睡眠相关低通气鉴别。

【治疗】

取决于两大因素，即呼吸节律及上气道阻力。若脑干未受损，自主呼吸节律仍存在，BiPAP 治疗有效；若呼吸节律异常伴有上气道梗阻，则需要气管切开并辅助机械通气，此外，也可选用具有后备频率的 BiPAP（BiPAP-ST）、ASV 或平均容量保证压力支持（AVAPS）。

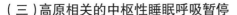

（三）高原相关的中枢性睡眠呼吸暂停

高原周期性呼吸相关中枢性睡眠呼吸暂停诊断要点在于近期登高史,只有当患者登高后表现为与之有关的睡眠期周期性呼吸模式才能确诊。事实上,短时间内登至高海拔地区一般都有周期性呼吸模式出现,一旦患者同时表现出相关症状,即可诊断为此类睡眠疾患。此类周期性呼吸模式的循环长度通常小于 40 秒（一般为 12~20 秒）。发生率随海拔的上升而增加,已知登至 2 500m 时发生率为 25%,而 4 000m 时几乎为 100%。出现周期性呼吸的海拔下限可低至 1 500m。一些研究发现,长期处于海拔 2 500m 以上也可引起周期性呼吸。

【流行病学】

人群患病率不详。高原周期性呼吸常发生于低氧及高碳酸通气反应性可能较高的人群。男性的化学感受性一般比女性灵敏,因此高原周期性呼吸多见于男性。如上所述,几乎任何人攀达海拔 4 000m 以上时均可出现周期性呼吸,少数人在低海拔地区即可出现,后者可能包括了伴缺氧反应性增加的部分人群。一项研究发现,无论周期性呼吸是否存在,处于高原地区者均有睡眠结构改变;尽管周期性呼吸者与无周期性呼吸者相比睡眠结构无显著差异,但其觉醒指数相对更高。

【发病机制】

正常人进入高原后,也可出现 CSA,表现为呼吸增强增快与减弱减慢交替的周期性呼吸（PB）。与 CHF 所致 CSA 不同的是,高原周期性呼吸的间隔周期较短,平均持续小于40 秒,表现为 2~5 次深大呼吸后出现一次呼吸暂停,而这种 CSA 持续时间约占整个周期的1/2,随着海拔高度升高,周期性呼吸周期逐渐缩短,发生频率逐渐增加,一般出现在高海拔（2 500m 以上）,个别可低至 1 500m;海拔 2 500m 时 25% 出现周期性呼吸,4 000m 时 100%出现周期性呼吸。多数学者认为,高原环境下所致的化学反馈环路调节失衡是周期性呼吸的主要发病机制。

【临床表现】

患者可能出现频繁觉醒、睡眠欠佳、胸闷、窒息感及思睡、疲乏。这些症状在中等海拔处常随时间推移而逐渐改善,但在海拔极高地区可能持续存在。登高相关睡眠改变体现在 N3期睡眠减少与觉醒更频繁,而总睡眠时间与 REM 期睡眠无变化或缩短。

周期性呼吸和其他高山症（高原肺水肿、急性高原病和高原脑水肿）之间无明显联系。周期性呼吸是高度缺氧反应的标志,一般在高海拔所致的低血氧改善后及不适症状发生频率减少后可消失。

【辅助检查】

PSG:反复出现中枢性呼吸暂停 / 低通气事件,一个循环长度短于 40 秒（一般为 20秒）,伴或不伴动脉血氧饱和度下降。CSA 持续时间较短,为 8~10 秒。有研究显示,儿童呼吸暂停时长约 8 秒（7~9 秒）,成人约 12 秒（10~14 秒）。

周期性呼吸一般仅发生于 NREM 睡眠期,而 REM 睡眠期的呼吸模式基本趋于稳定。周期性呼吸本质上是海拔适应阶段的生理过程,其指数阈值及正常或异常判读尚未定义。呼吸暂停及相关过度通气可引起反复觉醒,常于 N1、N2 期睡眠增加,而于 N3 期睡眠减少。REM 期睡眠时长占总睡眠时间的比例一般较稳定。总睡眠时间、REM 期及 N3 期睡眠持续时间缩短。

【诊断】

必须满足以下 4 项：

1. 近期登高史。

2. 至少具备一项：①思睡；②入睡困难或睡眠维持困难，频繁觉醒，或非恢复性睡眠；③清醒后有气短或晨起头痛；④睡眠期间呼吸暂停。

3. 上述症状是由高原周期性呼吸引起，或 PSG 监测证实中枢性呼吸暂停 / 低通气 ≥ 5 次 / 小时且主要出现在 NREM 睡眠期。

4. 不能被其他现有的睡眠疾患、躯体性或神经性疾病、药物使用（麻醉剂）或物质滥用所致疾病等解释。

【鉴别诊断】

1. 其他睡眠相关呼吸疾病（SRBDs） 主要鉴别点在于近期登高史。需要注意的是，若患者既往存在 OSA，登高后可持续存在，甚至加重。

2. 高山病 可表现为在高海拔地区出现相对通气不足症状，环境性低氧致呼吸困难睡眠期血氧饱和度进一步降低，部分患者也可表现夜间呼吸暂停或周期性呼吸。尽管并非所有高山病均存在周期性呼吸，但周期性呼吸可能更常见于此类疾病。

【治疗】

1. 脱离高原环境或吸氧。

2. 药物疗效并不确切。茶碱及乙酰唑胺均能有效改善高原 PB，仅乙酰唑胺能显著提高基线 SaO_2 水平，但 60% 患者服用乙酰唑胺后出现手足感觉异常及味觉异常，服用茶碱后出现心悸。替马西泮在不影响次日作业能力的情况下可显著降低高原 PB 所占时间比，但同时亦小幅度降低 SaO_2 水平。

（四）阿片受体激动剂相关性中枢性睡眠呼吸暂停

药物或物质致中枢性睡眠呼吸暂停又称为麻醉剂或阿片类药物介导的 CSA，其诊断要点在于阿片类或其他呼吸抑制药的使用史，尤其是长效阿片类药物使用持续 2 个月及以上可出现典型疾病表现。大部分患者可能同时使用多种影响睡眠与呼吸的药物或物质，以至于该疾病的诊断更为复杂。本节以阿片受体激动剂为代表进行描述。

【流行病学】

尚无流行病学研究显示该疾病存在性别、民族或人种差异，疾病发病率及患病率也尚无数据可循。不过，有少量数据表明此类疾病常见于用阿片类药物治疗慢性疼痛的患者。有报道，长期使用强效麻醉镇静剂会引起睡眠猝死风险升高，死亡率随使用率的上升而升高。

【发病机制】

阿片受体激动剂广泛应用于镇痛催眠，其受体所在神经核多参与睡眠周期的调控，长期使用阿片类药物可引起睡眠结构紊乱如 REM 期及 NREM 期睡眠减少。阿片类药物通过作用于 μ 型受体对呼吸中枢产生抑制作用可能是此类 CSA 主要发病机制之一。长期使用阿片类药物使延髓中枢化学感受器敏感性下降而外周化学感受器敏感性增加，当颈动脉体外周感受器成为呼吸中枢的优势传入感受器时，呼吸调控不稳定，更易促发 CSA。

【临床表现】

常见于使用阿片类药物至少 2 个月的患者。药物引起的呼吸异常可能仅出现 CSA，也可能同时存在 OSA 及睡眠相关低通气。睡眠相关低通气的患者白天 $PaCO_2$ 往往正常，或仅显示轻度升高（46~50mmHg）。

因慢性疼痛而长期药物治疗者常主诉明显日间思睡,经消除夜间 CSA 事件后,其思睡症状仍得不到明显改善,这是由于阿片类药物本身就有镇静催眠作用。思睡评分的增高与 AHI 不成比例,部分患者治疗反应性差,可能均提示镇静药物本身对思睡症状的直接影响较大。

【辅助检查】

PSG:可能出现类似周期性呼吸的一种呼吸模式,表现为连续 CSA 或反复间歇性和散在 CSA 事件,其间由 2~4 次呼吸分隔。背景呼吸模式可呈缓慢呼吸频率或共济失调式呼吸模式。OSA 也常见于强效阿片类药物使用者,因此 CSA 合并 OSA 的诊断更常见。

【诊断】

诊断必须满足下列 5 项:

1. 正在使用阿片类或其他呼吸抑制剂。

2. 至少具备一项:①思睡;②入睡困难或睡眠维持困难,频繁觉醒,或非恢复性睡眠;③清醒后有气短;④打鼾;⑤睡眠期间呼吸暂停。

3. PSG（诊断或 CPAP 滴定期间）监测同时存在以下 3 项:①中枢型呼吸暂停 / 低通气事件 ≥ 5 次 / 小时;②中枢型呼吸暂停和低通气事件占所有呼吸暂停低通气事件的 50% 以上;③不存在陈 - 施呼吸。

4. 疾病的发生是由阿片类药物或其他呼吸抑制剂引起。

5. 不能被其他现有的睡眠疾病解释。

【鉴别诊断】

该疾病应与其他类型中枢性呼吸暂停合并使用长效阿片类药物的患者进行鉴别。其他睡眠相关呼吸疾病也可能合并存在,使 PSG 监测结果更加复杂化,应予以区别。

【治疗】

停用阿片类药物或减量。若无效,可尝试使用 CPAP。对于 CPAP 无效者以及无法撤药且合并 CSA 的患者来说,带有后备频率的 BiPAP 及 ASV 可能是有效的治疗手段。氧疗仅为机械通气治疗的辅助策略,单纯夜间氧疗不能改善日间思睡等症状。

（五）复杂性睡眠呼吸暂停

复杂性睡眠呼吸暂停指初始诊断为 OSA 的患者应用无后备频率的 PAP 治疗,消除阻塞性呼吸事件后出现中枢睡眠呼吸暂停或低通气事件,又称"治疗后中枢性睡眠呼吸暂停"（见 ICSD-3）。也有学者认为,复杂性睡眠呼吸暂停是上气道阻塞和呼吸中枢调控同时存在所引起的一组病理生理综合征。

【流行病学】

PSG 监测首次行压力滴定治疗的患者中,持续存在或意外出现中枢性呼吸暂停事件的患者占 2%~20%。长期 CPAP 治疗期间存在持续 CSA 事件者所占比例（约 2%）远低于 CPAP 治疗第一或第二个晚上明确存在 CSA 的患者比例。

【发病机制】

包括 CPAP 治疗相关过度通气及睡眠结构紊乱两方面。① CPAP 治疗使肺总量增加,抑制肺牵张受体,减少呼吸中枢兴奋传入,且 CPAP 压力升高可使解剖无效腔内 CO_2 清除增加, O_2 排出增加使体内 $PaCO_2$ 水平下降至阈值水平之下时,发生 CSA。②由于存在面罩佩戴不适、快速 CPAP 滴定等因素,因此 CPAP 初始治疗可加重 OSAHS 患者睡眠结构紊乱,研究发现,复杂性睡眠呼吸暂停患者鼻阻力高,夜间常伴有习惯性张口呼吸,CPAP滴定时易出现夜间频繁觉醒,睡眠结构紊乱。在CPAP滴定过程中,复杂性睡眠呼吸暂停组患者睡眠效率显著下降,其入睡后清醒时间、睡眠时相转换率及觉醒时间比例均显著高于非复杂性睡眠呼吸暂停对照组。

【临床表现】

可有持续片段化睡眠,日间思睡改善不明显,或主诉治疗无效。

【辅助检查】

PSG诊断性监测显示以阻塞性或混合性为主的呼吸暂停/低通气≥5次/小时。在PSG监测下使用不设置后备频率的CPAP压力滴定(整夜或分段压力滴定)提示阻塞性呼吸事件明显消除,同时出现或持续存在中枢性呼吸暂停/低通气。中枢性呼吸暂停/低通气指数(CAHI)>5次/小时且占所有呼吸事件的50%以上。

【诊断】

诊断必须满足以下3项:

(1)诊断性PSG监测显示阻塞性呼吸事件(阻塞性或混合性睡眠呼吸暂停、低通气或RERAs)为主,AHI>5次/小时。

(2)不设置后备频率的气道正压治疗期间进行PSG监测,阻塞性事件中明显分辨出引发的或持续存在的中枢型呼吸暂停低通气事件,且符合以下所有项:①中枢型呼吸暂停/低通气指数(CAHI)>5次/小时;②中枢型呼吸暂停/低通气占所有呼吸事件的50%以上。

(3)中枢型睡眠呼吸暂停不能由其他CSA解释,如CSA-CSB、药物或物质所致的CSA等。

【鉴别诊断】

1. OSA　很多OSA患者在CPAP治疗期间出现少量中枢性呼吸事件,但中枢性AHI<5次/小时,且中枢呼吸事件所占比例<50%。

2. 其他类型CSA伴OSA　有些患者存在OSAHS,CPAP治疗期间PSG显示中枢性呼吸事件为主,但被认为是由其他类型CSA导致。在这种情况下,应同时诊断CSA与OSA,而非复杂性CSA。

【治疗】

目前认为复杂性睡眠呼吸暂停多为自限性的。长期CPAP治疗可使$PaCO_2$阈值发生适应性改变影响中枢的调控,机制尚不明确;另外,在CPAP治疗一段时间后,睡眠效率明显提高,睡眠呼吸调控趋于稳定,其CSA指数显著下降,复杂性睡眠呼吸暂停在很大程度上得到改善。

目前认为ASV是改善复杂性睡眠呼吸暂停较为有效的方法。CPAP治疗同时辅以低流量吸入CO_2(0.5%~1%)可显著改善复杂性睡眠呼吸暂停,且无面色潮红、头晕、气促等副作用,但其临床应用尚有待于进一步的循证医学依据。

第四节　睡眠相关肺泡低通气

一、肥胖低通气综合征

肥胖低通气综合征以肥胖和日间高碳酸血症(动脉$PaCO_2$>45mmHg)为特征,但不能由合并的心肺疾病或神经疾患完全解释。睡眠期间高碳酸血症的加重常常伴随严重的动脉血氧饱和度下降。REM 睡眠期高碳酸血症比 NREM 睡眠期要重。大部分（80%~90%）合并 OSA，CPAP 可改善日间高碳酸血症。不合并 OSA 的患者表现为持续或间断发作的呼吸变浅，与低通气和低氧血症恶化相关。临床上，睡眠效率下降及频繁觉醒较为少见。许多高碳酸血症和低氧血症直到心肺功能突然恶化出现心跳呼吸骤停或严重失代偿（急性或慢性呼吸衰竭）才得到重视。

【流行病学】

对疑诊肥胖低通气综合征的肥胖人群推荐进行 CO_2 分压监测。OSA 合并肥胖低通气综合征患病率尚无一致结果，通常在 10%~15%。患病率男性高于女性，但性别差异并不像 OSA 那样显著。

【病因及发病机制】

病因尚未完全阐明。尽管肥胖低通气综合征常合并 OSA，但仅仅上气道阻塞并不完全解释缺氧和高碳酸血症。夜间持续高 CO_2 的机制可能包括：由呼吸暂停 / 低通气事件导致的短期或通气功能下降所致的长时段高碳酸血症，在阻塞性事件间歇期不能完全代偿；高 CO_2 通气反应性钝化使高碳酸血症一直持续至清醒期，以至出现酸中毒、CO_2 通气反应性的补偿下降；同缺氧、心力衰竭或利尿剂一样，肾脏碳酸氢盐排泄率受损也使高碳酸血症持续存在；肥胖本身也可使 CO_2 生成增加，体重增加给呼吸泵带来的额外负荷以及睡眠过程中间断上气道阻塞所致的阻力负荷，使得这类患者的呼吸功增加。此外，影响 CO_2 清除的因素包括：肺容量和呼吸力学机制改变，由于肺不张或肺淤血引起的通气血流比改变，化学敏感性和张力敏感性的改变，以及肥胖相关的激素因素对呼吸驱动的抑制。

【临床表现】

主要表现为日间过度思睡，其严重度与 CO_2 增高的水平并无密切相关性。其他症状包括晨起头痛、疲乏感、情绪异常，以及记忆力或注意力受损。严重者可合并急性呼吸衰竭和 / 或意识障碍。此外，可有肺源性心脏病和循环淤血的相关表现，如红细胞增多表现、球结膜水肿，以及周围性水肿等。

【辅助检查】

PSG 特征：睡眠相关的低通气和血氧饱和度下降，可伴或不伴阻塞性睡眠呼吸暂停及低通气事件。通常会出现持续数分钟的潮气量下降和血氧饱和度下降，而明确低通气的诊断则需通过睡眠期动脉血血气分析 $PaCO_2$、经皮或呼气末 $PaCO_2$ 监测。大部分肥胖低通气综合征患者可伴 OSA，但是两次呼吸事件之间一过性的通气补偿尚不足以防止夜间低通气的恶化。每个阻塞性呼吸事件通常伴随严重的血氧饱和度下降。

血液学检查：红细胞增多，血碳酸氢根浓度升高；肺功能检查：用力肺活量下降；心电图：右心劳损，右室肥厚及右房增大；超声心动图：心功能不全；心电图、胸部影像学和超声心动图：肺动脉高压。

【诊断】

必须满足下列 3 项：

（1）存在清醒期低通气（动脉 $PaCO_2$、呼气末 $PaCO_2$ 或经皮 $PaCO_2$ 测得 $PaCO_2 > 45mmHg$）。

（2）达到肥胖标准。

（3）肺泡低通气不是主因肺实质或气道疾病，或已知的先天性或特发性中枢型肺泡低通气综合征所导致。

需要说明的是：① PSG 监测及 $PaCO_2$ 显示夜间低通气加重；②常同时患有 OSA，此时应同时诊断为 OSA 与肥胖低通气综合征；③动脉血氧饱和度下降常存在但非诊断必须条件。

【鉴别诊断】

清醒期与睡眠期发生低通气的各种疾病，如气道和肺实质病变、肺血管疾病、神经肌肉和胸壁病变、严重未经治疗的甲状腺功能减退症、应用呼吸抑制剂和先天性或特发性中枢性肺泡低通气综合征，应予以考虑。OSA 和 CSA 表现为气流的周期性变化伴 SaO_2 变化，而睡眠相关的低通气持续时间较长，通常几分钟或更长。若睡眠中存在其他类型的通气不足，则应在诊断中标明。

【治疗】

1. 减重 针对稳定期肥胖低通气综合征患者，最重要的治疗是减重。

2. 持续气道正压通气治疗 一般来说，CPAP 治疗可纠正日间 CO_2 潴留。如果 CPAP 治疗后仍持续通气不足及 CO_2 持续升高，则需使用 BiPAP、BiPAP-ST 或平均容量保证压力支持（AVAPS）治疗。

3. 气管插管和有创机械通气 当重度肥胖低通气综合征患者合并急性呼吸衰竭无创通气疗效欠佳时，则需选择气管插管行有创机械通气。

4. 氧疗 恰当的氧疗可减轻呼吸做功和降低缺氧性肺动脉高压，减轻右心负荷。一般用于 CPAP 的辅助治疗。单纯氧疗可能会使高碳酸血症加重。此外，由于肥胖低通气综合征患者存在 CO_2 潴留，应给予低流量吸氧。

5. 药物治疗 甲羟孕酮可兴奋呼吸，减少低通气及睡眠呼吸暂停次数。不良反应有性欲减退、体液潴留、血栓形成、绝经期后女性撤药后月经可再来潮等，长期用药应注意。睡前服用乙酰唑胺亦可刺激呼吸，增加颈动脉体活动。普罗替林和氯米帕明对抑制 REM 睡眠有效，可减轻 REM 睡眠期出现的呼吸暂停和低氧血症。

二、先天性中枢性肺泡低通气综合征

先天性中枢性肺泡低通气综合征（congenital central alveolar hypoventilation syndrome，CCHS）是一类由于 PHOX2B 基因突变引起的以自主呼吸中枢调控紊乱为主的神经功能紊乱性疾病，表现为出生后低通气，睡眠期加重，且不能用原发性肺疾患、神经肌肉疾病或代谢性疾病等解释。

【流行病学】

先天性中枢性肺泡低通气综合征是一种罕见病，其发病率无性别、种族差异。

【病因及发病机制】

先天性中枢性肺泡低通气综合征属于常染色体显性遗传性疾病，确切发病机制尚未阐明。放射学和尸检均未发现明显的中枢神经系统异常。PHOX2B 基因在自主神经系统发育中发挥重要作用。功能 MRI 和生理学研究显示大脑多部位在外源性（如高碳酸血症）刺激反应异常。

【临床表现】

较为常见的有发绀、喂养困难、肌张力低下，睡眠期可有低氧血症和高碳酸血症，或可能出现中枢性呼吸暂停，而胸腹矛盾呼吸与打鼾很少见。有些患儿被确诊时还伴有心血管损害、认知缺陷。

【辅助检查】

1. PSG 监测　低氧血症和高碳酸血症可伴 CSA，但是潮气量和呼吸频率下降所致的肺泡低通气更常见。与儿童的大多数睡眠呼吸障碍不同的是，NREM 睡眠期异常比 REM 睡眠期更严重。患者一般不会因严重的气体交换异常从睡梦中觉醒。

2. PHOX2B 基因检测　一旦疑诊先天性中枢性肺泡低通气综合征，即行外周血筛查，若结果阴性，但临床表现符合先天性中枢性肺泡低通气综合征特征或患者本人及家属要求明确诊断，可进一步行 PiTOJOB 基因测序检查。前者虽是筛检方法，但花费少且检出率高达 95%；后者通过测序法可检出一小部分特殊的突变基因，灵敏度与特异度都比较高。

3. 清醒时血气分析　结果可以正常，但睡眠期则异常。未能有效治疗的慢性患者，可有代偿性呼吸性酸中毒。血液学检查，低氧相关的红细胞增多，血浆二氧化碳水平升高。

头颅 CT 及 MRI 显示头颅正常。心电图、超声心动图和心导管显示肺动脉高压。肺功能检查，正常或轻度阻塞或限制性通气功能异常。

【诊断】

必须满足下列 2 项：

（1）存在睡眠相关低通气。

（2）存在 PHOX2B 基因突变。

【治疗】

对诊断为先天性中枢性肺泡低通气综合征的婴儿，积极治疗可使症状在出生后的 6~12 个月得到改善，大多数患者的症状不能自行缓解，对呼吸中枢兴奋药物也无反应。吸氧可提高 PaO_2、减轻发绀，但无益于解决低通气及预防肺动脉高压。

所有患者均需终身使用夜间通气支持，部分患者清醒时也需要通气支持。重症患者需要气管切开后容量控制通气支持。年龄较大以及轻度患者可应用面罩无创通气。

三、迟发性中枢性低通气伴下丘脑功能失调

迟发型中枢性低通气伴下丘脑功能失调（late-onset central hypoventilation with hypothalamic dysfunction）又称为迟发型中枢低通气综合征（late-onset congenital central hypoventilation syndrome，LO-CCHS）或下丘脑功能障碍导致快速肥胖、通气不足和自主神经失调（rapid-onset obesity with hypothalamic dysfunction，hypoventilation，and autonomic dysregulation，ROHHAD），是一类中枢性通气紊乱性疾病。起病相对较晚，可至儿童早期才出现摄食过量与重度肥胖，随之出现中枢性低通气，甚至呼吸衰竭，而呼吸衰竭的诱发因素常常只是麻醉或是轻度的呼吸系统疾病。呼吸衰竭常需要面罩或气管切开呼吸支持，且长期得不到缓解。

【流行病学】

目前尚无足够数据表明该疾病的患病率或长期预后，普遍认为该疾病无显著性别差异。

【病因及发病机制】

病因尚不明确。影像学检查或尸检患者大脑一般表现正常，或仅显示低氧血症继发性改变。可并存神经源性肿瘤（如星形胶质细胞瘤），但绝不存在 PHOX2B 基因异常。

【临床表现】

出生时往往无异常表现，直至儿童早期（2~3 岁）出现过度摄食与重度肥胖，肥胖出现

多年后伴随出现呼吸衰竭。下丘脑内分泌功能障碍导致一种或多种激素水平升高或降低，其表现包括尿崩症、抗利尿激素分泌过多、性早熟、性腺功能减退、高泌乳素血症、甲状腺功能低下、生长激素分泌减少。有报道指出，患者有时可出现情绪与行为方面的异常表现。可能伴有发育迟缓或自闭症，但大多并无认知功能障碍。此外，其他类型的下丘脑功能紊乱也有个别报道，如体温调节紊乱等。

【辅助检查】

夜间睡眠监测：可有低氧血症和高碳酸血症。可有 CSA，但是潮气量和呼吸频率下降所致的低通气更为常见。可合并 OSA，但不常见。患者对低氧和高碳酸反应性尚可。因此，清醒期血氧和二氧化碳分压可正常，但是睡眠期出现低氧和高碳酸血症。长期得不到治疗或有效控制者可伴有代偿性呼吸性酸中毒及血清碳酸氢盐水平升高，这部分患者可能还同时存在红细胞增多。

血液学检查可能显示多项内分泌指标的异常，高钠血症较为常见。头颅 CT 及 MRI 显示正常。心电图、超声心动图或心导管检查可能显示肺动脉高压。肺功能检查可能正常，或存在与气管炎等疾病相关的轻度阻塞或限制性通气功能异常表现。

【诊断】

必须满足以下 5 项：

（1）存在睡眠相关低通气。

（2）出生后较长时间不表现任何相关症状。

（3）至少具备以下 2 项：①肥胖；②下丘脑源性内分泌异常；③情绪或行为严重异常；④神经源性肿瘤。

（4）不存在 PHOX2B 基因突变。

（5）不能由其他睡眠障碍、躯体性或神经性疾病、药物或物质所致来解释。

需要说明的是，可合并 CSA，通气模式主要表现为潮气量下降，与低通气、动脉血氧饱和度下降有关。

【鉴别诊断】

1. 儿童期或成人期先天性中枢性低通气综合征基因检测结果发现 PHOX2B 基因突变。

2. Prader-Willi 综合征出生后即可出现肌张力减退，且发育迟缓程度相对更重，基因检测发现已知的异常基因。

3. 肥胖低通气综合征（OHS）迟发型中枢性低通气伴下丘脑功能失调患者存在内分泌异常等下丘脑功能障碍的表现，减重后仍持续存在低通气症，且对高碳酸血症的通气反应尚可，而肥胖低通气综合征对高碳酸血症的通气反应迟钝。

4. 其他迟发型中枢性低通气伴下丘脑功能失调还应与孤立的垂体功能减退或其他不伴低通气的下丘脑疾病以及肥胖相关的 OSAHS 相鉴别。

【治疗】

夜间机械通气治疗是目前主要的治疗手段。尽管大部分患者清醒期并无低通气症，但某些患者日间及夜间均需通气支持治疗。与肥胖低通气综合征不同的是，减少摄食或减轻体重无益于阻止迟发型中枢性低通气伴下丘脑功能失调的恶化，也不能改善后期出现的低通气。发病若干年后常出现呼吸衰竭，应及时给予经口鼻面罩或气管造口的机械通气治疗，若不给予及时有效的通气支持治疗，病情将不断恶化。

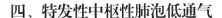

四、特发性中枢性肺泡低通气

特发性中枢性肺泡低通气也称中枢性肺泡低通气（ICH）或原发性肺泡低通气综合征（IAH），是一类存在肺泡通气减少从而导致睡眠相关性低氧血症与高碳酸血症的疾病，患者本身并无胸廓、肺、呼吸肌或神经系统病变，但中枢化学感受器对高 CO_2 反应却明显减弱或消失，大部分患者外周化学感受器的低氧反应也降低。

【流行病学】

目前尚无流行病学调查数据，部分患者可能有潜在的未被诊断的影响呼吸中枢调控的解剖和功能性因素。

【发病机制】

发病机制尚不明确，患者存在睡眠期慢性低通气症状，却无任何可识别的神经肌肉损害、呼吸系统异常、重度肥胖、其他睡眠相关呼吸紊乱，也不存在呼吸系统抑制剂或物质使用史。但是，酒精、抗焦虑药物、镇静剂可加重该类患者的高碳酸血症 / 低氧血症。清醒期存在高碳酸血症 / 低氧血症者睡眠时会加重，特别是在 REM 睡眠期。

【临床表现】

患者可表现为晨起头痛、疲乏、认知功能减退与睡眠紊乱等症状，也可无任何症状，部分患者还可夜间频繁出现呼吸变浅。长期高碳酸血症与低氧血症会引起一系列并发症，包括肺动脉高压、肺源性心脏病以及神经认知功能障碍。

【辅助检查】

夜间睡眠监测：由动脉血气或替代方式（呼出气或经皮 $PaCO_2$）监测 $PaCO_2$ 证实存在低通气。潮气量下降的时间持续数分钟，伴持续血氧饱和度下降。可观察到反复觉醒。日间血气分析正常，或存在低氧和高二氧化碳。持续低氧还可能与红细胞增多有关。

心电图、超声心动图和心导管显示肺动脉高压。

【诊断】

需同时满足下列 2 项：

（1）存在睡眠相关低通气。

（2）引起低通气的主要原因不是肺实质或气道疾病、肺血管病变、胸壁病变、药物使用、神经性疾病、肌肉无力、肥胖或先天性中枢型肺泡低通气综合征（CCHS）。

【鉴别诊断】

肥胖低通气综合征、气道或肺实质病变、肺血管病变、神经肌肉与胸壁病变、重度未治疗的甲状腺功能减退以及使用呼吸系统抑制剂等所致的低通气应予以考虑。先天性中枢性低通气综合征的发生与基因异常有关。与 OSA 及 CSA 综合征相鉴别：可通过气流周期性变化伴 SaO_2 周期性波动相鉴别。

【治疗】

由于该疾病的病理生理学机制尚未阐明，几乎没有循证医学证据证明有效的预防和治疗措施，还需进一步研究干预措施、干预时间以及适宜人群。

五、药物或物质导致的睡眠相关肺泡低通气

这种疾病由于长期应用某种已知能抑制呼吸驱动和 / 或损害呼吸肌的药物及物质，包

括长效镇痛剂、麻醉、镇静复合剂和肌肉松弛药物,患者出现慢性低通气和高碳酸血症,且常伴持续性或反复发作性血氧下降,因此存在睡眠相关的低通气,有些甚至可能存在日间高碳酸血症。

【流行病学】

尚无相关资料。

【发病机制】

长期使用药物等物质损害呼吸驱动并降低 CO_2、O_2 化学敏感性,但影响呼吸驱动以及个体敏感性与耐受性的体液因子至今尚无研究报道。另外,抑制呼吸驱动作用的药物可能改变上气道结构,降低上气道肌张力,导致或加重 OSA 与 CSA,后者可能引起高碳酸血症与低氧血症。

【临床表现】

患者可无任何症状,或表现为呼吸困难、胸闷、乏力,应用麻醉剂后还可能出现认知功能障碍。由于可诱发或加重 OSA 与 CSA,可能出现相关症状。

【辅助检查】

睡眠期由动脉血气或其他方式(呼出气或经皮测试)$PaCO_2$ 睡眠相关低通气。睡眠期间持续低氧,不能以呼吸暂停或低通气事件解释。可合并 CSA 或 OSA,可见低氧相关的频繁觉醒及共济失调呼吸形式。

【诊断】

必须满足以下 3 条:

(1)存在睡眠相关低通气。

(2)已知某种药物或其他物质的使用致呼吸系统和/或呼吸驱动力受到抑制是造成睡眠相关低通气的主要原因。

(3)低通气的主要原因不是肺实质或气道疾病、肺血管病变、胸壁病变、神经肌肉疾病、肥胖低通气综合征或已知存在的先天性中枢性低通气综合征。

【鉴别诊断】

需与所有能导致睡眠期低通气的疾病相鉴别,包括肥胖低通气综合征、气道或肺实质病变、肺血管病变、神经肌肉及胸壁疾病、未治疗的重度甲状腺功能减退,以及先天性或原发性中枢性肺泡低通气综合征。此外,通过观察鼻气流以及动脉血氧饱和度曲线的周期性变化可与 OSA 及 CSA 综合征鉴别。

【治疗】

停用引起低通气的药物及物质,可通过氧疗和/或无创机械通气治疗改善患者的通气状况,危重者可经气管插管或气管切开行机械通气,同时纠正电解质紊乱、酸碱失衡等对症支持治疗。

六、内科疾病导致的睡眠相关肺泡低通气

疾病相关的睡眠低通气,可以由肺实质疾病、肺血管疾病、胸壁疾病和神经肌肉疾病所致,本节主要介绍神经肌肉疾病相关低通气。

神经肌肉疾病(NMD)累及周围神经、神经肌接头和肌肉组织,导致睡眠相关通气障碍和呼吸衰竭,尤其是在神经肌肉疾病晚期。而睡眠呼吸障碍患者夜间反复间歇性低氧也会

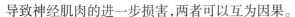

导致神经肌肉的进一步损害,两者可以互为因果。

【流行病学】

患病率与基础疾病的临床特点及严重程度有关,神经肌肉功能及肺功能越差则患病率越高。

【病因】

引起睡眠期低通气的常见神经肌肉疾病如下:

1. Guillain-Barre 综合征　主要累及脊神经,支配呼吸肌的神经特别是膈神经常受累,患者可出现肺活量下降、肺及胸壁的顺应性下降,表现为白天呼吸费力,通气不足。这类患者的膈神经传导速度也明显异常,运动诱发电位异常,肺功能受损的严重程度与膈神经传导速度显著相关。睡眠状态下,上述表现更为明显,PSG 检查可见中枢性睡眠呼吸暂停和低通气,伴有低氧血症和高碳酸血症。

2. 重症肌无力　主要累及神经肌肉接头的信号传递,肌无力症状波动,表现为晨轻暮重的特点。此类患者的睡眠呼吸暂停以中枢性为主,睡眠期尤其是 REM 睡眠期容易发生低通气,导致夜间缺氧。

3. 肌营养不良症　是一组原发于肌肉,以受累骨骼肌无力和萎缩为特征的遗传性疾病。研究表明,近端性肌病患者在无并发症时呼吸肌肌力低于预计值 30%,在无肺实质损害时肺活量低于预计值 55%,可出现高碳酸血症。

4 运动神经元病　一组以皮质脊髓束、脊髓前角细胞和 / 或延髓运动核进行性变性为特征的疾病,病因不明。表现为进行性全身运动功能障碍,不伴感觉功能异常。其中,肌萎缩侧索硬化患者的生活质量与呼吸功能指标间存在显著相关性,通过灵敏度高的无创鼻内压力监测呼吸肌肌力可预测延髓未受累患者的呼吸功能;患者的延髓和膈肌早期轻度受累时即可出现睡眠呼吸障碍,睡眠呼吸暂停以中枢性为主,尤其是 REM 睡眠期。

5. 其他　各种原因所致的多神经病、肉毒中毒、Eaton-Lambert 综合征、肌强直性肌病等。

【发病机制】

1. 呼吸肌无力　参与呼吸的肌肉包括上气道肌、呼吸辅助肌、膈肌及腹肌等。腹肌是主要吸气肌肉,膈肌受累直接影响吸气的驱动力;肋间肌受累,可导致胸壁稳定性下降;腹肌受累,残气量增加、肺活量减少。进入睡眠期,尤其是 REM 睡眠期,正常人除膈外的呼吸肌基础张力会受到一定抑制,表现为 PaO_2 轻度下降、$PaCO_2$ 轻度升高,且机体对低氧和高二氧化碳刺激的通气反应明显减弱,依靠膈肌代偿性活动增强来维持潮气量。神经肌肉疾病患者上述表现更为严重,加之膈肌无力导致代偿下降甚至消失,进一步加重睡眠期低通气。

2. 上气道塌陷　神经肌肉疾病可有上气道肌肉功能障碍,导致睡眠期气道狭窄甚至阻塞,出现打鼾、上气道阻力增加和阻塞性呼吸睡眠暂停。

3. 胸廓及肺部病变　神经肌肉疾病可导致局部呼吸器官改变,如脊柱畸形、胸廓畸形、肺或胸廓顺应性改变等,从而引起通气功能异常等。

4. 呼吸中枢调节异常　神经肌肉疾病患者夜间中枢及外周化学感受器敏感性下降甚至丧失,尤其 REM 睡眠期,中枢神经输出减少,呼吸浅而不规则,可合并中枢性呼吸暂停。

【临床表现】

神经肌肉疾病患者出现夜间睡眠片段化、日间思睡乏力、晨起头痛、注意力涣散等睡眠呼吸障碍症状。

【辅助监测】

1. PSG 监测　安静清醒状态下或 NREM 睡眠期均可观察到呼吸浅快；REM 睡眠期胸腹运动幅度进一步减弱，血氧饱和度下降。低通气常伴呼吸暂停事件，以中枢性睡眠呼吸暂停为主，也可见阻塞性或混合性睡眠呼吸暂停。PSG 检查还有助于明确睡眠障碍的类型及其严重程度。神经肌肉疾病患者即使病情稳定，也需每年至少一次 PSG 监测，对有症状者需增加监测次数。

2. 肺功能检查　白天清醒状态下，神经肌肉疾病患者由于呼吸肌无力等因素，肺功能均有不同程度下降；夜间睡眠时患者由坐位改为卧位，膈肌抬高导致肺容量减少，肺功能进一步下降。普通的肺功能检查指标对睡眠中气体交换的恶化程度几乎没有预测价值，而监测吸气肺活量（IVC）与最大吸气压力（PI）能很好地预测睡眠呼吸障碍的发生及进展。当 IVC < 60%，PI < 4.5kPa 时，高度提示将会发生睡眠呼吸障碍；当 IVC < 40%，PImax < 4.0kPa 时，表明睡眠呼吸障碍已发展为持续肺通气不足阶段；当 IVC < 25%，PI < 3.5kPa 时，提示睡眠呼吸障碍合并日间呼吸衰竭。这在进行性 NMD 的病例中得到证实，但肌萎缩侧索硬化症患者例外。

3. 动脉血气分析　睡眠期（尤其是 REM 睡眠期）血氧饱和度可降至最低，CO_2 分压升至最高。随着病情发展，安静清醒状态下血气也可异常。

4. 其他检查　对于不能耐受肺功能检查的重症患者，可通过整夜脉搏式血氧监测和动脉血气分析间接了解是否存在睡眠呼吸障碍。非侵入性食管和胃内压力测定，可用于高龄或严重神经肌肉疾病患者。呼吸肌肌力监测也可预测延髓未受累的肌萎缩侧索硬化患者的呼吸功能。无创鼻内吸气压力监测（SNIP）是一种无创简便的呼吸肌肌力监测方法，适用于正常人群及存在神经肌肉或骨骼疾病的患者，敏感性高，但不适用于任何原因导致的严重鼻塞者。膈神经运动潜伏时间或运动诱发电位检测对评估膈肌功能、预测和早期发现睡眠呼吸暂停具有一定的价值。

【诊断】

此处列出疾病相关低通气的诊断标准，对于神经系统疾病相关睡眠低通气，还需符合各种神经系统疾病的诊断标准。

诊断需满足下列 3 条：

（1）存在睡眠相关低通气。

（2）已知某种疾病，如肺实质或气道疾病、肺血管病变、胸壁病变、神经肌肉疾病是造成睡眠相关低通气的主要原因。

（3）低通气的主要原因不是肥胖低通气综合征、药物使用或已知存在的先天性中枢性低通气综合征。

【鉴别诊断】

需鉴别所有引起睡眠低通气的各种疾病状态，包括肥胖低通气综合征、使用可抑制呼吸驱动的各种药物、先天性或特发性中枢性肺泡低通气综合征。

【治疗】

1. 治疗原发病如控制肌无力等症状。

2. 机械通气支持　当病情较重或原发病无法纠正时，应积极给予机械通气支持，已有令人信服的证据证明机械通气治疗的有效性。长期机械通气治疗的目的是延长患者寿命，降低死亡率,提高生活质量。呼吸机类型的选择以及呼吸机参数的设置应遵循个体化原则。CPAP 能长期改善神经肌肉疾病患者的动脉血气指标和睡眠呼吸障碍。患者能长期耐受,临床上容易推广,但不能纠正患者的肺功能和呼吸肌肌力。必须注意的是,慢性神经肌肉疾病患者的呼吸肌肌力降低,在长期机械通气过程中仍会继续降低,随时有呼吸骤停的可能,因此考虑应用带有后备频率的呼吸机。

第五节　睡眠相关低氧血症

睡眠相关低氧血症又称夜间低血氧饱和度或夜间低氧血症,以睡眠期持续存在显著血氧饱和度减少不伴睡眠相关低通气为主要特征,氧降持续时间大于等于 5 分钟,成人 $SpO_2 \leqslant 88\%$,儿童 $SpO_2 \leqslant 90\%$,对于睡眠相关低通气状态不明的血氧饱和度减少者也属于此疾病范畴。睡眠期显著低氧血症不能完全由其他睡眠相关呼吸疾患(如 OSA)解释,目前认为低血氧继发于躯体或神经系统疾病,患者可伴有清醒期低氧血症。

【流行病学】

睡眠相关低氧血症的患病率受基础疾病的临床特征与严重程度的影响。肺功能越差或神经肌肉无力越重的患者其患病率更高。清醒时存在慢性低氧的患者睡眠期血氧饱和度下降更明显。

【病因及发病机制】

慢性低氧血症可由肺实质病变、肺血管病或神经肌肉疾病导致。呼吸系统疾病的急性加重会增加低氧血症的严重程度。清醒期低氧血症的患者,睡眠期(尤其是 REM 睡眠期)低氧更严重。清醒期动脉血氧饱和度基础值降低以及高碳酸血症对睡眠相关低氧血症的预测性较好。清醒期高碳酸血症者,应疑诊睡眠相关低氧血症。

【临床表现】

可无任何症状,或主诉有夜间呼吸困难、睡眠质量受损、胸闷或疲劳。严重慢性低氧血症者可出现红细胞增多症。

【辅助检查】

PSG:睡眠期可见不同类型的血氧饱和度下降(持续、间歇或发作性)。夜间血氧饱和度通常持续减低,且每隔 1~2 小时出现因 REM 期呼吸不规则可能会成串出现更严重血氧饱和度下降。短促的血氧饱和度下降(通常 < 1 分钟),表明存在个别散在呼吸事件(呼吸暂停/低通气)。锯齿型或较短的血氧饱和度下降表明散在的呼吸事件的存在。睡眠结构正常或频繁觉醒,入睡后觉醒次数增加,睡眠效率降低,但睡眠相关低氧血症是否影响睡眠结构的改变尚不明确。

日间动脉血气分析可正常或显示低氧与高碳酸血症。血常规可见红细胞增多,心电图、胸片、超声心动图等显示存在肺动脉高压等。肺功能损害程度关系到睡眠相关低氧血症发生风险。

【诊断】

诊断通常根据整夜血氧饱和度(持续氧检测仪、PSG 或 OCST 的组件)监测结果,也可以是动脉血气分析结果,尤其针对高度怀疑伴通气不足的患者。

诊断必须满足下列 2 项：

（1）PSG、OCST 或夜间血氧监测显示：睡眠期动脉血氧饱和度（SpO_2）下降持续时间 ≥ 5 分钟（成人 $SpO_2 \leqslant 88\%$，儿童 $SpO_2 \leqslant 90\%$）。

（2）不存在睡眠相关低通气。

【鉴别诊断】

1. 与所有引起睡眠期低氧的疾病进行鉴别　包括气道和肺实质疾病、肺血管病变、神经肌肉与胸壁疾病，肥胖低通气综合征、抑制呼吸的药物或物质使用，以及先天性或特发性中枢性肺泡低通气综合征。

2. OSA 和 CSA　表现为周期性气流变化以及相应周期性波动的血氧饱和度下降。睡眠相关低氧血症的氧饱和度下降持续时间更久，通常几分钟或更长时间。若存在一种或以上引起睡眠期间通气不足的疾病，所有相关的疾病均应诊断。

【治疗】

治疗原则应包括积极治疗原发疾病，可给予无创机械通气和氧疗。

第六节　睡眠呼吸暂停的中医治疗

阻塞性睡眠呼吸暂停（OSA）属中医"鼾眠"范畴。

【病因病机】

中医学认为，其病因不外乎外感与内伤两类，其外感者，多因外感风寒，风热之邪，由表入里，侵袭肺卫肌表，阻遏肺气，上焦气机为邪所闭，致肺窍不利而致。其内伤之因有：一是五志过极，心胃火盛，气机不利而致；二是邪热内郁，肺气壅闭；三是肥胖体质，痰热内蕴；四是肝热上扰，气道不通。其总的病机为气机升降失常，气道壅塞不利，邪扰神机，发为鼾眠。

【辨证论治】

（1）中药：本证病因虽多，但总的病理机制为气机不利，肺窍受阻，扰动神机，睡中打鼾，总以肺、心、肝、胃及鼻窍，喉咙病变为主，以睡眠为中心，故治疗应祛邪扶正，调畅气机为主，安神定志、通畅呼吸为辅。总的治疗原则为祛邪扶正，补虚泻实，调畅气机，安神定志。分别用解表散寒，祛风清热，宣肺通窍，清肝泻火，清胃降浊，化痰降逆等法，灵活运用。

临床分型：

1）外感

①外感风寒，肺气郁闭

证候：外感风寒而见头痛，恶寒，身热，鼻塞，流清涕或咳嗽声重，打鼾新作，夜睡时间断发生，舌质红，苔薄白，脉浮紧。

治法：解表散寒，宣肺通窍。

方药：三拗汤、杏苏散加减。

麻黄 4.5g，杏仁 10g，苏叶 6g，辛夷 10g，桔梗 10g，前胡 10g，葱白 3 根，生姜 3 片，白薇 10g。

②外感风热，肺气失宣

证候：外感风热之邪而见头痛，发热，咳嗽，鼻塞流黄涕，呼吸不利，夜间打鼾，舌边尖红，苔薄白或薄黄，脉浮数。

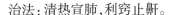

治法：清热宣肺，利窍止鼾。

方药：桑菊饮、辛夷散加减。

桑叶 10g，菊花 10g，辛夷 10g，知母 10g，桔梗 10g，杏仁 10g，芦根 12g，甘草 6g，炙枇杷叶 12g，薄荷 6g。

2）内伤

①心胃火盛，气逆于上

证候：劳心思虑，五志过极或食积生热，热郁阳明而见惊悸失眠，心烦不宁，睡即打鼾，每夜不绝或消谷善饥，口臭，腹胀，睡卧不宁，鼻鼾屡作，舌红苔黄，脉滑有力。

治法：清心泄胃，降逆止鼾。

方药：泻心汤、清胃散加减。

黄连 10g，牡丹皮 10g，生地 12g，黄芩 10g，藿香 10g，枇杷叶 12g，生石膏 30g。

加减法：便秘者加大黄 6~9g。

②痰热内蕴，肺窍不利

证候：体质肥胖，贪食多睡之人或嗜烟好酒，辛辣肥甘，积湿生热，痰热内蕴，肺气不利而见身重困倦，嗜睡鼻鼾，甚则每睡必鼾声不绝，或因鼻塞而憋醒，或夜睡不安，昏昏沉沉，痰多咳吐不爽，舌红苔厚腻或黄腻，脉沉滑有力。

治法：清热化痰，宣肺通窍，醒神止鼾。

方药：黄连温胆汤、苍耳子散加减。

黄连 10g，清半夏 10g，陈皮 10g，茯苓 12g，枳壳 12g，竹茹 10g，石菖蒲 12g，辛夷 10g，胆南星 10g，苍耳子 10g，海浮石 15g，冰片 0.3g。

③肝热扰心，肺窍不利

证候：肝阳素亢或郁怒伤肝，气郁化火，肝热扰心，邪热壅闭，肺窍不利而见夜睡不宁，梦扰纷纷，鼾声频作，心烦多怒，面赤口苦，眩晕耳鸣，饮冷溲赤，舌红苔黄，脉弦。

治法：清肝泻热，安神通窍。

方药：龙胆泻肝汤、清心凉膈散加减。

龙胆草 10g，炒栀子 10g，柴胡 10g，黄芩 10g，莲子心 6g，泽泻 10g，薄荷 6g，羚羊角 3g，石菖蒲 10g，生地黄 9g。

（2）针灸治疗

①体针

主穴：迎香、印堂。

辅穴：风池，合谷、安眠穴。

配穴：通天、上星、肺俞。

加减法：若外感风寒，鼻窍不通者，加列缺。若外感风热，鼻塞鼾睡者，加大椎、曲池泄之。若心胃火盛鼻鼾者，加神门、内庭泄之。若肝热上扰鼻鼾者，加太冲、鱼际泄之。

②耳针：取肺、心、肝、胃、皮质下、鼻，内埋压王不留行籽，以胶布固定之，中等刺激，使之局部有胀感，每天于睡前行之更好，每 3~5 天换压一次。

（3）其他治疗

①通关散少许，吹鼻取嚏，可临时制止打鼾。

② 10% 鹅不食草水煎液加入冰片少许，滴鼻，可用于鼻窍不通之打鼾。

③鱼脑石 10 份,冰片 1 份研细面,取少许吹鼻,可通鼻窍止鼾。

【预防调护】

1. 注意生活起居,清淡饮食,戒烟酒,忌辛辣,减重。

2. 保持良好睡眠习惯,侧卧位睡眠,枕头不宜过高,衣领不要过紧。

3. 积极治疗原发病,适当进行体育锻炼,增强体质,避免过度疲劳。

4. 病人打鼾时可及时唤醒或更换睡眠姿势,制止发作。

第二十一章 睡眠相关性运动障碍

第一节 不宁腿综合征

不宁腿综合征（restless leg syndrome，RLS）也称为 Willis-Ekbom 病，是一种以强烈渴求肢体活动为特征的神经系统综合征，它通常伴有感觉异常，在安静时发生或加重，运动后减轻。

【病因病机】

（一）西医病因病理

1. 病因　不宁腿综合征按病因可分为原发性和继发性两类。原发性不宁腿综合征（发病年龄＜45岁）显示出家族聚集性，40%~92%的早发型不宁腿综合征患者有家族史。在同卵双生子中，该病的发生率有很高的一致性，不宁腿综合征患者一级亲属的患病率比普通人要高2~6倍。尽管很多家族研究提示不宁腿综合征倾向于常染色体显性遗传，最近的基因连锁分析研究发现该病具有更为复杂的基因多态性与环境相互作用模式，目前多数研究支持不宁腿综合征为高外显率的常染色体显性遗传病。继发性不宁腿综合征最常见的病因包括铁缺乏、特殊用药史、怀孕、慢性肾衰竭等。血清铁蛋白小于50μg/L的轻度铁缺乏与不宁腿综合征的严重程度呈正相关，血清铁从50~75μg/L以下水平开始补充铁剂则能减轻不宁腿综合征的症状。一些镇静剂、抗组胺药、多巴胺受体拮抗剂及抗抑郁剂等，可以诱发或加重不宁腿综合征和/或睡眠期周期性肢体运动。目前尚缺乏睡眠剥夺、周围神经病、神经根病变、疼痛、咖啡因摄入、烟草、酒精摄入等因素能加重不宁腿综合征症状的有力证据。

2. 发病机制　确切机制尚不清楚，目前认为脑内铁缺乏、中枢神经系统的多巴胺能异常和遗传因素是不宁腿综合征发病的主要病理生理学机制。

（1）脑铁缺乏：目前认为不宁腿综合征的发病与脑的铁储备减少有关。不宁腿综合征与脑内铁缺乏的关系已经被尸检、MRI、脑超声及脑脊液化验分析所验证。

（2）中枢神经系统多巴胺能异常：用多巴制剂能明显缓解不宁腿综合征患者的临床症状是最强有力的支持证据。多巴胺能异常与该病的关系，已经分别在很多观察多巴胺能药物对不宁腿综合征及周期性肢体运动障碍作用的研究中得到证实，同时功能磁共振成像、正电子发射断层摄影术和尸检结果也发现多巴胺谱的改变与不宁腿综合征的关系，支持这一理论。

（3）遗传因素：40%~92%的早发型不宁腿综合征患者有家族史，常见的遗传模式是常染色体显性遗传。目前，不宁腿综合征发病中的基因变异并没得到充分的证实。

（二）中医病因病机

本病在《伤寒杂病论》中有相似的描述如"血痹""痉病""腿挛急"。《内科摘要》中"夜间少寐，足内酸热，若酿久不寐，腿内亦然，且兼腿内筋似有抽缩意，致二腿左右频移，辗转不安，必至倦极方寐"的论述更酷似本病。目前多数学者将本病归属于中医"痹证"范畴，本病为气血不足，风、寒、湿三邪侵入肌肤至血行不畅，阳气痹阻而发，属本虚表实。

【临床表现】

不宁腿综合征主要临床表现为夜间睡眠时或处于安静状态下，双下肢出现极度的不适感，迫使患者不停地活动下肢或下地行走，当患者返回到休息状态时症状常常会再次出现，因而严重干扰患者的睡眠，导致入睡困难、睡眠中觉醒次数增多等。有时虽然患者并未意识到腿部的不适感，但在入睡时或重新入睡时，需要花费比较长的时间。这种异常感觉常常被患者描述为爬行感、麻刺感、烧灼感、抓痒感或者酸痛感。安静时症状加重，活动时可短暂地使症状消失。尽管腿部是最常受累部位，也有21%~57%的患者可伴有上肢的不适感。发病数年后1/3~1/2的患者可出现上肢症状，但仅累及上肢而下肢无症状者极为罕见。随病情进展，髋部、躯干及面部也可受累。

不宁腿综合征的症状具有典型的昼夜规律，腿不适感多出现于傍晚或夜间，发作高峰在午夜与早上3点之间。由于全身不适常常难以再次入睡，有些患者可能主观感觉在早上4~5点睡得比较好而有意推迟睡眠时间，久而久之，便演变成为睡眠觉醒时相延迟综合征或是慢性的睡眠剥夺。长期的睡眠剥夺作为一种比较强烈的应激状态将严重影响机体各方面的功能，如食欲不振、体重减轻、反应迟钝、运动能力下降等，也干扰了日常生活及人际关系。此外，不宁腿综合征导致睡眠剥夺是高血压、糖尿病、肥胖等代谢综合征潜在的危险因素，与心脑血管病、消化系统疾病、代谢异常和免疫功能异常的发生有关。

通过详细询问病史，约有50%以上的不宁腿综合征患者表现为白天的肌阵挛。通常会被患者描述成周期性的痛性痉挛或者抽搐。80%以上的不宁腿综合征患者合并存在周期性肢体运动障碍（PLM），表现单侧或双侧下肢周期性反复出现刻板样不自主运动，形式多样，典型表现为趾节律性背伸及踝部背屈，偶有髋膝屈曲，类似巴宾斯基征。PLM通常累及下肢，严重时可累及上肢，多为双侧，也可一侧为主或两侧交替出现。周期性肢体运动指数（PLMI）增高可支持不宁腿综合征诊断，但并非诊断不宁腿综合征的必要条件。82%~100%的不宁腿综合征患者多导睡眠监测（PSG）结果提示睡眠中PLMI > 5次 / 小时。但PLM并非不宁腿综合征的特异性指标。

【辅助检查】

1. 多导睡眠监测　尽管PSG不是不宁腿综合征的常规检查，但仍被认为是不宁腿综合征最有意义的检查方法之一，能够为诊断提供客观证据，如入睡潜伏期时间延长和较高的觉醒指数等。70%~80%的成人不宁腿综合征患者的整夜PSG出现睡眠期周期性腿动（PLMI ≥ 5次），当进行多个夜晚PSG监测时这个比例会高达90%。周期性肢体运动常发生于前半夜，约1/3的周期性肢体运动与皮质觉醒有关，且大部分患者都显示自发觉醒，周期性肢体运动的夜间觉醒也是该病睡眠障碍的一部分。另外，不宁腿综合征的感觉症状会影响患者再次入睡，使觉醒时间延长。

2. 暗示性制动试验（SIT）　用于评价清醒状态下，如清醒时周期性腿动（PLMW）和不宁腿综合征的相关感觉症状。睡前1小时，患者在舒适清醒的条件在床上将下肢伸直，用

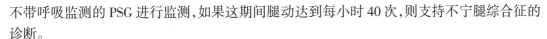

不带呼吸监测的 PSG 进行监测,如果这期间腿动达到每小时 40 次,则支持不宁腿综合征的诊断。

3. 血液检测　血常规(血红蛋白)、叶酸、维生素 B_{12}、血清铁蛋白、总铁结合度、转铁蛋白饱和度等贫血相关检查,有助于排除缺铁性贫血继发的不宁腿综合征。血尿素氮、肌酐检查排除慢性肾衰竭或尿毒症继发不宁腿综合征。血糖和糖化血红蛋白检查,排除糖尿病继发不宁腿综合征等。

4. 肌电图和神经传导速度检查　有助于与各种周围神经病或夜间腿部肌肉痉挛产生的肢体不适相鉴别。

5. 遗传学检查　对于有家族史的患者可以进行相关基因的检测,确定其发病的基因类型。

【诊断与鉴别诊断】

(一)诊断

不宁腿综合征的诊断主要是根据患者提供的特有的临床症状、血液化验、电生理检查为依据。诊断参考 2014 年出版的 ICSD-3 诊断标准(表 21-1)。

表 21-1　ICSD-3 关于不宁腿综合征的诊断标准(必须同时符合 A、B、C 项标准)

A. 有一种想活动腿的强烈欲望,常常伴有腿部不适或由腿部不适导致。这些症状必须符合以下条件:
　(1)这些症状在休息和不活动时出现或加重,比如躺下或坐着的时候
　(2)可在活动后部分或完全缓解,比如走路或伸展腿部
　(3)症状可仅出现在傍晚或夜间,或即使在白天出现,但与白天相比夜间症状更明显

B. 以上这些特征要除外由药物或行为习惯所致,如腿部痉挛、不适的姿势、肌痛、静脉曲张、腿部水肿、关节炎或习惯性的腿部拍动等。

C. 以上症状引起担心、情绪低落、睡眠障碍,以及导致身心、社交、职业、受教育、行为或其他重要领域的功能障碍。

ICSD-3 也对不宁腿综合征的诊断标准做了几点补充说明:①有时这种想活动腿部的症状可不伴有腿部不适感,这种症状也可出现于上肢或身体其他部位。②儿童患者可能用他们自己的语言表达这种不适的感觉。③当症状严重时,通过活动来缓解症状的方法不那么明显了,但在病程早期仍然存在活动后使症状缓解的情况。④当疾病本身症状比较严重时,通过治疗干预获得的腿部不适症状的减轻,或者治疗导致的症状加重,以及不宁腿综合征特有的夜间症状加重的特点也变得不明显了。⑤对于涉及一些特殊的研究时,如遗传学及流行病学研究,标准 C 可以忽略。如果忽略标准 C,必须在研究报告中加以说明。

(二)鉴别诊断

1. 夜间腿肌痉挛　表现为夜间突发的肌肉痉挛、肌肉纽结,通过伸展腿部、站立、走动可使症状得到缓解。有明显的肌肉疼痛,而不是感觉异常,常可触及痉挛的肌肉。

2. 静坐不能　抗精神病药物引起的静坐不能,表现为患者想要通过移动整个身体来缓解不适症状,之前存在使用过多巴胺能受体拮抗剂病史,常同时伴有轻度锥体外系症状。无家族史、无昼夜节律变化及很少影响睡眠等特点,可以与不宁腿综合征相鉴别。

3. 焦虑症　患者除了伴有担心、恐惧、不安、害怕、紧张、急躁等精神症状外,还常伴有头晕、胸闷、心悸、呼吸困难、口干、出汗、尿频、运动性不安等躯体症状,无昼夜变化规律,活动后症状不能缓解。

4. 其他疾病　通过变换成另一个姿势得到症状缓解,往往提示位置性不适:关节的活动受限,往往提示存在关节炎:触诊时有疼痛,往往提示存在局部肌肉等异常。

【治疗】

（一）西医治疗

不宁腿综合征的治疗包括药物治疗和非药物治疗,并针对不同的情况进行个体化的治疗。继发性 RLS 可治愈,原发性 RLS 药物治疗只能控制症状。药物应从低剂量开始,以上床或腿动发作之前 1~2h 用药为宜。如果症状引起夜间唤醒应加大剂量,对一种药耐药后,可用另外一些代替。2~3 种药每月轮替使用既有效又能防止发生耐药,在重症病例尤其有效。

1. 非药物治疗

（1）一般治疗:去除各种继发性不宁腿综合征的病因。停用可诱发不宁腿综合征的药物或食物,如:①多巴胺能阻滞剂、止吐药、镇静剂;②抗抑郁药物;③抗组胺药物;④烟酒或含咖啡因的刺激饮食。培养健康的睡眠作息规律,睡前洗热水澡、肢体按摩和适度活动。

（2）认知行为治疗:目前没有普遍开展,有报道不宁腿综合征患者接受 3 个月的认知行为治疗后,其症状严重程度下降,患者的生活质量和心理状态都得到明显改善。

2. 药物治疗　2012 年欧洲神经科学协会联盟（EFNS）发布《不宁腿综合征治疗指南》,指南回顾了 2011 年 12 月 31 日之前发表的不宁腿综合征治疗的相关文献,分析了多巴胺能药物、抗癫痫药物、肾上腺素能药物、苯二氮䓬类药物、铁剂等药物,并进行循证医学证据分类,根据分类标准进行了级别推荐。

A 级推荐:

（1）强推荐:①罗替戈汀透皮贴剂（1~3mg）短期和长期治疗原发性不宁腿综合征有效;②罗匹尼罗:短期使用,平均日剂量为 2.1~3.1mg 时对于改善原发性不宁腿综合征症状有效;③普拉克索:短期治疗,剂量在 0.25~0.75mg 有效。短期治疗原发性不宁腿综合征有效的药物还包括加巴喷丁、加巴喷丁缓释片（1 200mg/d）和普瑞巴林（150~450mg/d）。

（2）弱推荐:①卡麦角林（0.5~3mg/d）能够改善不宁腿综合征症状,但由于其严重的不良反应并不推荐常规使用;②多巴制剂:左旋多巴（300mg/d）可改善不宁腿综合征症状。但相比于多巴胺受体激动剂,考虑到存在增加剂量的风险左旋多巴的剂量不应超过 200mg/d。在临床实践中,推荐将左旋多巴作为不宁腿综合征的诊断性试验治疗和特发性不宁腿综合征的治疗。

3. 使用药物治疗 RLS 的注意事项　2013 年,国际不宁腿综合征研究组（IRLSSG）发布了不宁腿综合征长期治疗的循证指南。指南汇总了多巴胺能药物、$\alpha_2\delta$ 钙通道配体（$\alpha_2\delta$ 亚基与某些疾病有关联,也是电压依赖性钙通道的分子靶点）、鸦片和阿片类受体激动剂及其他类型药物的多项研究,提出不宁腿综合征的长期治疗的药物建议（表 21-2）。

表 21-2　临床试验证明不宁腿综合征治疗药物至少在下列疗程中有效或可能有效

药物			有效	可能有效	说明
多巴胺能药物	非麦角类多巴胺受体激动剂	普拉克索	6 个月	1 年	10%~40% 的 RLS 患者能够耐受药物治疗并且不产生剂量增加或失效的副作用,可能保持 10 年有效
		罗匹尼罗	6 个月	1 年	没有足够的证据表明治疗 RLS 超过 1 年后仍有效
		罗替高汀	6 个月	5 年	43% 的 RLS 患者耐受药物治疗并且不产生剂量增加或失效的副作用,可能保持 5 年有效
		吡贝地尔			没有足够的证据建议长期使用治疗 RLS
	多巴胺前体	左旋多巴 - 卡比多巴或左旋多巴 - 苄丝肼	没有足够证据推荐	2 年	24%~40% 的 RLS 患者耐受药物治疗并且不产生剂量增加或失效的副作用,可能保持 2 年有效
	麦角类多巴胺受体激动剂	培高利特和卡麦角林			培高利特和卡麦角林已不再用于 RLS 的治疗,除非在其他药物治疗无效,并且预计疗效高于风险时。这些患者要接受每年的心脏超声检查
$\alpha_2\delta$ 钙通道配体		加巴喷丁缓释片		1 年	没有足够的证据表明治疗 RLS 超过 1 年后仍有敢
		普瑞巴林	1 年		没有足够的证据表明治疗 RLS 超过 1 年后仍有效
		加巴喷丁			没有足够的证据建议长期使用治疗 RLS
鸦片和阿片类受体激动剂		曲马多			没有足够的证据建议长期使用治疗 RLS
		美沙酮			没有足够的证据建议长期使用治疗 RLS
		鞘内泵入吗啡			没有足够的证据建议长期使用治疗 RLS
其他		丁苯那嗪			没有足够的证据建议长期使用治疗 RLS
		铁剂			没有足够的证据建议长期静脉注射铁剂治疗 RLS
		镇静催眠药			没有足够的证据建议长期使用治疗 RLS
		左乙拉西坦			没有足够的证据建议长期使用治疗 RLS

（1）对失效和剂量增加的建议：失效和剂量增加是在治疗后期出现治疗失败的主要表现。剂量增加的判断标准见表 21-3。为了防治失效和剂量增加，要监测血清铁蛋白含量，如果含量低于 75μg/ml，建议口服补铁剂治疗，除非患者不耐受或有服药禁忌。重要的是患者要改变生活方式、遵从当前的治疗、禁用加重不宁腿综合征症状的药物（多巴胺受体拮抗剂或抗抑郁药）或改变影响不宁腿综合征症状的外界因素（睡眠剥夺、失血、饮酒等），这些因素会使不宁腿综合征症状提早发生或加重。任何外界因素都要尽可能去除。

表 21-3　不宁腿综合征治疗药物剂量增加的判断标准

需要满足以下两个标准之一

1. 与初始治疗的效果比较，RLS 的症状发作提前至少 2 小时。

2. 具有两个以上的剂量增加的特点：

（1）RLS 症状严重程度加重与每天服药剂量增加有关，或是症状严重程度减轻与每天服药剂量减少有关。

（2）休息时出现症状的潜伏期较开始治疗时缩短。

（3）症状波及以前没有累及的其他肢体和躯干。

（4）药物治疗效果持续时间较开始治疗时缩短。

（5）每天清醒时 PLM 首次发生或恶化的时间较开始治疗时提前。

3. 除了满足上述两个诊断标准之一以外，还必须同时满足下面两个标准：

（1）满足症状加重的诊断持续时间至少 1 周或 5 天。

（2）没有其他躯体疾病、精神疾病、行为异常或药物因素可以解释引起 RLS 患者症状加重的原因。

失效是在长期药物治疗不宁腿综合征的过程中出现的一种常见现象。如果出现失效，当前所用的药物剂量将被增加，这时需要小心监测药物的不良反应、注意观察剂量增加后的表现或进一步出现的失效现象。此时也可以选择联合使用另一种药物或换药。对于选用单药治疗失效的患者，在原有药物治疗的基础上加用另一种药物（如多巴胺受体激动剂或 $\alpha_2\delta$ 钙通道配体），也可以直接替换掉原有的药物。

剂量增加也是在长期治疗不宁腿综合征后出现的一种常见问题。它可以使不宁腿综合征患者症状恶化，应当认真评价和处置。所有的多巴胺能药物和曲马多都有不同程度剂量增加现象。其中左旋多巴治疗中剂量增加现象的发生率最高，与长效的多巴胺受体激动剂（罗替高汀、卡麦角林）相比，短效药物（普拉克索、罗匹尼罗）剂量增加的发生率也较高。但与短效药物相比，目前尚不清楚长效药物是由于掩盖了症状的早期发生还是真正具有避免剂量增加的作用。

剂量增加的风险随治疗疗程和治疗剂量的增加而增加。药物剂量和剂量增加发生率的关系并不明确。故在增加药物剂量时需要仔细斟酌，尤其是在超过日常允许的剂量时。如果服用一种短效多巴胺能药物出现剂量增加提前时，可以在早期直接增加到当前的药物剂量治疗，而晚期要减少药物剂量，或是换另一种长效多巴胺能药物。对于需要显著增加多巴胺能药物剂量的患者，建议停用多巴胺受体激动剂，可以换用 $\alpha_2\delta$ 钙通道配体、鸦片类药物或长效的多巴胺受体激动剂。

（2）其他长期治疗过程中出现问题的处理

1）冲动控制障碍：多巴胺受体激动剂治疗不宁腿综合征患者中的 6%~17% 会出现冲动

控制障碍。冲动控制障碍在大剂量药物治疗和女性患者中比较常见。每一位复诊者需要询问有无冲动控制障碍，如果存在明显的冲动控制障碍，药物要停用或者至少要减量至冲动控制障碍消失。也可以换用或加用其他的非多巴胺能药物。

2）失眠：如果存在失眠或睡眠不足时，可以加用短效的苯二氮䓬类镇静催眠药物治疗，或者加用或替换为 $\alpha_2\delta$ 钙通道配体治疗。

（3）初始治疗的药物选择（一线药物）：多巴胺能受体激动剂或 $\alpha_2\delta$ 钙通道配体都是不宁腿综合征治疗的一线用药。初始治疗药物的选择参考表21-4、表21-5。服药时间选在不宁腿综合征患者症状加重不能用活动肢体来缓解的时候，同时也需要考虑个体差异。对日间症状明显的患者可选用长效药物，也可以试用日间多次短效药物治疗。失效或剂量增加需要仔细监测。伴有严重的睡眠紊乱、共病失眠或焦虑、不宁腿综合征相关或共病疼痛或曾有冲动控制障碍或焦虑病史的患者，初始治疗可选用 $\alpha_2\delta$ 钙通道配体。症状非常严重、肥胖、共病抑郁、增加跌倒风险或认知损害的患者，初始治疗可选用多巴胺受体激动剂。药物的疗效及价格在早期治疗是需要考虑的因素。对于单药治疗或低剂量药物治疗无效时可以选择多巴胺受体激动剂和 $\alpha_2\delta$ 钙通道配体联合治疗。

表 21-4　RLS 治疗药物的益处和风险临床共识

共识	左旋多巴	非麦角类多巴胺受体激动剂		麦角类多巴胺受体激动剂	$\alpha_2\delta$ 钙通道配体	阿片类	氯硝西泮
		短效	长效				
药物潜在的副作用							
剂量增加	+++	++	+	++	0	NK	0
失效	+++	++	NK	++	+	+	NK
冲动控制障碍	0	+	0/+	NK	0	0	0
过度日间思睡	NK	++	+	++	+++	+	++
负面情绪	0	0	0	0	+	+	++
体重增长	0	0	0	0	++	0	0
全身毒性	+	+	++	+++	+	++	+
药物潜在的正作用							
主观的夜间睡眠	0	+	+	+	++	++	++
典型的夜间 RLS 症状	+	++	++	++	++	++	0
生活质量	NK	++	++	++	++	NK	NK
疼痛减轻	+	+	+	+	++	+++	0

+++：很可能影响；++：有一定影响；+：轻微的影响；0：没有影响；NK：不知道

表 21-5　对于 RLS 患者初始治疗药物选择的临床建议

影响药物选择的因素	药物选择
日间有症状时	长效药物更佳 短效药物一天两次
失眠程度与 RLS 本身所致睡眠症状不相符	$\alpha_2\delta$ 钙通道配体
共病失眠	$\alpha_2\delta$ 钙通道配体
妊娠	避免使用多巴胺受体激动剂和 $\alpha_2\delta$ 钙通道配体,考虑应用铁剂
肾功能受损	选择不通过肾脏排泄的药物
跌倒的风险	多巴胺受体激动剂
RLS 相关疼痛	$\alpha_2\delta$ 钙通道配体
共病疼痛综合征	$\alpha_2\delta$ 钙通道配体
冲动控制障碍及有此病史	$\alpha_2\delta$ 钙通道配体
饮酒或药物滥用史	多巴胺受体激动剂或 $\alpha_2\delta$ 钙通道配体
严重的 RLS	多巴胺受体激动剂
肥胖、代谢综合征或阻塞性睡眠呼吸综合征	多巴胺受体激动剂
有效性	多巴胺受体激动剂或 $\alpha_2\delta$ 钙通道配体
价格	多巴胺受体激动剂或 $\alpha_2\delta$ 钙通道配体
共病抑郁	多巴胺受体激动剂
共病广泛性焦虑	$\alpha_2\delta$ 钙通道配体
日间思睡	查明原因
潜在的药物相互作用	选择不通过肝脏排泄的药物

（4）鸦片类药物：当以上药物治疗无效时可以选用鸦片类药物,一般不建议长期使用。但是当其他类药物治疗的确无效时,高效能的阿片类药物（例如美沙酮、羟考酮）长期治疗也许会有一定的效果。但在使用阿片类药物治疗前要仔细排除睡眠相关的呼吸障碍。

（5）孕妇的治疗：建议通常在妊娠期应避免使用药物治疗不宁腿综合征,包括多巴胺受体激动剂和 $\alpha_2\delta$ 钙通道配体也应避免使用。应首选充分补充铁剂,并最大限度地应用非药物治疗。

（二）中医治疗

1. 中药治疗

（1）肝肾阴虚型

主症：两腿困重,腰膝酸软,虚烦不眠,五心烦热,咽干口渴,每因足心烦热而两腿躁动不安,舌红少津,脉弦细数。

病机：阴虚筋脉失于濡润。治以滋补肝肾,舒筋缓急。

方剂：六味地黄汤合一贯煎加减。五心烦热加地骨皮、青蒿;失眠多梦加柏子仁、酸枣仁;乏力倦怠重用沙参加太子参;咽干口渴加百合、玄参。

（2）湿热下注型

主症：腿胫烦热困胀，肢体沉重，或见足胫微肿，常伴口苦而粘，心烦失眠，胸闷不饥，尿短赤，每因小腿困胀而躁动不止，舌质红苔黄腻，脉濡数。

病机：湿热下注，阻滞筋脉。治以清热利湿，舒筋活络。

方剂：四妙丸合三仁汤加减。心烦口苦加黄连、栀子；尿短赤加萆薢、泽泻；足胫肿加防己、大腹皮；胸闷不饥加木香、陈皮。

（3）气血两虚型

主症：两腿软弱无力，屈则欲伸，伸则欲屈，喜抬高下肢而卧，伴头晕心悸，乏力困倦，手足心热，每因劳累加重，休息后两腿稍安，舌质淡苔薄白，脉细弱。

病机：气血两虚，筋脉失养。治以补气养血，濡养筋脉。

方剂：八珍汤合生脉饮加减。头晕目眩加菊花、桑叶；手足心热加地骨皮、白薇；心悸加茯神、柏子仁；乏力困倦加黄芪、黄精。

（4）瘀血阻络型

主症：多为上述各型久病不愈所致，常伴小腿青筋暴露，入暮则手足心热，噩梦纷纭，月经不调，每遇经期或冬季而诸症加重，舌质紫暗，脉细涩。

病机：瘀血阻络，气血不畅。治宜活血化瘀，疏通经络。

方剂：桃仁四物汤加味。入暮潮热加柴胡、枳壳、白薇；噩梦纷纭加茯神、合欢皮、夜交藤；小腿青筋暴露加三棱、莪术、水蛭。

2. 针灸治疗

主穴：腰部夹脊穴、百会、四神聪、太冲、三阴交、足三里、阳陵泉、承山。

配穴：睡眠问题严重者加百会、四神聪；湿热症状加大椎、曲池、阴陵泉；疼痛症状加肾俞、关元；气血虚症状加气海，血瘀加血海；肾气亏虚加肾俞、太溪。

手法：肝肾虚、气血虚等症用补法；湿热、痛等症用泻法。

【预防调护】

停用可诱发不宁腿综合征的药物或食物，停止使用多巴胺能阻滞剂、止吐药、镇静剂、抗抑郁药物、抗组胺药物，减少饮用咖啡及含咖啡因的饮料、浓茶，戒烟、戒酒，睡前洗热水澡、肢体按摩和适度活动。

第二节　周期性肢体运动障碍

周期性肢体运动障碍（periodic limb movement disorder, PLMD）是指在睡眠时出现的周期性、反复发作的、高度刻板的肢体运动所导致的睡眠障碍，且这些运动症状不是继发于其他疾病。由于这种活动较常出现在下肢，因此通常被称为"周期性腿动"。

【病因】

具体的病因不是十分清楚。不宁腿综合征的阳性家族史被认为是周期性肢体运动障碍的危险因素，这可能与遗传变异有关。应用某些药物，如选择性5-羟色胺再摄取抑制剂、三环类抗抑郁药、锂盐和多巴胺受体激动剂等，可诱发或加重周期性肢体运动障碍。脑内铁缺乏（主要为血清铁蛋白降低）可以通过铁对多巴胺系统的作用而加重睡眠中周期性肢体运动。少数证据支持阻塞性睡眠呼吸暂停、酒精、疼痛、睡眠剥夺可能加重睡眠中周期性肢体运动。

【发病机制】

多巴胺能系统受损是周期性肢体运动障碍的病理生理学基础,遗传因素和血液中铁水平与发病机制有关。睡眠期脑电循环交替模式(cyclic alternating pattern,CAP)是一种非恢复性睡眠的标志,周期性肢体运动障碍患者的CAP增多,并且影响周期性肢体运动的发生频率。皮质觉醒可以早于、同时或晚于周期性肢体运动的出现,这提示不一定每一次发生的周期性肢体运动与觉醒之间都存在因果关系。周期性肢体运动相关的自发性觉醒会显著增加心率和血压波动,这可能是增加心脑血管病风险的机制之一。

【临床表现】

周期性肢体运动障碍的确切起病年龄仍不明确,成人和儿童均可发病,甚至在婴儿期发病。其自然病程未被详细描述过,但一些儿童患者发展成为不宁腿综合征。临床主要表现为睡眠期间周期性出现反复、高度刻板的肢体运动。周期性肢体运动常发生在下肢远端,典型的表现是大脚趾伸展,常伴有踝关节、膝关节部分性屈曲,有时候也可累及髋部,相似的表现也会发生在上肢。睡眠中容易觉醒、早醒或入睡困难、日间疲乏,患者自己通常感觉不到肢体的运动以及睡眠的片段化。觉醒可能先于肢体的运动出现,也可能同时或滞后出现。

【辅助检查】

多导睡眠监测(PSG)是本病关键性诊断项目。患者的自述、同床者的观察或患儿家长的叙述,在灵敏度及特异性上都不能很好地替代PSG的客观性。在最理想的情况下,若想通过PSG监测周期性肢体运动障碍,需要等药物的生物代谢结束之后再进行检查,例如抗抑郁药物会诱发或加重周期性肢体运动的作用,应停药后再做监测。周期性肢体运动可以在NREM睡眠1期初期就出现,在NREM睡眠2期出现的更为频繁,在NREM睡眠3期出现的频率减少,通常在REM期睡眠不出现。周期性肢体运动通常是不连续的发作,每簇发作可持续数分钟到1小时不等。双下肢都要进行肢体运动指标的监测,如果临床发现了上肢的运动,那么也需要进行监测。在胫前肌的肌电图(EMG)上可以看到肌肉重复收缩,每次持续0.5~10秒。运动可波及单个下肢,当然更常见的是双下肢均受累,但是不一定是双下肢对称运动或是同步运动。周期性肢体运动的特异性评分标准使用的是AASM手册上为睡眠及其相关事件的判读标准。

有意义的腿动事件(leg movement,LM)定义规则:①腿动事件的持续时间最短0.5秒;②腿动事件的持续时间最长10秒;③腿动事件EMG振幅较静息状态EMG增加8μV以上;④腿动事件起始时点定义为肌电振幅较静息状态增加8μV点处;⑤腿动事件结束时点定义为事件持续最短0.5秒,EMG振幅与静息状态EMG比较不超2μV的起点处。周期性腿动(PLM)系列定义规则:①腿动事件至少连续出现4次才能定义为PLM;②腿动事件之间最短周期长度(连续相邻两次腿动事件起始点之间所占时间),包括腿动事件在内为5秒;③腿动事件之间最大间隔(连续相连两次腿动事件起始点之间所占时间),包括腿动事件在内为90秒;④左、右两腿上的腿动事件,起始点间相隔小于5秒,计为单次腿动。

这种睡眠过程中的运动被作为一种指数来报告,就叫作周期性肢体运动指数,周期性肢体运动指数是在整个睡眠过程中通过PSG测定的每小时肢体规律性运动的次数。周期性肢体运动的觉醒指数是在整个睡眠过程中,每小时内出现的周期性肢体运动相关的皮质觉醒数目。

【诊断】

本病的诊断参考 ICSD-3 关于周期性肢体运动障碍的诊断标准（表 21-6）。

表 21-6　ICSD-3 关于周期性肢体运动障碍的诊断标准（必须同时符合 A~D 项标准）

A. 按照最新版 AASM 的睡眠分期判读手册定义的标准,存在 PSG 证实的睡眠中周期性肢体运动

B. 儿童每小时腿动达到 5 次以上,成人腿动达到 15 次以上

C. 周期性肢体运动可引起临床睡眠障碍和精神心理、社会、工作、受教育、行为和其他重要领域的功能障碍

D. 周期性肢体运动的症状不能用其他类型睡眠障碍、内科疾病、神经疾病或精神障碍进行解释（如周期性肢体运动也可发生于有窒息或呼吸功能不全患者）

【鉴别诊断】

根据周期性肢体运动障碍诊断的必要条件,周期性肢体运动障碍的诊断是排除性诊断,需要除外其他一些导致周期性肢体运动发生的情况,特别是不宁腿综合征、RBD、发作性睡病和睡眠相关的呼吸障碍（SRBDs）。周期性肢体运动在多系统萎缩、多巴胺反应性肌张力障碍、睡眠相关摄食障碍、脊髓损害、终末期肾病、充血性心力衰竭、帕金森病、镰状细胞贫血、创伤后应激障碍和多发性硬化中的报告率也逐渐增高。

1. 入睡抽动　需要与周期性肢体运动相鉴别,入睡抽动通常发生在由觉醒向睡眠期过渡的短暂阶段,发作时间（20~100 毫秒）较周期性肢体运动短,并且缺乏周期性肢体运动的周期性特征。

2. 普通的 REM 睡眠期的运动　只限于 REM 睡眠期发生,每次发作持续时间 5~15 秒。REM 睡眠期肌电图的肌电活动增多,间隔时间变异性较大,并且不像周期性肢体运动那样有周期性。

3. 肌阵挛　发作在肌电图上的特点是短暂（75~150 毫秒）,间隔时间长短不一,与周期性肢体运动相比缺乏周期性,并且通常没有或很少有可见的肢体运动。

4. 夜间发作的肌阵挛癫痫　肢体的非自主运动常出现在日间,并且不随着运动而消失,除了下肢以外,在上肢或身体其他部分的症状同样突出,并且没有周期性肢体运动的周期性特点。

【治疗】

目前没有充足的证据来评论单纯性周期性肢体运动障碍的药物治疗。有些研究不宁腿综合征伴有周期性肢体运动障碍时,观察到某些药物可以减轻或缓解症状。因此目前该病的治疗原则与不宁腿综合征相同,可以参考不宁腿综合征的治疗。但是对周期性肢体运动障碍的药物治疗还需进一步临床研究。

第三节　睡眠相关性磨牙

睡眠相关性磨牙是以夜间咀嚼肌节律性运动为特征的运动障碍,可引起牙齿殆面磨损、头痛、颌面痛和颞下颌关节功能紊乱等。表现为睡眠时磨牙并伴随颌骨肌肉节律性和 / 或持续性的收缩。

【病因】

（一）西医病因病理

1. 病因　睡眠相关性磨牙的病因尚不明确，包括心理因素（如生活压力、焦虑）或过度的睡眠觉醒反应，分为原发性及继发性因素。原发性为自发的功能失调，继发性与医疗或精神状况有关，包括与药物使用或停药相关的医源性因素，如可能导致口腔迟发性运动障碍或磨牙的神经镇静药（表21-7）。

表21-7　继发性或医源性睡眠相关性磨牙的病因

分类	疾病
运动障碍	口腔迟发性运动障碍
	下颌肌张力障碍（如 Meige 综合征）
	帕金森病
	舞蹈病（如 Huntington 病）
	偏侧面肌痉挛
睡眠相关障碍	不宁腿综合征或周期性肢体运动障碍
	睡眠肌阵挛（如下颌、面部或舌部的局部肌阵挛）
	睡眠呼吸暂停
	快速眼球运动睡眠期行为紊乱
	夜间发作的癫痫
	睡惊症或意识模糊性觉醒
神经疾病或精神异常	橄榄体脑桥小脑萎缩和 Shy-Drager 综合征
	Whipple 病相关的神经系统并发症
	痴呆、抑郁或精神发育迟缓相关的精神问题
药物或化学物质滥用	苯丙胺
	抗多巴胺药：氟哌啶醇
	抗精神病药：氟哌啶醇、锂、氯丙嗪
	抗抑郁药：选择性 5- 羟色胺再摄取抑制剂
	心脏相关用药：钙阻断剂、抗心律失常药
	酒精、尼古丁、可卡因、咖啡因、亚甲二氧甲基苯
	丙胺（摇头丸）等

2. 病理生理　近80%的睡眠中咀嚼肌节律性运动（rhythmic masticatory muscle activity，RMMA）与睡眠觉醒相关，睡眠相关性磨牙紧随觉醒出现，发生在伴随着心脏交感神经兴奋和快波脑电活动的咀嚼肌节律运动开始时，随之出现下颌肌肉收缩或血压及血流速度加快。在咀嚼肌节律性运动后，有时出现吞咽动作。其他原因所致的睡眠相关性磨牙的机制目前还不清楚。

大部分的睡眠相关性磨牙患者的睡眠觉醒周期在正常范围。然而,其对睡眠觉醒的反应性增强或觉醒期的脑电波幅增高。相对于对照组,睡眠相关性磨牙患者在睡眠脑电的循环交替模式中的 NREM 睡眠 3 期比例增高,从而增加了觉醒压力和睡眠的不稳定性。这种睡眠不稳定性的增加为咀嚼肌节律性运动的出现提供了条件。

（二）中医病因病机

1. 阳明热证　阳明热证包括阳明经热证和阳明腑热证,足阳明胃经入上齿,手阳明大肠经入下齿,夹口环唇,阳明有热,循经上炎,可以导致控制上下齿的经脉失和,拘挛而相互抵磨。

2. 热扰心神　心主神明,心经有热导致热扰神明,神明失约不能控制肌肉的运动。

3. 心胃郁热　情志不遂郁而化火,火热同时扰乱心神和阳明胃经,从而导致热扰神明,不能控制肌肉运动;阳明经受火热熏灼而拘紧,从而导致磨牙。

4. 肝脉拘紧　肝主筋,肝经受风扰动或肝经有热,热灼肝脉,血海被火煎熬,牙失所养,均可导致磨牙。磨牙也是小儿痘疹的一个前期症状,其发生和肝关系殊为密切。

5. 痰邪阻滞　痰饮蓄于中焦,足阳明之脉入上齿,痰阻经络,气机不畅,从而导致咬牙。

6. 正亏邪客　血气虚弱,经脉失养,而且气血虚弱容易感受外邪,客于牙车筋脉,导致筋脉拘挛。

【临床表现】

在睡眠状态下,患者的磨牙声通常由旁人发现,表现为叩齿或口颌肌阵挛。患者可有牙齿切缘磨损,咬肌肌肉肥大,咬肌、颞肌、翼肌、胸锁乳突肌乳突端疼痛或压痛,颞下颌关节疼痛或压痛、功能障碍,牙齿对冷的（有时热的）食物、液体或空气敏感,经常牙修复失败（如充填体、桥修复体）。临床检查发现:患者可有易紧张或过度警觉,或存在牙齿磨损或折断、舌切迹,自主紧咬时咬肌肥大,颞肌次之,伴有牙周疾病加重、唾液流量减少或口干、咬舌或咬颊、灼舌症及相伴的不良口腔习惯。

PSG 监测到睡眠中咬肌和颞肌的肌电活动及伴随的磨牙声。RMMA 可发生在睡眠周期中的任何阶段,但多发生在 NREM 睡眠 1 期和 NREM 睡眠 2 期（＞80%）,少数（＜10%）发生在 REM 睡眠期,而部分患者的睡眠相关性磨牙主要发生在 REM 睡眠期。根据肌电表现不同将睡眠相关性磨牙分为 3 个亚型:①间断型:咬肌或颞肌出现 3 次以上肌电爆发,期间两次停顿,每次爆发持续 0.25~2.0 秒;②持续型:一次肌电爆发,持续＞2.0 秒;③混合型:两者均有。

【诊断】

本病的诊断参考 ICSD-3 关于睡眠相关性磨牙的诊断标准（表 21-8）。

表 21-8　ICSD-3 关于睡眠相关性磨牙的诊断标准（必须同时符合 A 和 B 项标准）

A. 睡眠中定期或经常出现的磨牙声或叩齿声。

B. 同时伴有以下一种或多种临床表现:

（1）异常的牙齿磨损符合夜间磨牙所造成的牙齿磨损（牙齿磨损情况按照牙齿磨损分级量表进行评估）。

（2）晨起后短暂的颌骨肌肉的疼痛或疲劳;和 / 或头痛（颞部）;和 / 或醒后颞下颌关节锁结（开口度受限）与夜间睡眠相关性磨牙所造成的功能障碍相符。

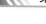

【鉴别诊断】

睡眠相关性磨牙需要与睡眠中出现的其他异常行为或疾病相鉴别,如局部肌张力障碍(颌面或颈部肌阵挛、Meige综合征)或迟发性运动障碍、帕金森病,主要表现为日间口颌系统肌肉运动功能异常,但是在睡眠后这些疾病出现的异常肌肉活动和局部肌紧张消失。此外,睡眠中发生的REM睡眠期行为障碍、异常吞咽动作、胃食管反流、感叹、梦呓、微笑、吞咽或咳嗽时的颌面运动,以及睡眠相关性癫痫等有其特殊表现,容易相互区别。

【治疗】

（一）西医治疗

至今对该病尚无特异性治疗,目前的治疗方法包括改善睡眠卫生、身心放松、口腔矫治器(如颌垫)和药物治疗(如肌肉松弛剂等药物)。

（二）中医治疗

1. 阳明热证

（1）阳明经热证

主症:身热,夜间甚或白昼磨牙,汗出,渴欲饮水,面赤心烦,舌苔黄燥,脉实或洪大。

治则:清热生津止痉。

方剂:白虎汤加减。

（2）阳明腑热证

主症:磨牙,胸满口噤,卧不着席,脚挛急,大便干结,脉沉迟而实或滑数。

治则:攻下泄热止痉。

方剂:大承气汤加减。

2. 热扰心神

主症:夜间磨牙,心胸烦热,夜不成眠,面赤口渴,溲黄便干,舌尖红,或口舌生疮,糜烂疼痛,脉数有力。

治则:清泻心火。

方剂:导赤散加减。

3. 心胃郁热

主症:情志不遂,郁而化火导致夜间磨牙,兼见口干口臭,心烦便秘,舌红苔黄,脉数。

治则:解郁宁心,清热泄火。

方剂:越鞠丸合泻心汤加减。

4. 肝脉拘紧

主症:见于小儿,同时伴有惊风,夜啼,咳嗽,或有咽喉壅痛。

治则:息风止痉。

方剂:钱乙蝉花散加减。

5. 痰湿阻滞

主症:夜间磨牙,或兼见形体丰腴,胸膈痞闷,恶心呕吐,肢体倦怠,或头眩心悸,舌苔白腻,脉滑。

治则:燥湿化痰。

方剂:二陈汤加减。

6. 气血亏虚

主症：夜间磨牙，面色萎黄，少气懒言，神疲乏力，头晕目眩，舌质淡，脉细弱。

治则：补益气血，养血填精，宁心安神。

方剂：归脾汤加减。

7. 食滞虫积

主症：患者不思饮食，腹满、嗳气、吞酸，或呕吐酸腐食物，夜寐不安，矢气便溏，泻下物酸腐臭秽，舌苔厚腻，脉滑。

治则：健脾消食。

方剂：食滞偏重者可选用保和丸加减；如脾气偏虚则可选用健脾丸加减。虫积可见形体消瘦，肚腹膨胀，面色萎黄无华，精神不振或易烦躁激动，睡眠不宁，食欲不振或舌淡，苔薄腻，脉细数，治宜杀虫化积，可选用肥儿丸加减。

第四节　婴儿良性睡眠肌阵挛

婴儿良性睡眠肌阵挛又名新生儿良性睡眠肌阵挛，是以新生儿及婴儿 NREM 睡眠期反复肌阵挛性抽动为特征，肌阵挛仅在睡眠中出现，觉醒后消失。本病为罕见疾病，发病率不高，但目前具体流行病学不详。本病主要累及新生儿和出生后 1 岁内婴儿，无明显性别差异。

【病因与发病机制】

病因及发病机制目前尚不清楚。有人认为可能是由于脑干上行网状激活系统发育不成熟所致。也有人认为 5- 羟色胺系统可能与该病的病理生理机制有关。有些患儿的兄弟姐妹也曾患有本病，因此，本病也可能与遗传有关。

【临床表现】

患儿睡眠中成簇出现肌阵挛抽动，每簇肌阵挛抽动 4~5 次，每隔 1~15 分钟或更长时间反复发作。肌阵挛抽动通常表现为双侧对称的大肌肉群的抽动，可以为全身性肌阵挛，也可以仅累及肢体或躯干。罕见情况下，可累及面部肌肉。自然觉醒或叫醒后肌阵挛消失。

通常在出生后第一周发病，症状可持续几天或几个月，一般在出生后 6 个月内自然消失，几乎所有患者均在 1 岁前自愈，罕见报道可持续至出生后第二年甚至更长时间。声音刺激或碰触可诱发肌阵挛抽动。苯二氮䓬类药物和抗癫痫药物可能会加重本病。

【辅助检查】

PSG 检查显示肌阵挛抽动主要出现于 NREM 睡眠期（主要在 NREM 睡眠 3 期），也可出现于 REM 睡眠期。单次肌阵挛抽动肌肉电活动显著增高并持续 40~300 毫秒，连续出 4~5 次成簇的高幅肌电活动，且每隔 1~15 分钟或更长时间反复出现一簇发作。肌阵挛抽动多累及全身、腹部或近端肌肉、上下肢，多为双侧对称性抽动。视频脑电图检查可见肌阵挛发作时脑电活动正常。脑影像学检查正常。

【诊断】

本病的诊断参考 ICSD-3 关于婴儿良性睡眠肌阵挛的诊断标准（表 21-9）。

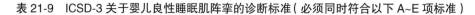

表 21-9　ICSD-3 关于婴儿良性睡眠肌阵挛的诊断标准（必须同时符合以下 A~E 项标准）

A. 全身、躯干或肢体反复出现肌阵挛发作

B. 肌阵挛出现在婴儿早期,主要在出生至 6 月龄婴儿

C. 肌阵挛仅在睡眠中出现

D. 新生儿觉醒后肌阵挛突然消失,且觉醒后不再出现

E. 无其他能够解释该症状的其他类型睡眠障碍、内科疾病、神经系统疾病或与药物使用有关

【鉴别诊断】

1. 肌挛性癫痫　婴儿良性睡眠肌阵挛首先应与新生儿、婴儿期肌阵挛性癫痫相鉴别,例如新生儿肌阵挛脑病、婴儿良性肌阵挛癫痫、婴儿重症肌阵挛癫痫、肌阵挛站立不能性癫痫等。肌阵挛癫痫多为清醒和睡眠期均可以有发作,且发作间期和发作期脑电图可以监测到癫痫样异常放电。而婴儿良性睡眠肌阵挛均于睡眠中发作,清醒后消失。其脑电图监测正常,无癫痫样异常放电。

2. 婴儿早期良性肌阵挛　为出生后 3~15 个月出现的非癫痫性发作现象,具有自限性,通常在出生后第二年末之前完全消失。主要表现为反复出现颈部或上肢抽动,可以导致突然低头,或转头,或肢体伸展,表现可以类似于癫痫性肌阵挛发作、痉挛发作或失张力发作。通常呈成簇发作,每簇发作持续 3~4 分钟。抽动均发生于清醒期,可以有兴奋或沮丧等情绪诱因。抽动发作时脑电图表现正常。婴儿良性睡眠肌阵挛较婴儿早期良性肌阵挛起病早,多于出生后一个月内起病,且肌阵挛均于睡眠中出现,清醒后消失。

3. 睡眠起始脊髓固有肌阵挛　是以清醒至睡眠转换过程中反复出现肌阵挛抽动为特点,肌阵挛主要出现于躯干,并沿脊髓固有传导通路向头侧和尾侧进行扩散。肌阵挛主要出现于清醒至睡眠转换过程中,偶尔出现于晨起觉醒时或睡眠过程中觉醒时,在清醒放松时也可以发生,且入睡后消失。为罕见疾病,主要累及成人患者,未见有儿童患者的报道。

【治疗】

该病多为自限性疾病,一般不需要特殊治疗。

【预后】

本病是一种良性自限性疾病,预后良好,仅少数患者会出现轻度语言发育迟滞,或轻度躯干肌肉肌张力异常。

第二十二章　中枢嗜睡性疾病

第一节　发作性睡病

发作性睡病的主要临床表现主要包括日间不可抗拒的睡意、猝倒发作和夜间睡眠障碍。该病的特征性病理改变是下丘脑外侧区分泌素-1神经元特异性丧失。根据临床表现及脑脊液下丘脑分泌素的含量,国际睡眠障碍分类将该病分为两型:①发作性睡病1型,既往称为猝倒型发作性睡病,以脑脊液中Hcrt-1水平显著下降为重要指标;②发作性睡病2型,既往称非猝倒型发作性睡病,通常脑脊液中Hcrt-1水平无显著下降。由于本病发作时患者的警觉性与肌张力下降,严重影响学习、生活与作业能力,常被误诊为癫痫、TIA,或精神心理障碍。本病从发病到确诊一般经历2~10年。现有证据表明多基因易患性、环境因素和免疫反应共同参与本病的发病机制。

流行病学资料显示,我国发作性睡病发病的高峰年龄为8~12岁,中国人的患病率估计在0.04%左右,男女均可患病,多数报道称男性患病比例略高于女性。国外报道通常在10~20岁开始起病,人群患病率估计0.02%~0.18%,男性和女性患病率大致相当,是睡眠呼吸障碍之后,引起日间过度嗜睡的第二大病因。它是一种终身性睡眠疾患,可严重影响患者的生活质量,甚至酿成意外事故而危及生命。通常认为本病是一类终身性疾病,但近年来的研究发现,发作性睡病在发病数年后,部分患者症状有缓解趋势,但具体机制尚不明确。

【病因及发病机制】

(1)发作性睡病的病因不明,一般认为是环境因素与遗传因素相互作用的结果。半数以上病例出现症状前有一定的诱因,如情绪紧张、压力大、过度疲劳等。病毒感染特别是H1N1甲型流感病毒感染可能诱发发作性睡病。

(2)8%~10%的发作性睡病患者具有家族史,患者第一代直系亲属的患病概率为普通人群的20~70倍。25%~31%的单卵双生子共患发作性睡病,提示遗传因素在其起病中有重要作用。

(3)人类发作性睡病与人类白细胞抗原(HLA)具有高度相关性。

(4)下丘脑分泌素是1998年发现的肽类物质,具有促醒作用,由分布在下丘脑后外侧部的少量神经细胞合成,并广泛投射到大脑及脊髓各部分。人类发作性睡病的发病是由于免疫损伤致下丘脑分泌素细胞凋亡,激素分泌减少所致,患者脑脊液(CSF)中的下丘脑分泌素水平显著降低或缺失。

【中医病因病机】

中医学认为,嗜睡的病因主要为外感、内伤两大类。外感者有外感风寒,入里化热,或伤阳气,或感受风温、暑温、湿邪等,热极伤阴或湿热闭阻,或感瘴疟,或感虫毒,里热极盛,其外感病机主要有阳气郁闭,阴阳失调,气机不畅,枢机不利及热入心营,热伤阴血等。内伤者病因主要为思虑劳倦,饮食不节,损伤脾胃,运化无权;或久处卑湿之地,或长时间冒雨涉水,感受湿邪;或过食生冷肥甘,饮酒无度,或惊恐郁怒,气机逆乱;或年老久病,或亡血失精,或头部外伤,血络瘀阻等,其病机主要为阴阳失调,气血失和,脏腑功能失调,髓海空虚,以致元神不振,神机不活而出现嗜睡。

【临床表现】

主要表现为短暂性睡眠发作、猝倒、入睡前幻觉及睡眠性瘫痪,合称为发作性睡病四联症。此四联症并非全部出现,以猝倒最多见。部分病人可有脑炎或颅脑外伤史。

1. 白天过度嗜睡　主要表现为白天有不可抗拒的短暂睡眠发作,常在起床后 3~4 小时发生,发作时虽力求保持清醒,但不能自制,很快即进入睡眠状态,睡眠一般持续数分钟,每日可发作多次。发作不择时间、地点及活动情况。虽然白天有频繁的睡眠发作,但患者一天总的睡眠时间通常未见增加,在脑电图记录中可以观察到发病一开始就立即进入快速眼动睡眠期(REM),而正常的快速眼动睡眠出现之前先有非快速眼动睡眠,且通常持续 60~90 分钟。而患者的夜间睡眠往往不能令人满意,可被生动而可怕的梦境打断。

2. 猝倒　表现为突然出现的不自主低头或突然倒地,但意识始终清楚,通常只持续几秒钟,一般每天只发作一次。猝倒是由于一过性部分或全身肌张力完全丧失引起的。在 65%~70% 发作性睡病患者中可见到猝倒现象,猝倒是发作性睡病的特征性表现之一。通常因有情绪上的刺激,如大笑、愤怒、兴奋等所诱发。病人会突然膝盖无力而跌倒;或头部突然失去肌肉张力而向后仰或向前低头;或突然面部肌肉张力丧失而导致面无表情,讲话模糊不清。这三种临床表现,是最常见到的猝倒症状。发作时间通常少于一分钟,而且意识清醒,无记忆障碍、呼吸完好、恢复完全。这些发作症状与快速眼动睡眠中发生的肌张力丧失,或在较轻的程度上与正常人在"笑得浑身无力"时的情况相似。

3. 入睡前幻觉　表现为入睡前或觉醒前的生动的梦样体验,以幻听最为常见,亦可见幻视和幻触。入睡前幻觉和醒后幻觉见于 12%~50% 的发作性睡病患者,患者可在入睡前或觉醒时出现生动的、常常是不愉快的感觉性体验,包括视觉、触觉、运动或听觉等。可表现为像做梦一样的经历。患者常常叙述这些幻觉比一般的梦更可怕,因为这种梦境是从真实的(醒着的)环境中而来,区分现实状态与梦境十分困难。

4. 睡眠性瘫痪　发生在似睡非睡时,表现为不能动弹,也不能发声。一般只持续几秒钟,偶尔可长达十几分钟,他人呼唤和推摇,可中止发作。睡眠瘫痪又叫睡眠麻痹,见于 15%~34% 的发作性睡病患者。睡眠瘫痪是发作性睡病患者从睡梦中醒来时发生的一过性的全身不能活动或不能讲话,仅呼吸和眼球运动不受影响的恐怖体验。睡眠瘫痪可以持续数秒到数分钟,常与睡前幻觉和醒后幻觉同时发生,因此这种恐惧的感觉体验得到了强化。睡眠瘫痪与快速眼动睡眠中伴发的运动抑制很相似,在正常儿童及某些其他各方面都正常的成人中也属常见。

不到半数的发作性睡病患者可出现上述所有 4 种症状,约有 85% 的病人在发作性睡病病发前,有一些明显的诱发因子存在着,例如严重的睡眠不足,睡眠觉醒周期非常不规则,长久的昼夜轮班工作及头部伤害(例如头部外伤、脑瘤及多发性硬化症)等。体格检查无神经系统阳性体征。

【辅助检查】

（一）神经电生理检查

全面的神经电生理检查包括睡眠实验室进行多导生理记录仪睡眠呼吸监测（nPSG），并于次日白天行多次小睡睡眠潜伏期时间试验（MSLT）检查。可以发现睡眠潜伏期缩短及异常的快速眼动睡眠，具体试验可见小睡检查流程图（图 22-1）。nPSG 及 MSLT 对于诊断猝倒型发作性睡病是可选项（或选择进行脑脊液 Hcrt-1 含量测定）；对于诊断非猝倒型发作性睡病是必需的。此外，nPSG 对于夜间睡眠状况的评估和伴随疾病的诊断（如 RBD、OSAS 等）仍是必要的。神经电生理检查必须由专业的技术人员与临床医师监控，在技术上要求精确，以避免假阴性和假阳性的结果。

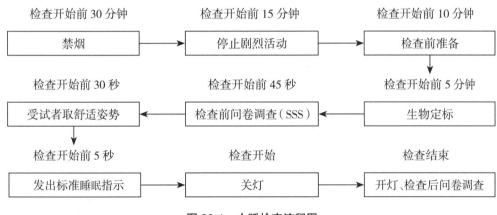

图 22-1　小睡检查流程图

1. PSG 监测　为保障 PSG 监测结果的准确性，建议停用以下药物：在睡眠监测前 2 周停用所有干扰睡眠的药物，或至少停药时间长达 5 倍药物及其具有活性代谢产物的半衰期。监测前 1 周保持规律的睡眠 - 觉醒作息时间，应保证每晚 7h 以上的卧床时间（儿童建议更长）。发作性睡病 nPSG 特点主要表现为：入睡潜伏期缩短、出现入睡期始发睡眠（sleep onset REM period, SOREMP）、入睡后觉醒增加、睡眠效率下降、微觉醒（arousal）次数增加、睡眠期周期性肢体运动增加、REM 睡眠期眼动指数增高、REM 睡眠期肌张力失弛缓以及非快速眼球运动（non-rapid eyes movement, NREM）1 期睡眠增加、NREM3 期睡眠减少等。

2. MSLT　在 MSLT 检查前至少记录 1 周的体动记录仪和睡眠日记，以排除睡眠不足、轮班工作和其他昼夜节律失调性睡眠障碍在 MSLT 前夜应该进行标准 nPSG 监测，以确保夜间睡眠时间大于 7h。通常 nPSG 监测后次日白天进行 4~5 次小睡检查。MSLT 阴性并不能完全排除诊断，必要时需要重复 MSLT 检查。重复进行 MSLT 检查的指征包括：首次检查受药物、外部环境或研究条件的影响而得到阴性结果；临床怀疑发作性睡病，但之前的 MSLT 结果为阴性。

3. 觉醒维持试验（maintenance of wakefulness test, MWT）　MWT 用于评估受试者在白天极少感觉刺激环境中保持觉醒的能力，此试验不是发作性睡病的诊断性试验。美国睡眠医学学会（AASM）推荐，当发作性睡病、OSAS、轮班工作等疾病或状态可能影响患者的日间觉醒能力、对患者或他人构成潜在威胁时，建议通过 MWT 评估其白天保持觉醒的能力，避免从事危险性职业，并且可以作为药物疗效或不良反应的评价指标。

（二）脑脊液 Hcrt-1 检测

脑脊液中的 Hcrt-1 含量为发作性睡病 1 型的确诊指标。当患者脑脊液 Hcrt-1 含量 < 110pg/ml 或 < 正常参考值的 1/3 时，诊断为发作性睡病 1 型。本指标的特异度和敏感度约为 90%，有 10% 的猝倒型发作性睡病患者脑脊液 Hcrt-1 含量并未下降，而约 24% 的非猝倒型发作性睡病患者脑脊液的 Hcrt-1 浓度降低。推荐测定脑脊液 Hcrt-1 的指征包括：患者具有日间过度思睡（EDS）症状，但 MSLT 检查 1 次或多次结果为阴性；新发病例，MSLT 结果阴性，却伴有典型猝倒发作症状；由于个人原因或研究条件限制无法完成 MSLT 检查者；使用中枢神经系统药物并可能会对 MSLT 结果造成影响时；伴随睡眠呼吸紊乱或其他类型睡眠障碍，而 MSLT 无法鉴别者。

【诊断要点】

（1）1 型发作性睡病：1 型发作性睡病的诊断参考 ICSD-3 的诊断标准，见表 22-1。对无猝倒者，如果符合 A 和 B（2）的标准，也应诊断为 1 型发作性睡病。值得注意的是，1 型发作性睡病也可继发于其他疾病，要考虑病因诊断。引起发作性睡病的病因多见于中枢神经系统疾病，如自身免疫性疾病、下丘脑肿瘤、脑卒中或外伤等。

表 22-1　ICSD-3 关于 1 型发作性睡病的诊断标准（必须同时符合 A 和 B 项标准）

A. 患者每天均出现难以抑制的思睡，持续时间至少 3 个月

B. 具有下列 1 项或 2 项表现：

（1）发作性猝倒和 MSLT 显示平均睡眠潜伏时间 ≤ 8 分钟，出现两次或两次以上的 SOREMP。睡眠起始 15 分钟内出现的快速眼球运动睡眠可替代 MSLT 中的一次 SOREMP

（2）免疫法测定 CSF 下丘脑分泌素 -1 浓度 ≤ 110pg/ml，或小于以同一标准检验正常者平均值的 1/3

（2）2 型发作性睡病：2 型发作性睡病的诊断参考 ICSD 的诊断标准，见表 22-2。

表 22-2　ICSD-3 关于 2 型发作性睡病的诊断标准（必须同时符合 A~E 项标准）

A. 患者每天均出现难以抑制的思睡，持续时间至少 3 个月

B. MSLT 显示平均睡眠潜伏时间 ≤ 8 分钟，出现两次或两次以上的 SOREMP。睡眠起始 15 分钟内出现的快速眼球运动睡眠可替代 MSLT 中的一次 SOREMP

C. 无猝倒

D. 未检测 CSF 下丘脑分泌素 -1，或测定的 CSF 下丘脑分泌素 -1 水平 > 110pg/ml，或超过正常平均值的 1/3

E. 思睡和 / 或 MSLT 结果不能以其他原因更好地解释，如睡眠不足、阻塞性睡眠呼吸暂停、睡眠时相延迟及药物或毒品应用

【鉴别诊断】

根据发作性睡病发作性不可抗拒的睡眠或伴有猝倒、睡眠麻痹、睡眠幻觉等典型症状，一般诊断不难。但须与下列疾病鉴别。

睡眠呼吸暂停低通气综合征（SAHS）可表现为日间思睡，但发作性睡病的日间过度嗜睡程度更重，在小睡后会感到短暂清醒，而睡眠呼吸暂停低通气综合征患者在小睡后不会感到短暂清醒。此外，睡眠呼吸暂停低通气综合征患者无猝倒发作。两者常合并存在，约 30%

以上的成人发作性睡病患者,同时存在睡眠呼吸暂停低通气综合征,但是临床常将合并睡眠呼吸暂停低通气综合征的发作性睡病患者漏诊。当患者日间嗜睡的程度难以以睡眠呼吸暂停低通气综合征解释、嗜睡症状的出现早于打鼾的发生、经有效的无创通气治疗后思睡改善不明显时,应怀疑存在发作性睡病的可能。可通过检测脑脊液下丘脑分泌素的含量来鉴别。

特发性睡眠增多患者常缺乏 REM 睡眠相关的症状如猝倒、睡瘫、入睡幻觉等,无发作性睡病 MSLT 表现出的入睡始发的 REM 睡眠现象。特发性睡眠增多者的夜间睡眠效率通常更高,可出现宿醉式睡眠,以及持续时间更长但不解乏的日间小睡。

与癫痫极易混淆,癫痫患者通常白天无不可抗拒的睡眠发作和猝倒发作,且脑电图可见痫性放电。另外,癫痫发作时可伴意识丧失,但发作性猝倒患者发作时意识清醒,发作前常可预感到,并主动采取保护性动作,避免或减少跌倒外伤,发作后可回忆发作过程。应注意有些癫痫患者在服用抗癫痫药物后可出现思睡现象。

其他疾病反复发作日间嗜睡还可见于很多疾病,如周期性腿动、睡眠不足综合征、慢性疲劳综合征和抑郁症等。猝倒发作应与短暂性脑缺血发作、肌肉疾病、前庭疾病、心理或精神疾病等相鉴别。亦有极少数人为了获得兴奋性药物而试图蒙骗医师,应当考虑存在装病和物质滥用的可能,MSLT 有助于鉴别。

【西医治疗】

1. **总体治疗目标** 发作性睡病的总体治疗目标为:

(1)通过心理行为疗法和药物治疗减少白天过度睡眠,控制猝倒发作,改善夜间睡眠。

(2)调适心理行为,帮助患者尽可能恢复日常生活和社会功能。

(3)尽可能减少发作性睡病伴随的症状或疾病。

(4)减少和避免药物干预带来的不良反应。虽然心理行为干预缺少循证研究证据,但临床经验提示,心理行为干预与药物治疗同等重要,值得推荐。

2. **行为心理疗法**

(1)规律性日间小睡:日间规律性安排小睡可以持续改善觉醒水平,并有助于减少兴奋性药物和抗抑郁剂的使用剂量。

(2)睡眠卫生:睡眠卫生措施可有效缓解日间嗜睡、增强药物对日间嗜睡的疗效以及减少伴随疾病。这些措施包括:①保持规律的睡眠 - 觉醒节律;②避免睡眠剥夺;③戒酒、戒烟;④避免不当使用镇静剂;⑤避免过度食用富含咖啡因的食物和饮料;⑥避免过度进食高碳水化合物类食物。

(3)社会支持和心理支持:应通过社会支持,针对患者的学业、职业、生活等各方面给予更多的理解和帮助。帮助患者认识发作性睡病的症状和症状出现后的应对措施,了解不同药物对疾病的疗效、不良反应以及疾病预后,可减少由于过度担忧造成的额外心理负担,有助于增强患者信心,使其积极面对疾病。

3. **药物治疗** 发作性睡病的药物治疗主要包括三方面:精神振奋剂治疗日间嗜睡、抗抑郁剂改善猝倒症状以及镇静催眠药治疗夜间睡眠障碍。

(1)精神振奋剂治疗日间嗜睡:治疗日间嗜睡首选药物是莫达非尼,次选药物为哌甲酯缓释片,其他药物包括安非他明、马吲哚、司来吉兰、咖啡因等。

1)莫达非尼:莫达非尼可以改善 65%~90% 的日间嗜睡症状。莫达非尼口服吸收良好,通常服药 2h 内起效。半衰期为 9~14h,服药 2~4d 后药物达到稳态血药浓度。本药治疗发作性睡病的初始剂量为每天 100mg,此后每 5 天增加 50~100mg,直至达到标准剂量 200~400mg,通常建议在早晨顿服 200mg,如果仍残留嗜睡症状,可逐渐增量至 400mg/d,分 2 次在早晨和中午服药。其最大安全剂量是 600mg/d。常见的不良反应有头痛(13%)、神经质(8%)、胃肠道反应(5%)、鼻炎样症状、血压升高、食欲降低、体重减轻等,缓慢增加剂量可减少不良反应。莫达非尼可能存在潜在的滥用性和心理依赖性。

2)哌甲酯:哌甲酯可以改善发作性睡病患者大部分的嗜睡症状。其作用机制类似于安非他明类药物,口服 1h 后起效,半衰期为 3~4h,需要每日 1 次以上给药。哌甲酯缓释片能够有效延长药物的作用时间,主要经肝脏代谢,代谢产物无药理活性。每日的最高剂量为 100mg,常见的不良反应包括胃肠道反应、头痛、头晕、失眠、无力、高血压、体重减轻等,罕见的不良反应为精神疾病、青光眼、焦虑症、癫痫或抽动-秽语综合征患者慎用。禁用于高血压、胸痛、心律失常、二尖瓣脱垂、心室肥厚、心绞痛和急性心肌梗死患者。哌甲酯存在潜在的滥用性和较高的耐受性。

3)非苯丙胺类精神振奋剂

①马吲哚:马吲哚主要通过大脑中隔区拟交感神经作用,刺激饱腹中枢,使人产生饱食感,并抑制胃酸分泌。马吲哚最初用于治疗单纯性肥胖,1975 年首次用于治疗发作性睡病,使 85% 的患者日间嗜睡症状得到改善,并减少 50% 的猝倒发作。此后由于莫达非尼等新药的开发而淡出视野。最近一项针对难治性发作性睡病的研究发现,马吲哚对莫达非尼、哌甲酯和羟丁酸钠耐药的患者嗜睡症状的改善率达 60%,亦可明显缓解猝倒发作现象。其常见不良反应包括口干、心悸、厌食、紧张和头痛等。

②司来吉兰:司来吉兰是选择性、可逆性 MAO-B 强抑制剂,使用剂量为 5~20mg。当大剂量服用时,需低酪胺饮食。司来吉兰在肝脏被代谢为安非他明和甲基安非他明。司来吉兰通常比安非他明类药物耐受性好,在临床具有缓解嗜睡和抗猝倒的效果。

顽固性日间嗜睡的治疗:15%~35% 的患者对精神振奋剂单药治疗效果不佳。难治性嗜睡患者可在莫达非尼 200~300mg/d 的基础上加用 5~10mg 快速起效的哌甲酯,亦可在莫达非尼使用的基础上加用马吲哚。但联合用药必须在临床严密监测下使用,其安全性尚无临床研究证据。

(2)抗猝倒药物:目前推荐的抗猝倒药物主要为抗抑郁剂。三环类抗抑郁剂(TCAs)、选择性 5-羟色胺再摄取抑制剂类(SSRIs)通常不具有很强的促醒效应,而选择性 5-羟色胺与去甲肾上腺素再摄取抑制剂类(SNRIs)和选择性去甲肾上腺素再摄取抑制剂(NaRIs)则具有一定的促醒作用。抗抑郁剂亦能改善发作性睡病合并 REM 睡眠期行为障碍、睡眠瘫痪和睡眠幻觉等症状。这些药物也可联合使用。

抗抑郁剂治疗猝倒起效迅速,但停药后可迅速出现猝倒症状反弹。即便是长期服用缓释型抗抑郁剂,也可能在中断治疗的次日发生猝倒症状反弹,症状反弹甚至可持续数周。抗抑郁剂治疗猝倒时也可能出现药物耐受现象,此时增加剂量或更换药物可能会有所帮助。

①TCAs:TCAs 用于治疗猝倒发作时,对睡眠瘫痪和入睡幻觉均有效。这类药物包括:氯米帕明、去甲阿米替林和丙咪嗪。由于 TCAs 具有抑制 5-羟色胺再摄取、拮抗胆碱能、拮抗组胺和阻断 α_1-肾上腺素能效应,因此存在诸多不良反应,如便秘、视力模糊、口干、心脏传导阻滞、镇静、直立性低血压及性功能障碍等。

②SSRIs：氟西汀、帕罗西汀、舍曲林和西酞普兰对于治疗猝倒发作具有一定疗效，相比 TCAs 和 SNRIs 疗效较弱。SSRIs 用于治疗猝倒发作的剂量较治疗抑郁症相近或更高。SSRIs 也可用于治疗睡眠瘫痪和入睡幻觉。

③SNRIs：SNRIs 主要包括：文拉法辛、去甲基文拉法辛和度洛西汀。SNRIs 能有效抑制 5- 羟色胺和去甲肾上腺素的再摄取，对多巴胺再摄取也有一定抑制作用。文拉法辛目前是临床上治疗猝倒、入睡幻觉和睡眠麻痹的有效药物之一。半衰期为 5h，每日需 2~3 次服药。文拉法辛缓释片更适用于治疗白天猝倒发作。起始剂量为 37.5mg，早饭后顿服，缓慢增加至有效剂量（75~225mg/d）。由于文拉法辛具有较强的去甲肾上腺素能作用，因此可导致血压升高和心率加快。去甲基文拉法辛是文拉法辛经肝脏代谢后的产物，其抗猝倒效果可能优于文拉法辛及其他抗抑郁剂，不良反应较少。度洛西汀的药理机制与文拉法辛类似，但作用效果比文拉法辛更强、半衰期更长（其半衰期约为 12h），对肝脏损害小。有研究报道度洛西汀治疗发作性睡病猝倒发作有效。度洛西汀的有效治疗剂量为 20~40mg/d，最大剂量为 60mg/d。

④NaRIs：瑞波西汀为选择性去甲肾上腺素（noradrenaline，Na）再摄取抑制剂，具有很弱的 5- 羟色胺再摄取抑制作用，主要提高中枢神经系统 Na 活性，可减少猝倒发作的频率及严重程度。小样本研究显示，经瑞波西汀（最高剂量 10mg/d）治疗后，患者 ESS 评分下降 48%，MSLT 的睡眠潜伏期改善 54%，猝倒发作显著减少。

阿托莫西汀可选择性抑制 Na 的突触前转运，增强 Na 功能。半衰期较短（4~5h）。有研究报道阿托莫西汀治疗发作性睡病猝倒和日间过度睡眠均有效。有效治疗剂量为 10~60mg/d，最大剂量为 80mg/d。常见不良反应为食欲减退、尿潴留、便秘等，需监测血压和心率。

若以上药物不能有效控制猝倒发作，可选择马吲哚和司来吉兰。在司来吉兰与拟交感神经类药物或酪胺类物质（如发酵食品及饮料、香肠、腌肉类、肝脏、牛肉汤、咸鱼、豆类及酵母制品）联合使用时，可能引起严重的高血压危象，此需要提高警惕。

（3）γ- 羟丁酸钠（GHB）：大量随机双盲对照研究证实 GHB 能治疗发作性睡病的所有症状，对于猝倒、日间嗜睡、夜间睡眠障碍等均有确切疗效。无论主观评估（ESS）或客观评估（MSLT 或 MWT），GHB 治疗嗜睡的单药疗效优于单用 400mg 的莫达非尼。GHB 对发作性睡病其他症状如睡眠瘫痪、入睡幻觉等也有治疗作用，其药理机制尚不明确。由于其生物半衰期为 30min，药效可持续 2~4h，通常需要夜间多次服药。成年人每晚需要量为 6~9g，起始剂量通常为 4.5g，分 2 次在睡前和半夜服用（每次 2.25g），此后每 3~7 天增加 1.5g，直至每晚总量 6~9g。常见不良反应有头晕、恶心、体重下降、遗尿等。通过降低药物剂量、减缓增量速度，可以减轻或避免这些不良反应。GHB 可能会增加睡眠呼吸障碍或肺换气不足的风险，对可能存在这些基础疾病的患者，在服用 GHB 前需进行 PSG 和血二氧化碳监测。必要时可先行气道正压辅助呼吸，改善通气功能后再给予 GHB 治疗。

4. 合并睡眠瘫痪和睡眠幻觉的治疗　考虑睡眠瘫痪和睡眠幻觉是与 REM 睡眠期相关的异常表现，推荐使用氯米帕明、氟西汀、文拉法辛这类抗抑郁剂。此外，一些镇静催眠药，如唑吡坦、佐匹克隆、右佐匹克隆及短半衰期苯二氮䓬类药物等亦可使用。

（1）合并夜间睡眠不安的治疗：羟丁酸钠用于治疗夜间睡眠不安有确切疗效。镇静催眠药物（唑吡坦、佐匹克隆、右佐匹克隆）以及褪黑素也可用来治疗夜间睡眠不安。

（2）合并 REM 睡眠期行为障碍的治疗：氯硝西泮是治疗 REM 睡眠期行为障碍的首选药物，其他可选药物为褪黑素、阿戈美拉汀、雷美替胺、普拉克索等。

5. 怀孕期和哺乳期发作性睡病的治疗　由美国 FDA 最新颁布的妊娠药物分级中，GHB 属于 B 级药物，对胎儿未见明显危害或不良反应，孕期可使用；哌甲酯、莫达非尼、氯米帕明、SSRIs、文拉法辛属于 C 级致畸性药物，对胎儿可存在危害（致畸或流产），需权衡利弊后谨慎使用；瑞波西汀禁用于孕妇和哺乳期妇女。目前尚无药物治疗怀孕期和哺乳期发作性睡病患者的研究。若发作性睡病症状所引起的风险高于致畸或流产的风险，如猝倒发作导致经常性摔倒或严重嗜睡可能引发事故，推荐选用 GHB、氟西汀、文拉法辛或氯米帕明。应特别注意孕期使用精神振奋剂或 SNRIs 所引起的血压变化。由于分娩过程中存在发生猝倒持续状态的风险，故推荐孕妇分娩时选择剖宫产手术。

氟西汀、氯米帕明可经乳汁分泌，不推荐哺乳期妇女使用；文拉法辛、莫达非尼、哌甲酯是否在母乳中分泌尚不明确，一般不推荐使用。对于必须服用药物控制症状的哺乳期患者，建议停止母乳喂养。

6. 发作性睡病治疗药物间的相互作用及配伍禁忌　发作性睡病治疗过程中常遇到多种药物联用的情况。抑制中枢肾上腺素能神经递质传递的抗高血压药物，如哌唑嗪和可乐定可加重猝倒发作。而单胺氧化酶抑制剂类药物，包括司来吉兰、呋喃唑酮（痢特灵）、异卡波肼、苯乙肼、吗氯贝胺、拉扎贝胺等西药，以及鹿茸、何首乌等一些中药，与 TCA/SSRIs/SNRIs 合用时，可能会产生严重不良反应，如 5-羟色胺综合征（出现高热、强直、肌阵挛、心动过速、呼吸困难、精神紊乱等），甚至发生高血压危象而危及生命。

【中医治疗】

发作性睡病的中医辨证论治如下：

（1）心脾两虚

症状：嗜睡，睡前多眼花幻影，神疲，面色不华，苔薄白，脉细弱。

治法：补益心脾。

方药：归脾汤加减。若腹胀、脘闷、纳差、舌苔腻者，加茯苓、藿香、厚朴以芳香化湿，健脾行气；睡前眼花幻影较多因心阴不足者，加麦冬、玉竹、北沙参。

（2）脾气虚弱

症状：整日昏昏欲睡，面色萎黄，神倦肢怠，失眠多梦，心悸气短，健忘易惊，舌质淡，舌苔薄白，脉细弱。

治法：补益气血，荣脑醒神。

方药：养心汤加减。如水饮内停，心悸怔忡者，加猪苓、槟榔、泽泻；整日昏睡不醒者，加苏合香、石菖蒲、益智仁以开窍醒神。

（3）肾阳不足

症状：嗜睡发作，或昏昏欲寐，腰膝酸软，畏寒肢冷，阳痿，小便清长，夜尿频数，舌质淡，舌苔薄白，脉沉细微弱。

治法：温补肾阳。

方药：右归饮加减。若气虚血脱等，加人参重用并加白术、黄芪。

（4）髓海不足

症状：怠惰嗜睡，腰膝酸软，头昏脑鸣，或耳鸣耳聋，神情呆滞，思维迟钝，精神不济，记忆

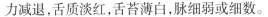

力减退,舌质淡红,舌苔薄白,脉细弱或细数。

治法:填精补髓,健脑利窍。

方药:左归丸加减。遗精,梦交者,加生牡蛎、金樱子、芡实、莲须固肾涩精;潮热,盗汗,口干者去山茱萸、鹿角胶,加知母、黄柏滋阴泻火。

(5)心阳不足

症状:嗜卧倦怠,精神萎靡,畏寒肢冷,面色㿠白,舌质淡,苔薄白,脉沉细。

治法:温补心阳,补益心气。

方药:桂枝甘草汤合人参益气汤加减。畏寒肢冷甚者,去桂枝加肉桂、干姜以补火助阳,温通经脉;面色苍白血虚甚者,加阿胶、熟地、枸杞子、何首乌补血。

(6)胆热痰阻

症状:昏困嗜睡,头晕目眩,口苦口干,心烦呕恶,胸胁满闷,舌红苔黄,脉弦数。

治法:清胆化痰。

方药:黄连温胆汤加减。因痰浊内阻,气逆不降见心下痞硬、噫气不除者,加旋覆代赭汤以益气和胃,化痰降气;若昏睡不醒者可加安宫牛黄丸醒脑开窍。

(7)脾湿肝郁

症状:嗜睡频作,头脑昏蒙,精神委顿,肢体沉重,倦怠乏力,月经量多色紫有块,腰重痛,白带多,咳吐浊痰,头晕头痛,或胃脘嘈杂,神疲面晦,记忆力差,便干溲黄,舌淡红,苔白厚而腻,脉沉弦。

治法:健脾疏肝,除湿醒脑。

方药:完带汤加减。白带多者加乌贼骨、芡实、煅牡蛎收涩止带;咳吐痰浊较多者加法半夏、天南星;头晕、头痛重者加菊花、川芎、天麻等。

(8)湿浊困脾

症状:嗜睡频作,头脑昏蒙,精神委顿;肢体沉重,倦怠乏力,胸闷痞满,口腻纳呆,舌质淡,舌苔白厚而腻,脉濡缓或滑。

治法:健脾祛湿,开窍醒神。

方药:半夏白术天麻汤加减。若湿痰偏盛,舌苔白滑者,加泽泻、桂枝利湿化饮;若肝阳偏亢者,加钩藤、珍珠母、代赭石息风潜阳。

(9)瘀血阻滞

症状:嗜睡发作,迁延日久,神疲乏力,头脑昏沉,记忆力减退,时有头痛,失眠多梦,舌质紫暗,常有瘀点或瘀斑,脉细涩无力。

治法:行气活血,开窍利脑。

方药:通窍活血汤加减。若头痛甚者加葛根、延胡索等;夹瘀血抽搐者加僵蚕、全蝎、蜈蚣。

第二节 特发性睡眠增多

特发性睡眠增多主要以日间过度思睡但不伴猝倒发作为基本特征,以及早晨或小睡后觉醒困难(宿醉睡眠),伴随症状包括不易清醒而且耗时过长、反复再入睡、易激惹、无意识行为和意识模糊。患者通常主诉晨醒困难,难以被闹钟唤醒,只能频繁使用特殊手段来促醒。自我报告的总睡眠时间很长,通常夜间睡眠时间超过 10 小时,白天小睡的持续时间很长,常超过 60 分钟,多数患者醒后无精神恢复感。可以出现自主神经系统功能障碍的各种症状,如头痛、直立性低血压、体温调节障碍和外周血管异常感觉(手足厥冷的雷诺现象)。偶有睡瘫和睡前幻觉。特发性睡眠增多的平均起病年龄是 16.6~21.2 岁,人群患病率和发病率均不详。女性患病率高于男性。

【病因及发病机制】

特发性睡眠增多的发病因素和遗传易感性均不明。

【辅助检查】

多导睡眠监测是诊断特发性睡眠增多的重要手段。日间过度思睡的客观依据包括 MSLT 显示平均睡眠潜伏时间 ≤ 8 分钟,24 小时 PSG 或腕式体动仪显示 24 小时内睡眠时间超过 11 小时有助于诊断。除总睡眠时间延长外,夜间 PSG 显示睡眠效率高达 90%,NREM 睡眠和 REM 睡眠比例大致正常,REM 睡眠潜伏时间正常。

【诊断】

特发性睡眠增多的诊断参考 ICSD-3 关于特发性睡眠增多的诊断标准(表 22-3)。当患者主诉长时间小睡后仍难以恢复精力、晨间或小睡后觉醒困难时,要考虑特发性睡眠增多的诊断。仔细的病史询问、系统的睡眠问卷评估、全面体格检查、夜间多导睡眠监测、MSLT 是必不可少的诊断依据。更重要的是要排除其他原因引起的日间过度思睡。对诊断不明确的患者需要通过多导睡眠监测或体动仪记录、精神心理测试、脑脊液下丘脑分泌素 -1(Hcrt-1)测定和脑部 MRI 检查来帮助诊断。

表 22-3　ICSD-3 关于特发性睡眠增多的诊断标准(必须同时符合 A~F 的标准)

特发性睡眠增多的诊断标准
A. 患者每日出现难以抑制的思睡,并至少持续 3 个月
B. 无猝倒
C. MSLT 显示 SOREMP 少于两次,或在整夜 PSG 中无 SOREMP
D. 至少有下列发现之一 (1)MSLT 显示平均睡眠潜伏时间 ≤ 8 分钟 (2)24 小时 PSG 显示总睡眠时间 ≥ 660 分钟(典型者睡 12~14 小时 / 天),或通过腕式体动仪结合睡眠日记(平均至少超过 7 天的自然睡眠)确认每日睡眠时间
E. 应排除睡眠不足(如需要,可通过增加夜间卧床时间后观察思睡有无改善来测试,最好经至少一周的腕式体动仪证实)
F. 日间过度思睡和 / 或 MSLT 的结果不能以其他原因更好地解释,如睡眠不足、睡眠呼吸暂停低通气综合征、睡眠时相延迟及药物或物质滥用或戒断所致

【鉴别诊断】

特发性睡眠增多可能与睡眠呼吸暂停低通气综合征,特别是呼吸努力相关性觉醒(RERA)混淆,经无创通气治疗后 RERA 引起的日间过度思睡可明显改善。MSLT 及 PSG 检查出现两次或两次以上 SOREMP 可用以鉴别 2 型发作性睡病和特发性睡眠增多。增加夜间卧床时间后思睡改善支持睡眠不足的诊断,而宿醉式睡眠和 / 或超过 1 小时的小睡而不解乏则支持特发性睡眠增多。病史、体格检查和包括头颅 CT 和 MRI 在内的实验室检查，有助于除外器质性疾病引起的思睡。药物或毒品引起的思睡，可通过停服予以排除，必要时可通过尿检进行鉴别。罹患精神疾病者应考虑到与精神异常相关的过度思睡，最典型的是抑郁，此类患者的日间过度思睡和睡眠时间延长的主诉与特发性睡眠增多相似，但前者经常伴随夜间睡眠质量差，而日间过度思睡症状每日波动，MSLT 显示平均睡眠潜伏期并无缩短。慢性疲劳综合征以足够的睡眠或休息后不能缓解的持续或反复发作的疲劳症状为特征，患者清楚地主诉疲劳而非日间过度思睡，MSLT 显示平均睡眠潜伏期正常。长睡眠者按照自己所需时长睡眠，会感觉精神完全恢复，而且无白天困倦，特发性睡眠增多患者无论先前睡眠时间多长，都会持续感觉困倦。此外，创伤后思睡、睡眠呼吸暂停患者经过充分治疗后的残余思睡，以及慢性疼痛所致的睡眠片段化，也可表现出类似特发性睡眠增多的症状。

【治疗】

特发性睡眠增多的病因不明，只能对症治疗。延长睡眠时间常无效，白天小睡也不能让患者更清醒。注意睡眠卫生、保持健康的生活方式、限制卧床时间可能有帮助。

治疗主要目的在于维持白天清醒。兴奋剂如哌甲酯能够部分或间歇性缓解症状，但效果不如治疗发作性睡病那样有效，特别对睡眠"宿醉"的改善较为困难。莫达非尼已成为一线治疗药物，对儿童患者也有效，剂量一般从 100mg 开始，逐步增加。最常见的不良反应是头痛，缓慢递增剂量有助于减轻不良反应。怀疑有抑郁症的患者应首选抗抑郁药。褪黑激素制剂对部分患者有效。

第三节 Kleine-Levin 综合征

克莱恩 - 莱文综合征（Kleine-Levin Syndrome, KLS）也称反复发作性睡眠增多或周期性睡眠增多，仅与月经周期相关的思睡反复发作已经归为 Kleine-Levin 综合征的一种亚型。该病罕见，估计患病率约为每百万人群中 1~2 例，迄今为止，文献报告来自各个国家的病例仅数百例。80% 的患者起病于 10~20 岁，大部分在青春期，成人和幼儿也可患病。男女之比约 2：1。

出生缺陷、发育障碍及遗传因素均与 Kleine-Levin 综合征的发病有关。上呼吸道感染和流感样症状是不少病例首发和复发的重要诱因，其他少见触发因素包括饮酒、头颅外伤、劳累等。

【临床表现】

Kleine-Levin 综合征以反复发作的严重思睡伴认知、精神和行为异常为主要表现，发作间期功能状态正常。典型发作期持续时间的中位数约 10 天（2.5~80 天），极少数持续数周至数月，间隔时间从数天到数月不等，发病早期间隔时间短、反复次数频繁，随年龄增长，发作持续时间、严重程度和频率均减少甚至不再发作，一般病例的病程中位数是 14 年。每次复发的症状并不完全相同。发作期间患者每天睡眠时间可长达 16~20 小时，可自动醒来进食和上厕所，不伴大小便失禁。经常表现为贪食、多睡、性欲亢进，但大量病例报告表明贪食者只占 66%，而 33% 的患者表现为厌食，中国患者厌食者更为多见；性欲亢进占 53%，以男性为主。其他如低龄化表现（如对父母过分依赖、话语和音调幼儿化）、饮食习惯改变、喜独处和不愿见陌生人、焦虑、幻觉和妄想也不少见。在发作期的清醒阶段，大多数患者表现为疲惫、淡漠、意识模糊及讲话和应答迟钝、近记忆常减退或缺失，有时存在定位能力减弱、方向感缺失和对外界环境的梦幻般感知（丧失真实感）。如强制让其保持清醒，患者会表现为易激惹。健忘、短暂的烦躁不安或伴失眠的情绪高涨可能在一次发作结束时出现。在发作间期，患者的睡眠、认知、情绪和进食均表现正常。

【辅助检查】

发作期间常规脑电图显示背景脑电活动总体减慢，经常阵发性（0.5~2秒）出现双侧同步、泛发性、中至高波幅 5~7Hz 的波。PSG 监测结果取决于记录的持续时间（是整夜还是 24 小时监测）以及记录的时间点（是在发作期起始时还是结束时，是在疾病的早期还是病程后期）。24 小时 PSG 监测显示总睡眠时间延长，在发作期前半段的夜间慢波睡眠百分比减少，后半段的 REM 睡眠减少。MSLT 的结果取决于患者是否能够配合检查，常出现睡眠潜伏时间缩短或多次 SOREMP。CSF 细胞学和蛋白正常，下丘脑分泌素-1 水平可正常也可降低，发作期的水平低于发作间期。脑 CT 和 MRI 检查无异常发现，但脑功能成像提示存在脑血流灌注异常。

【诊断】

Kleine-Levin 综合征的诊断主要靠典型的临床表现及发作模式，可参 ICSD-3 关于 Kleine-Levin 综合征的诊断标准（见表 22-4）。

表 22-4　ICSD-3 关于 Kleine-Levin 综合征的诊断标准（必须同时符合 A~E 项标准）

Kleine-Levin 综合征的诊断标准
A. 患者至少经历两次过度思睡及睡眠期的反复发作，每次持续 2 天至 5 周
B. 通常这种反复发作每年超过一次，或至少每 18 个月一次
C. 两次发作间期，患者的警觉性、认知功能、行为和情绪正常
D. 发作期间患者必须至少出现下列一项症状： （1）认知功能障碍 （2）感知变化 （3）饮食异常（厌食或贪食） （4）无节制行为（如性欲亢进）
E. 思睡和相关症状不能以其他睡眠疾病、内科疾病和神经精神疾病（特别是双相障碍）及毒品或药物滥用更好地解释

【鉴别诊断】

思睡发作的反复出现与消失可能继发于第三脑室肿瘤，因脑室脑脊液间断梗阻，导致头痛、呕吐、意识模糊和阵发性警觉损害。脑炎、肝性脑病、多发性硬化、头颅损伤、卟啉病、莱姆病、基底型偏头痛和复杂部分性癫痫发作有时也可出现类似 Kleine-Levin 综合征的症状。精神疾病如抑郁、双相障碍和季节性情感障碍中也有反复思睡发作的报告。这些疾病的症状很少像 Kleine-Levin 综合征那样突然出现和消失，而且发作间期也会多少有一些症状。其他应该鉴别诊断的疾病包括药物或物质引起的睡眠增多、OSA、发作性睡病、特发性睡眠增多和睡眠不足，但这些疾病每日均出现过度思睡，无反复、周期性发作的特点。

【治疗】

Kleine-Levin 综合征尚无特效治疗。多数患者经数年之后发作次数减少、程度减弱,甚至自行停止发作。

在发作期间,应当尽量避免打扰患者,创造舒适、安静的环境,确保患者的安全。文献报道,碳酸锂对 50% 的患者有效,其他促醒药物如盐酸哌甲酯、莫达非尼尽管可以减少患者的睡眠时间,但并不能改善情绪和认知功能等。在发作间期,避免感冒、劳累等诱发因素,可减少部分患者的复发。

第四节　睡眠不足综合征

睡眠不足综合征也称行为导致的睡眠不足综合征,因急性或慢性睡眠剥夺所致。

【病因及发病机制】

社会和心理因素均可以缩短夜间睡眠时间而导致日间思睡。生活习惯如午睡可能降低夜间睡眠效率,增加夜间的觉醒时间。倾向于"晚睡"者也易出现失眠和睡眠时间不足。睡眠不足综合征可发生于任何年龄和性别,青春期可能更常见,此时睡眠需求高,而社会压力、学业负担和睡眠时相延迟倾向经常导致长期睡眠剥夺。症状的产生与睡眠不足的严重程度有关,在健康受试者中进行的研究显示,每夜睡眠 6 小时的轻度睡眠剥夺即会导致操作能力降低和思睡增加,若限制在 4 小时(即清醒时间延长至 20 小时 / 天)将导致清醒期间睡眠压力明显增加,易发生日间思睡、操作能力受损等。

【临床表现】

睡眠不足综合征患者的入睡及持续睡眠的能力多在正常范围或超过人群的平均水平,极少或没有基础精神和心理疾病,病史和体格检查也没有可以解释患者思睡原因的基础疾病或用药史。仔细记录患者睡眠状况可以发现患者所需睡眠和实际获得的睡眠时间之间存在较大差异,但其本人通常并不自知。相关的伴随症状取决于睡眠不足的严重程度和持续时间的长短,除日间思睡外,患者可表现为易激惹、注意力减退、警觉性降低、精神涣散、无进取心、缺乏活力、焦虑不安、疲劳乏力、烦躁多动、协调性差和全身不适等。

【辅助检查】

持续 2~3 周的体动记录仪和睡眠日记结果综合分析,有助于确定总卧床时间、睡眠潜伏时间、总睡眠时间和睡眠效率。多导睡眠监测和 MSLT 对于确诊睡眠不足综合征并非必需。

如果进行多导睡眠监测,可显示睡眠潜伏时间缩短,睡眠效率增高(超过 90%)。延长睡眠时间后,可见睡眠时间延长及慢波反跳。在家睡眠时间与在睡眠实验室观察到的总睡眠时间不一致有助于诊断。MSLT 显示过度思睡,睡眠潜伏时间缩短,80% 以上的小睡出现 NREM2 期睡眠,甚至慢波睡眠,可见 SOREMP。

【诊断】

睡眠不足综合征的诊断参考 ICSD-3 的诊断标准(表 22-5)。

表 22-5　ICSD-3 关于睡眠不足综合征的诊断标准（必须同时符合 A~F 项标准）

睡眠不足综合征的诊断标准
A. 患者每日出现难以抑制的思睡,在青春期前儿童病例中,思睡可表现为行为异常
B. 根据本人或他人叙述的病史、睡眠日记或体动仪确定的睡眠时间通常短于对应年龄的预计值
C. 几乎每天出现睡眠减少并至少持续 3 个月
D. 患者被闹钟或他人唤醒时,睡眠时间是缩短的,如在周末或假期不需要唤醒而自然睡醒时,睡眠时间延长
E. 延长总睡眠时间后思睡及相关症状消失
F. 相关症状不能以另一种未经治疗的睡眠疾病、药物或毒品及其他内科、神经或精神疾病更好地解释

【治疗】

本病不需要药物治疗。注意睡眠卫生、保证充足的睡眠时间是避免和改善睡眠不足综合征的主要措施。

第五节　疾病相关过度思睡

日间过度思睡可以是其他疾病所继发症状之一。其中以神经和精神科疾病最为常见,文献报告的疾病包括代谢脑病、头颅外伤、脑卒中、脑肿瘤、脑炎、感染性疾病、免疫系统疾病、遗传性疾病、神经系统变性病和精神疾病等。

【病因及发病机制】

疾病相关过度思睡的发生、发展和转归取决于原发病。在儿童患者的病因中,应特别关注遗传性疾病。

【临床表现】

疾病相关过度思睡的严重程度轻重不一,既可类似于发作性睡病患者小睡后短暂精力恢复,也可以像特发性过度思睡一样长时间睡眠后仍不解乏。少数伴睡瘫、睡眠幻觉和无意识行为。儿童患者的日间过度思睡常并不突出表现为多睡,而是以注意力涣散、情绪不稳定和学习成绩不好为表现。根据原发病的不同,患者的思睡表现各有特点。

1. 继发于帕金森病的过度思睡　帕金森病患者伴随的严重思睡可经 MSLT 等客观检查证实,甚至少数患者 MSLT 检查符合发作性睡病的标准。其可能原因主要包括夜间睡眠质量下降和睡眠结构紊乱,以及治疗帕金森病的多巴胺类药物所致不良反应。

2. 创伤后过度思睡　发生于颅脑损伤后。Meta 分析发现此类患者中 28% 会出现过度思睡,可能因下丘脑分泌素或其他神经系统中促醒结构受损所致。此外,颅脑损伤者睡眠呼吸障碍的患病率也较高,也是引起思睡的原因之一。

3. 遗传性疾病所致的过度思睡　不少遗传性疾病可累及神经肌肉系统,可累及呼吸肌导致睡眠呼吸紊乱而引起日间思睡。因此只有在充分治疗睡眠呼吸障碍后过度思睡仍持续存在的情况下,才可以作出疾病相关过度思睡的诊断。

4. 继发于脑肿瘤、感染或其他中枢神经系统病变的过度思睡　脑部尤其是下丘脑或中脑喙部的脑卒中、感染、肿瘤、结节病或神经变性病可能产生日间思睡。肿瘤患者的日间思睡可能与肿瘤本身的直接侵犯或治疗的副作用有关。

5. 继发于内分泌疾病的过度思睡 最典型的是甲状腺功能减退症,可以表现为日间过度思睡。

6. 继发于代谢性脑病的过度思睡 肝性脑病、慢性肾衰竭、肾上腺或胰腺功能不全、中毒和某些遗传性代谢性疾病均可能导致的过度思睡。

7. 睡眠呼吸障碍患者的残余过度思睡 一些睡眠呼吸障碍患者尽管保证了充足的睡眠时间,睡眠呼吸紊乱以及其他合并的睡眠疾病也得到了最佳治疗,但仍存在残余的日间思睡,其 ESS 评分中度增加,但 MSLT 显示平均睡眠潜伏时间多大于 8 分钟。患者常主诉疲劳、淡漠和抑郁等。

【辅助检查】

夜间 PSG 睡眠呼吸监测显示睡眠结构正常或轻度紊乱,代谢性脑病患者可出现慢波睡眠增加。PSG 检查还可发现其他有临床意义的睡眠疾病,如睡眠呼吸紊乱、周期性肢体运动等。MSLT 表现为 SOREMP 应少于 2 次且平均睡眠潜伏期小于 8 分钟。MSLT 检查有助于排除发作性睡病。

【诊断】

明确诊断的关键在于发现原发病。本病的诊断参考 ICSD-3 关于疾病相关过度思睡的诊断标准(表 22-6),需要特别指出的是,睡眠呼吸障碍治疗后残余思睡者的平均睡眠潜伏时间可＞ 8 分钟;对于因原发病而不适合或不愿进行睡眠监测的患者,可根据临床表现来帮助诊断。

表 22-6 ICSD-3 关于疾病相关过度思睡的诊断标准(必须同时符合 A~D 项标准)

A. 患者每日出现难以抑制的思睡,并至少持续 3 个月
B. 白天思睡继发于明确的神经系统或其他基础疾病
C. 如进行了 MSLT 检查,平均睡眠潜伏时间≤ 8 分钟,入睡期始发 REM 睡眠(SOREMP)少于两次
D. 思睡和 / 或 MSLT 结果不能被另一种未经治疗的睡眠疾病、精神疾病和药物或毒品更好地解释

【治疗】

疾病相关过度思睡治疗的关键在于治疗原发病。思睡的对症治疗见发作性睡病和特发性睡眠增多的治疗。

第六节 药物或物质滥用所致过度思睡

药物和毒品等物质滥用引起的过度思睡包括镇静催眠药物的不良反应或毒品等物质滥用引起的过度思睡、兴奋性药物撤除或戒断引起的过度思睡,严重者可发生中毒性过度思睡和中毒性脑病。

【病因及发病机制】

睡眠与觉醒的转换和调节中涉及复杂的神经递质系统,不少药物可作用于该系统而发挥镇静催眠作用。在发挥治疗作用的同时,药效持续时间过长、作用靶点特异性不强、骤然撤药等均会产生思睡的反应。

【临床表现】

患者可表现为夜间睡眠时间过长、日间思睡或小睡次数增多。患者有镇静、催眠药物服用史,酒精成瘾或毒品滥用史,或药物、酒精、毒品和其他药物戒断史。因所用药物不同,其起病、病程和相应的伴随症状各异。任何年龄患者使用镇静药后都可出现思睡,但更常见于老年和病情复杂的患者;滥用兴奋药和撤药后思睡最常见于青少年和年轻人。

1. 镇静药物引起的过度思睡 镇静催眠效应可见于苯二氮䓬类和非苯二氮䓬类安眠药、阿片类、巴比妥类、抗惊厥药、抗精神病药、抗胆碱药、抗组胺药和部分抗抑郁药。特别值得关注的是,第一代抗抑郁药如三环类和单胺氧化酶抑制剂,因阻断组胺系统而发挥镇静作用,新型抗抑郁药物则具有更强的受体特异性,只有曲唑酮和米氮平具有较强的镇静作用,这两药经常被用来治疗失眠。多巴胺受体激动剂如普拉克索和罗匹尼罗也可以引起思睡,该类药物常用来治疗不宁腿综合征和帕金森病,在后者可能会引起日间思睡以及突发的"睡眠发作"。镇静作用是传统抗癫痫药物如苯巴比妥和卡马西平最常见的不良反应,而新一代的抗癫痫药如加巴喷丁等,该不良反应较小。阿片类药物虽然有镇静作用,但最严重的不良反应是呼吸抑制,应用于有基础肺部疾病或阻塞性睡眠呼吸暂停综合征的患者时尤应注意。非处方药如缬草类植物和褪黑激素也能产生镇静作用。在少数情况下,思睡也可以在使用非甾体类抗炎药、一些抗生素、解痉药、抗心律失常药和 β-受体阻断剂时出现。

2. 药物或物质滥用引起的过度思睡 酒精、苯二氮䓬类、巴比妥类、γ-羟丁酸、阿片和大麻的滥用均可导致日间思睡。

3. 兴奋性药物撤除或戒断引起的过度思睡 突然中止应用具有兴奋性作用的药物后会出现日间思睡。可见于因疾病而长期使用或滥用、成瘾等原因大量服用该类药物者。撤药第一周思睡最严重并可持续长达 3 周,但也有既往服用兴奋剂已停用多年偶尔仍残留思睡者。在思睡的同时常伴严重抑郁症状的患者,尽管总睡眠时间延长、白天小睡次数和时间增加,但睡眠呈片段化且不解乏。长期、规律饮咖啡或进食其他含咖啡因食物的人,如中断饮用可能产生思睡、疲乏和注意力涣散等症状,并持续数天。

【辅助检查】

除非怀疑伴有其他睡眠疾病,一般不需要进行睡眠监测。PSG 和 MSLT 检查的结果变化不一,取决于使用的特定药物或物质类型以及服用和停用的时间。刚撤除兴奋性药物时,夜间 PSG 可能显示睡眠正常,而 MSLT 通常表现为平均睡眠潜伏时间缩短,伴或不伴多次 SOREMP。尿液毒物学筛查会出现可疑物质阳性。

【诊断】

药物或物质滥用引起过度思睡的诊断参考 ICSD-3 的诊断标准(表 22-7)。如思睡仅发生在相关药物和物质应用或戒断期间,特别是停用可疑药物或物质后症状消失,则可以确诊。在临床中,要系统询问用药史,包括种类(如酒精、咖啡因、尼古丁、助眠药物、中枢神经兴奋剂、大麻等其他毒品及相关物质)、使用频率、数量和周期。应仔细分辨患者是否存在其他原发性睡眠障碍,药物和物质的应用是为医疗目的而小剂量应用,还是因滥用或依赖而大剂量使用,以及目前患者处于使用状态还是戒除状态。部分病例是在原有睡眠疾病的基础上,合并存在药物或物质相关的思睡,需要考虑两者同时诊断以及治疗的问题。另一方面,对所有的睡眠疾病患者均应仔细甄别是否存在药物或物质滥用或依赖。

表 22-7 ICSD-3 关于药物或物质滥用所致过度思睡的诊断标准（必须同时符 A~C 项标准）

A. 患者每日出现难以抑制的思睡

B. 日间思睡是目前正在使用的药物或物质所致，或与促醒药物或物质撤除、戒断有关

C. 症状不能以另一种未治疗的睡眠疾病、内科或神经精神疾病更好地解释

【鉴别诊断】

参见前面相关章节中有关鉴别诊断的内容，必须明确是否合并存在与过度思睡相关的其他睡眠障碍。除认识到精神类药物可能导致日间思睡外，更要认识到许多精神疾病也与其他睡眠疾病的发病相关，镇静药也可能加重或诱发睡眠呼吸障碍。若确定合并其他睡眠疾病，可以作出相应疾病的诊断。正在使用或撤除药物或物质可能会影响 MSLT 的结果，进行 MSLT 检查前应常规进行尿液药物筛查。

【治疗】

停用可疑药物或物质。对怀疑为药物或毒品成瘾者，需逐渐减量并进行替代治疗。对合并存在基础睡眠疾病者，需要考虑两者同时治疗。

第二十三章 睡眠 - 清醒昼夜节律障碍

第一节 概 述

昼夜节律是内源性的、接近 24 小时的生物节律,它存在于所有生物中。是指生理节律随着约 24 小时时间周期而变化的过程。由昼夜时间保持系统、昼夜节律引导机制改变,或者内源性昼夜节律与外部环境的错位导致的疾病,称为睡眠 - 清醒昼夜节律障碍。

【病因病理】

哺乳动物最重要的昼夜节律调控点是视交叉上核(SCN)。SCN 含有以略长于 24h 为周期自主振荡的细胞,调控着核心体温、睡眠 - 清醒倾向以及某些激素(褪黑素和皮质醇)分泌的节律。人类正常昼夜节律周期约是 24.2h(平均值)。由于这个周期时间稍长于 24h,为保持与自然界明 - 暗周期同步变化,人类需要通过外界刺激来引导每日节律轻度前移。这些外界刺激被称为授时因子。光照为最重要的授时因子,其他授时因子包括进食时间、运动和社会活动等。

光刺激经过视网膜下丘脑束(RHT)投射到 SCN。RHT 是连接光敏感视网膜神经节细胞与 SCN 之间的单突触传导通路。RHT 中视网膜神经节细胞释放的主要神经递质是谷氨酸,而这些神经元也释放垂体腺苷酸环化酶激活肽(PACP)。PACP 作为复合递质对 SCN 神经元产生与谷氨酸相似的作用。来自视网膜神经节细胞含有 PACP 的纤维还投射到内膝状体小叶(IGL),再经 IGL 最终投射至 SCN。IGL 的神经元以 γ- 氨基丁酸(GABA)和神经肽 Y 为共同递质,可以调节 SCN 一些与行为活动相关的时相移位。

褪黑素是黑暗条件下松果体分泌的一种激素。光通过降低下丘脑室旁核(PVH)神经元的活性来抑制褪黑素的分泌。由 PVH 神经元至松果体的神经通路,绕行经过脊髓和颈上神经节。褪黑素与 SCN 受体结合,减弱黑暗中的警觉信号(促进睡眠)。白天 SCN 发出的警觉信号增强,以对抗逐渐增加的内稳态睡眠驱动。

当内源性睡眠时钟结构或功能调节紊乱,或与光的明暗变化时相不一致或与患者作息时间、工作及社会活动时间不匹配时,睡眠觉醒的昼夜时相就会发生改变,出现睡眠 - 清醒昼夜节律障碍。

近年来,有关睡眠 - 清醒昼夜节律障碍病因机制研究的最大进展,是发现哺乳动物视交叉上核引发调控近 24 小时昼夜节律的分子生物学机制;明确了 Clock 基因的突变是引发昼夜节律振幅及周期改变的重要原因;明确了细胞内蛋白转录反馈机制在睡眠觉醒昼夜节律调节中的作用。同时,人类基因组的研究也使昼夜节律失调性睡眠觉醒障碍的遗传学机制在病因方面的研究得以启动和深入。

【临床表现】

根据 ICSD-3 标准,睡眠 - 清醒昼夜节律障碍分为 7 型包括:睡眠 - 清醒时相延迟障碍、睡眠 - 清醒时相前移障碍、非 24 小时睡眠 - 清醒节律障碍、无规律型睡眠 - 清醒节律紊乱、时差障碍、倒班工作障碍及未分类的睡眠 - 清醒昼夜节律障碍。最常见的症状是入睡困难、睡眠维持困难和过度嗜睡,可进一步影响其他健康问题,损害社会功能、工作和学习以及安全问题。

【辅助检查】

睡眠 - 清醒昼夜节律障碍的分型较多,但总体的辅助检查无非 5 种,分别为睡眠日记、早 - 晚问卷调查、体动记录仪、昼夜时相标记物测定和多导睡眠监测。

1. 睡眠日记(sleep log) 用于描述或记录患者每天睡眠清醒时相的重要方法,能够帮助了解患者睡眠觉醒的类型。适用于所有可疑睡眠 - 清醒昼夜节律障碍患者的筛查和评估。使用该方法时应至少连续记录 7 天,最好 14 天(包括工作日及非工作日)。

2. 早 - 晚问卷(morningness-eveningness questionnaire,MEQ) 该问卷是睡眠 - 清醒昼夜节律自然趋向的分型工具。MEQ 为自评量表,包括 19 个问题,以确定每天特定时间完成特定活动的自然习性。按睡眠清醒习惯或自然倾向将患者分为早间型(早睡早醒型)、晚间型(晚睡晚醒型)或中间型(普通型)。该表每个问题答案计 0~6 分,总分范围为 16~86 分。总分 ≤ 41 分时为晚间型,总分 ≥ 59 分时为早间型,总分 42~58 者为中间型。

3. 体动记录仪 为性价比较高的无创性睡眠状态评估工具,适用于评估疑诊或确诊的睡眠 - 清醒昼夜节律障碍。检查的目的在于了解患者在家中睡眠清醒的行为。用体动记录仪记录至少连续 7 天,最好 14 天(包括工作日及非工作日)并结合睡眠日记的结果进行分析,才能诊断是否存在睡眠 - 清醒昼夜节律障碍。

4. 昼夜时相标记物测定 临床上,我们常用褪黑激素的初始释放和体温最低点来评估昼夜时相的变化。微光褪黑激素分泌试验及最低核心体温测定是常用方法。

(1)微光褪黑激素分泌试验:松果体分泌的内源性褪黑激素,参与下丘脑视交叉上核睡眠清醒节律的调节。褪黑激素在微光下开始分泌。微光褪黑激素分泌试验是评估褪黑激素水平及睡眠清醒昼夜节律的"金标准"。其敏感性、准确性高于最低核心体温测定。主要用于与昼夜节律相关疾病的诊断及光照或褪黑激素治疗的选择和疗效评估。

(2)最低核心体温测定:人类的体温呈现 24 小时节律性变化,临床上将核心体温的最低点作为昼夜节律时相变化的生物学标志。但该方法影响因素多,因此临床常规应用受限。

5. 多导睡眠监测(PSG) PSG 可显示患者睡眠结构及昼夜节律变化,但主要用于排除其他睡眠障碍疾病。PSG 为评估睡眠的"金标准"。

【诊断】

根据 ICSD-3 标准,睡眠 - 清醒昼夜节律障碍诊断必须满足 3 个总的标准:①睡眠 - 清醒节律失调长期或反复发作,主要由于内源性昼夜节律定时系统改变,或者由于个人内源性昼夜节律与期待或需求的生理环境或社会 / 工作作息时间之间的不匹配所导致。②昼夜节律失调导致一系列失眠症状,或嗜睡,或两者兼有。③睡眠 - 清醒节律紊乱导致有临床意义的痛苦或心理、生理、社会、职业教育和其他重要功能的损害。

第二节　睡眠 - 清醒时相延迟障碍

睡眠 - 清醒时相延迟障碍（delayed sleep-wake phase disorder, DSWPD）又称睡眠时相延迟综合征、睡眠时相延迟模式或动机性睡眠时相延迟障碍,指在 24 小时昼夜周期中,病人的主睡眠时间段比自己愿望或者期望的时间钟点推迟、后移,从而导致入睡困难性失眠或者在预期时间出现转醒困难的症状。

本病多见于青春期,发病率为 7%~16%,儿童也有发病,30 岁以后发病者少见。

【病因病理】

睡眠 - 清醒时相延迟障碍的确切发病机制尚不清楚。目前认为主要与内源性昼夜节律、调节睡眠觉醒的内稳态系统异常有关。

（1）遗传因素:越来越多的证据表明,睡眠 - 清醒时相延迟障碍为常染色体显性遗传,约 40% 患者有阳性家族史。

（2）环境因素:早晨光照减少或晚间明光照射（引起时相延迟）可加重昼夜时相延迟。有研究表明,晚上置身于低至 100lx 的人造光环境即足以影响睡眠时相而深夜光照可能永久性加剧时相的延迟。

（3）个体因素:个人的工作时间、社会活动及个人喜好等均易诱发睡眠觉醒障碍。有研究表明,睡眠觉醒时相推迟是因为患者对夜间光过度敏感或对晨光低敏。也可能是个体内存在较长生理节律。

【临床表现】

患者最常见表现为失眠（入睡困难）、晨醒困难、早晨或上午思睡。主要有以下特征:①入睡和觉醒时间不可遏制地落后于自己期望的时间,通常推迟 3~6 小时。②每天的入睡与觉醒时间几乎相同。③一旦入睡以后很少或没有睡眠维持困难情况,睡眠时间及质量正常。④患者早睡的努力通常失败,晨醒困难。若被迫早醒,可伴早晨意识混乱和明显的日间思睡增多。⑤可伴有精神障碍,尤其青少年,可有精神分裂样或回避型人格的特征和抑郁症状。

【辅助检查】

1. 睡眠日记及体动记录仪　两项检查显示睡眠时段相对于时钟时间固定后移。典型的睡眠起始时间是凌晨 1~6 时,在第二天近中午或午后觉醒。工作日或上学日,清晨被迫唤醒将导致睡眠时间过短,但通常仍为睡眠觉醒时间延迟。

2. 昼夜节律标记物测定　睡眠 - 清醒时相延迟障碍患者的微光褪黑素分泌及最低核心体温都会随睡眠觉醒节律延迟而发生相应的推迟,但褪黑激素分泌时相延迟比最低核心体温推迟更为明显。

3. MEQ　MEQ 常用于调查研究,睡眠 - 清醒时相延迟障碍患者经 MEQ 评分为"晚间型"。

4. PSG　如果强迫患者按常规时间入睡与觉醒,PSG 结果显示睡眠潜伏期延长和睡眠总时间缩短。但如不干预睡眠,则患者 PSG 显示为与年龄相一致的变化。

【诊断与鉴别诊断】

1. 诊断　本病以患者的主睡眠时间习惯性延迟超过 2 小时为特征,故不难诊断。诊断标准见表 23-1。

表 23-1　ICSD-3 关于睡眠 - 清醒时相延迟障碍的诊断标准（标准 A~E 必须全部符合）

A. 主睡眠时段（major sleep episode）相对于期待或需要的睡眠 - 清醒时间而言出现显著延迟；经本人或照护者证实，在期待或需要的时间内难以入睡和难以保持清醒

B. 症状至少出现 3 个月

C. 如果患者能够根据个人意愿安排作息时间，其睡眠质量、与年龄相应的睡眠持续时间将得以改善，但是 24 小时睡眠 - 清醒模式仍然呈现时相延迟

D. 记录至少 7 天（最好 14 天）睡眠日志，尽可能同时进行体动记录仪监测，提示习惯睡眠时段延迟。监测期间应包括工作 / 上学日和休息日

E. 睡眠障碍不能以其他现存睡眠疾病、内科或神经系统疾病、精神疾病、药物或物质应用更好地解释

2. 鉴别诊断

（1）入睡困难型失眠：临床上，睡眠觉醒时相延迟障碍患者常被误诊为入睡困难型失眠。两者不同的是，若让睡眠觉醒时相延迟障碍患者按其意愿去睡，则无入睡困难或睡眠维持障碍。

（2）睡眠过多：临床上有许多类型的睡眠障碍都有日间睡眠增多现象，如失眠、睡眠呼吸紊乱、睡眠相关运动障碍或精神疾病患者，但一般均无明显的睡眠觉醒昼夜节律的异常。PSG 监测有助于诊断与鉴别。

（3）正常的晚睡晚起者：睡眠觉醒时相延迟障碍患者应与习惯性晚睡和晚醒者在个别日子里早睡早起而产生入睡性失眠和早晨觉醒困难的人相鉴别。

【治疗】

睡眠觉醒时相延迟障碍患者的治疗总目标是重新调整生物节律到理想的 24 小时昼夜周期。如果患者的睡眠模式与自身的工作或社交时间一致，则不需要治疗。睡眠觉醒时相延迟障碍的治疗策略，包括睡眠健康教育、时间疗法、定时光照疗法和定时褪黑激素治疗，联合应用收效更好。

（1）时间疗法：是逐步的延迟睡眠时间，具体是让患者大约每两天推迟 3 小时上床和起床，睡 2~5 天后再向后推迟 3 小时上床和起床，直至获得期望的睡眠时间表，即固定上床时间。该方法对于儿童、青少年患者有明显疗效，但对睡眠环境要求较高，如卧室应较暗，非常安静等，需要严格遵守睡眠觉醒时间表执行。

（2）定时光照：光是影响昼夜节律最主要的授时因子，因此要转换体内生物钟的时相可以选用适时应用强光照射的方法。一般方法为在早上 7：00~9：00 期间（晨醒后 1~2 小时）让患者接受 2 000~2 500lx 光照 2 小时（参考值），下午 4 时后限制光照，晚上避免接触强光。该方法可使患者在晚上提前产生睡意。如治疗后仍没有使得睡眠时相提前，可试着把光照开始时间提前 30~60 分钟。一旦发生时相提前可继续提前光照时间调整至预期时间。在达到合理入睡时间后，应停止光照治疗，并保持固定的上床睡眠与觉醒时间。该方法在使用时应采用个体化原则，根据不同病因或睡眠觉醒时相，采用不同时间和不同强度的光照。

（3）定时褪黑激素治疗：建议的做法是在习惯性睡觉时间前 5~7 小时或微光褪黑激素分泌时间前 2~3 小时服用 0.3~5.0mg 的褪黑激素片。光照和褪黑激素同时使用效果更佳。

【预防调护】

1. 建议患者重新调整作息时间及社会活动时间等，养成早一点睡眠的习惯，保证与年

龄相符的睡眠时间。

2. 有了睡意再上床,因为无睡意上床并不能提前入睡。

3. 下午 4 点后,不饮酒和喝咖啡。

第三节 睡眠 - 清醒时相前移障碍

睡眠 - 清醒时相前移障碍(advanced sleep-wake phase disorder,ASWPD)也称为睡眠时相前移综合征、睡眠时相前移类型或睡眠时相前移障碍,是指病人的入睡与觉醒时间均比传统的作息时间显著提前,临床以难以控制的、长期的早睡早醒为特征,主要表现为入睡与觉醒的时间习惯性地、不自觉地比传统的作息时间提前几个小时。

在一项大规模调查研究中发现,在中年人(40~64 岁)中约有 1% 的人患有本病。本病的发病率随年龄增长而增加。

【病因病理】

该病的发病机制也不十分清楚。与本病有关的因素可能包括:昼夜时钟调节时间后延的能力减弱;光敏感时相前移区占优势;光照时间的变化,即外源性授时因子的影响;内源性昼夜节律周期较短。有报道显示,家族性睡眠觉醒时相提前障碍与昼夜节律生物钟基因 hPer2 突变有关,具有常染色体显性遗传特性。

【临床表现】

典型的发病年龄是中年,也可儿童期发病(主要是家族型),老年人多见。患者的主要睡眠时间段较期望或通常的睡眠时间提前至少 2 小时。由于早睡早醒,患者主诉傍晚不能保持清醒或凌晨过早觉醒性失眠,或两者同时存在。入睡时间通常为晚上 6~8 时,而早上醒来时间通常在凌晨 2~5 时。因此,常抱怨午后晚些时间或傍晚持续性不可抵抗的睡意和清晨失眠,严重影响夜间活动安排,日间过度嗜睡。

【辅助检查】

1. 睡眠日记及体动记录仪 睡眠日记及体动记录仪显示此类患者睡眠时段固定前移,通常睡眠起始时间提前到下午 6~9 时,清醒时间是凌晨 2~5 时。

2. 昼夜节律标记物测定 微光褪黑激素分泌试验及最低核心体温测定检查均显示昼夜节律提前,但相对于昼夜节律的标记物,觉醒的时间可能提前更早。

3. MEQ 睡眠 - 清醒时相前移障碍患者的问卷评分结果多被评为 "早间型"。

4. PSG 如果让患者按通常要求时间睡眠,则显示睡眠潜伏期缩短、睡眠总时间减少、REM 睡眠减少,但睡眠周期正常。

【诊断与鉴别诊断】

1. 诊断 本病以主要睡眠时间段较期望或通常的睡眠时间提前至少 2 小时为特征,不难诊断,诊断标准件表 23-2。

2. 鉴别诊断

(1)正常老年:许多正常老龄人习惯早睡早起,表现为 "早晨型或百灵鸟型",没有日间功能受损或其他不适。

(2)发作性睡病:是指白天难以控制的短时睡眠发作,一日可发作多次,是由于觉醒、睡眠的中枢调节发生混乱所致,大多数病人同时还伴有猝倒、睡瘫症和入睡幻觉等症状。

表 23-2　ICSD-3 关于睡眠 - 清醒时相前移的诊断标准（标准 A~E 必须全部符合）

A. 主睡眠时段相对于期待或需要的睡眠 - 清醒时间而言出现前移（时间提早），长期或反复出现难以保持清醒至所需或期望的常规就寝时间，并且不睡至所需或期望的常规起床时间

B. 症状存在至少 3 个月

C. 当患者能够根据内在生物钟睡眠时，其睡眠质量和睡眠持续时间相应改善，伴主睡眠时段前移

D. 记录至少 7 天（最好 14 天）睡眠日志，尽可能同时进行体动记录仪监测提示习惯睡眠时段呈固定前移。监测期间应包括工作 / 上学日和休息日

E. 睡眠障碍不能以其他现存睡眠疾病、内科或神经系统疾病、精神疾病、药物或物质应用更好地解释

【治疗】

既要避免导致睡眠时相提前的因素，又要采用多种方法联合干预。常用的是睡眠健康教育、调整睡眠时间及定时光照疗法和药物治疗的联合。

（1）调整睡眠时间：让患者重新制定作息时间表，逐步向后推移入睡和起床时间，直至恢复正常，尤其儿童可采用此方法。一旦调整到预期睡眠觉醒时间，应保持和严格遵守，因此时间疗法的使用具有一定的局限性。

（2）定时光照治疗：强光照射是治疗睡眠时相提前障碍最常用的方法。通常的做法是每晚 7：00~9：00 点光照 2 小时。光照强度目前尚不统一。文献报道的有效强度范围较宽，可选 7 000~12 000lx 强光（相当于太阳光）照射。也有报道夜间采用 2 500lx 强光照射，连续治疗 17 个月，睡眠时相完全恢复正常。之后给予非连续强光照射，仍可维持治疗。傍晚的光线暴露可改善睡眠效率并延迟昼夜节律。为避免睡眠时相提前，应避免清早接受光照。

（3）定时褪黑激素治疗：早上服褪黑激素可以治疗早醒，理论上能延迟昼夜节律，但缺乏安全性与有效性证据。

（4）催眠药：可以用于与睡眠觉醒时相提前障碍相关的睡眠维持障碍。

【预防调护】

1. 避免晨间接受光照射，可午间小睡，尽量推迟夜晚上床时间。

2. 多在强光下进行体力活动，晚间多散步。

第四节　非 24 小时睡眠 - 清醒节律障碍

非 24 小时睡眠 - 清醒节律障碍（non-24-hour sleep-wake rhythm disorder，N24SWD）也称自由运转障碍、超 24 小时综合征或无引导型节律障碍，其特点是入睡和结束睡眠的时间每天顺序推迟 1~2 小时，是以慢性稳定的睡眠 - 觉醒模式为基本特征的一种睡眠障碍。且这种恒定延迟的内源性昼夜节律不能被自然的和社会的外源性 24 小时周期所干扰或影响。当内源昼夜节律时相与传统的睡眠和觉醒时间不一致时，患者就会出现失眠和白天过度嗜睡等症状。

【病因病理】

发病机制尚不明确。目前认为在盲人中发病的原因是由于对光敏感性减低。有视力者的非 24 小时睡眠 - 清醒节律障碍发病机制不清，可能有关的因素包括：①患者的内源性昼

夜周期延长,超越了 24 小时的日周期;②对光时相重置效应的敏感性下降,光诱导效应减少或缺乏;③精神疾病或其他因素导致社会时间暗示因素的改变或去除;④酪蛋白激酶ε基因突变。

【临床表现】

1. 典型表现为失眠、晨醒困难、日间思睡和不能履行社会或职业责任。

2. 在没有社会约束的情况下,表现为每天入睡和觉醒时间都稳定地推迟 1~2 小时。

3. 患者的睡眠觉醒昼夜节律为非 24 小时节律,可短于 24 小时。但更常见延长 30 分钟至 1 小时以上(超过 25 小时)。

4. 当患者自身的睡眠觉醒时相与身体和社交活动相一致时,可在短期内无症状。

【辅助检查】

主要依赖于详细的病史询问、睡眠日记和体动记录仪的检查。

1. 睡眠日记和体动记录仪 睡眠日记和体动记录仪可见患者睡眠觉醒昼夜时相逐渐后移,提示患者的睡眠觉醒周期呈渐进性延迟。

2. 昼夜时相标记物测定 微光褪黑激素分泌试验及最低核心体温测定,显示与长于 24 小时时相一致的进行性逐日延长的昼夜时相。

3. PSG 显示进行性睡眠潜伏期延长和总睡眠时间减少,但整个过程中与年龄相关的睡眠分期结构正常。

【诊断与鉴别诊断】

1. 诊断 本病以入睡和结束睡眠的时间每天顺序推迟 1~2 小时为特点,诊断标准见表 23-3。

表 23-3 ICSD-3 关于非 24 小时睡眠 - 清醒节律障碍诊断标准(必须同时符合 A~D 项标准)

A. 有失眠和 / 或白天过度嗜睡病史,与无症状期交替出现,由于 24 小时明暗周期与无引导的内源性睡眠 - 清醒昼夜节律之间失调所致

B. 症状持续至少 3 个月

C. 至少 14 天的日常睡眠日志和体动记录仪监测显示,每天睡眠 - 清醒模式典型延迟,昼夜节律周期通常超过 24 小时,盲人的监测时间最好更长一些

D. 睡眠障碍不能以其他现存睡眠疾病、内科或神经系统疾病、精神疾病、药物或物质应用更好地解释

2. 鉴别诊断

(1)睡眠 - 觉醒时相延迟障碍:睡眠觉醒时相延迟障碍患者在假期中有稳定 24 小时睡眠 - 觉醒睡眠程序,睡眠发生于正常时间的睡眠推迟。但非 24 小时睡眠 - 觉醒节律障碍患者持续存在睡眠进行性推迟的模式。

(2)行为因素和神经精神疾病:行为因素、精神疾病、神经疾病及其他医学问题,特别是盲人、痴呆者或精神迟滞者或抑郁障碍者,可出现连续几天的睡眠时相延迟,应注意鉴别。

【治疗】

治疗目的是重建稳定的与外环境一致的 24 小时睡眠 - 觉醒节律,改善患者睡眠质量及日间功能。

(1)有视力的非 24 小时睡眠 - 觉醒节律障碍患者的治疗

1）调整睡眠时间：重新制定与外界环境、社会和职业相同步的睡眠觉醒作息时间，以改善昼夜节律。

2）定时光照：多在早上实施光暴露。对于有视力而光照不足或对褪黑激素完全敏感而光抑制的患者有效。

3）定时褪黑激素：常用量为 3mg 每晚，疗程可为 1 个月至 6 年。给药时机应为患者的自由运转周期接近常态或期望睡眠时间（22：00~23：00 点）或在 20：00~21：00 点或接近微光褪黑激素分泌时间点给予褪黑激素。

（2）无视力的非 24 小时睡眠 - 觉醒节律障碍患者的治疗：无视力者的治疗方式与有视力患者仅在褪黑激素用法上有所不同，其余参照前法。褪黑激素治疗方法为在患者期望入睡时间前 1 小时给予 10mg 褪黑激素，维持量为 0.5mg。必须坚持治疗，否则有复发可能。

【预防及调护】

1. 给予患者关心和安慰，解释失眠原因。

2. 指导患者养成良好的睡眠习惯，并严格执行。

第五节　无规律型睡眠 - 清醒节律紊乱

无规律型睡眠 - 清醒节律紊乱（irregular sleep-wake rhythm disorder，ISWRD）又称为无规律型睡眠 - 清醒周期紊乱或无规律睡眠 - 清醒节律类型，患者没有一个清楚明确的昼夜节律，睡眠与觉醒周期变得杂乱无章，无规律可循。由于睡眠和觉醒期多变，以至于在 24 小时周期内难以分辨哪一段是主要的睡眠或觉醒时期。

该病的患病率不详，最频繁出现于生活固定不变的老年痴呆患者或年轻智力障碍患者。发病年龄没有明显的界限，但老年人更多见。

【病因病理】

（1）昼夜节律调节异常：中枢神经系统功能活动受损或衰退；对授时因子（如光照）的反应性降低。

（2）行为和环境因素：明光照射减少；体力活动和社会活动减少；睡眠习惯不良者及生活极端无规律者可出现不规律睡眠觉醒节律障碍。

（3）家族易感性：本病有遗传倾向。

不规律睡眠 - 觉醒节律障碍的发病机制主要有以下几方面：病理生理学基础是视交叉上核生物钟的解剖及功能性异常；环境同步化诱导因子暴露减少；健康人患病主要与睡眠卫生不良有关；神经系统疾病的患者可患此病。

【临床表现】

患者主要表现为睡眠 - 觉醒周期杂乱无章，缺乏明确的昼夜睡眠 - 觉醒周期。患者以失眠或嗜睡为典型表现，24 小时内无主睡眠期。睡眠和觉醒时段在 24 小时内呈片段化分布，存在不同长度的睡眠时间段，小睡次数多。尽管患者最长的睡眠期出现在 2：00~6：00AM 期间，但通常少于 4 小时。每天睡眠觉醒时间不同，但每日睡眠总时间可能达到年龄对应的正常范围。

【辅助检查】

目前已获指南推荐的评估方法为睡眠日记和体动记录仪检查，24 小时 PSG 虽然可评估患者睡眠觉醒模式,但不作为常规检查。

1. 睡眠日记和体动记录仪 两者均显示患者缺乏明确的睡眠 - 觉醒昼夜节律代之以在 24 小时时间段内出现多次不规则性睡眠 - 觉醒发作。

2. 昼夜节律标记物测定 可显示患者缺乏明显的、有规律的睡眠觉醒节律。患者的微光褪黑激素分泌试验显示夜间褪黑激素分泌水平低,但昼夜时相变化不大。

3. PSG 超过 24 小时的 PSG 监测显示患者失去正常的睡眠觉醒模式。

【诊断与鉴别诊断】

1. 诊断 本病特点是缺乏一个明确的睡眠和清醒的昼夜节律,患者主要变现为失眠和嗜睡。诊断标准见表 23-4。

表 23-4 ICSD-3 关于无规律睡眠 - 清醒节律紊乱的诊断标准(必须同时符合 A~D 项标准)

A. 患者或照护者报告长期或反复出现 24 小时内无规律的睡眠和清醒,主要表现为在预期睡眠时段(通常在晚上)出现失眠症状,或白天出现嗜睡(瞌睡),或两者兼有
B. 症状存在至少 3 个月
C. 记录至少 7 天(最好 14 天)睡眠日志,尽可能同时进行体动记录仪监测,提示 24 内主睡眠时段消失,并且出现多次无规律的睡眠片段(至少 3 次)
D. 睡眠障碍不能以其他现存睡眠疾病、内科或神经系统疾病、精神疾病、药物或物质应用更好地解释

2. 鉴别诊断 因不规律睡眠觉醒节律障碍主要表现为入睡困难或睡眠维持障碍,临床上易与其他失眠疾病相混应注意鉴别。

【治疗】

临床治疗目标是与夜间睡眠保持一致,维持日间觉醒,增加早晨强光的暴露、减少夜间光线及噪声和规范社交和体力活动等方法均可改善病情。

(1)定时光照:每天接受强光照射 2 小时(强度 1 500~1 800lx),持续 4 周左右。光照时间多为早上或上午。

(2)定时褪黑激素治疗:目前主要用于儿童不规律睡眠 - 觉醒节律障碍患者,尤其是严重精神运动发育迟滞或神经性残疾患儿。

(3)多模式治疗:在单一方法疗效不佳时,可采用将日间光暴露治疗与行为干预联合的治疗方法。该方法可用于老年痴呆或精神发育障碍者。

【预防调护】

1. 教育患者及照料者,增加患者日间光照及社会活动。

2. 限制日间小睡的次数和长度,增加有计划的体力活动及锻炼。

3. 调整建立规律的睡眠 - 觉醒周期时间,减少夜间灯光及环境噪声。

第六节 时 差 障 碍

时差障碍是指在短时间内跨越多个时区以后出现的一组心理和生理方面的症状,是内源性昼夜节律的时相与外界自然环境的时间之间不同步的结果。

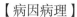

【病因病理】

（1）年龄与性别：所有年龄、性别及种族人群均可发生。因昼夜节律失调的耐受能力随年龄的增长而减退，年轻人可能较老年人容易发生。

（2）昼夜节律紊乱：至少跨越 2 个时区后飞行者会产生时差，体内昼夜节律与到达新时区昼夜时间不同步造成了睡眠、警觉和行为问题。

（3）光照的影响：快速飞越时区，个体不适应目的地太阳光明暗变化，或不能自动及时将内在昼夜时钟节律调整为目的地昼夜周期，则可引起时差变化睡眠障碍。

（4）其他因素：患者本身的睡眠状态差、坐姿不适、过度紧张、喝水量少或乘坐飞机时过多饮用咖啡及酒精饮料均可诱发或加重时差变化睡眠障碍。有研究显示时差变化睡眠障碍与飞行客舱压力及飞行高度也有关。

时差变化睡眠障碍的症状是由当地时间与内源性昼夜节律不同步和睡眠紊乱共同导致的。有 3 个主要因素会影响时差综合征症状的严重程度和对新时区的适应能力，包括旅行的方向、跨越时区的数量和个体的敏感性。

【临床表现】

1. 时差变化睡眠障碍通常是暂时的、有自限性。

2. 常见表现为入睡困难、易醒、日间过度嗜睡、日间疲劳和功能受损等。

3. 其他症状：定向障碍、胃肠功能障碍（食欲缺乏）、排便时间紊乱（便秘）、尿频、月经失调（空勤人员）、代谢异常（胰岛素和其他激素）和心脏问题。症状可因飞行压力本身或饮用咖啡及酒品而加重。

4. 向东旅行通常比向西旅行更难以调整适应，向东旅行时普遍会出现入睡困难，而向西旅行时则会出现睡眠维持困难。

【辅助检查】

睡眠日记为时差变化睡眠障碍的主要评估方法，该方法能详细提供飞行与睡眠觉醒信息，有利于治疗的选择。另外，指南推荐体动记录仪可用于治疗效果的评估。

【诊断与鉴别诊断】

1. 诊断　本病通过询问病史不难诊断，诊断标准见表 23-5。

表 23-5　ICSD-3 关于时差障碍的诊断标准（必须同时符合 A~C 项标准）

A. 有失眠或白天过度嗜睡的主诉，伴总睡眠时间减少，与跨越至少两个时区相关
B. 飞行后的一到两天内，存在相关日间功能损伤、全身不适或躯体症状（例如，胃肠道紊乱）
C. 睡眠障碍不能以其他现存睡眠疾病、内科或神经系统疾病、精神疾病、药物或物质应用更好地解释

2. 鉴别诊断

（1）旅行疲劳：当旅行者在旅行后出现全身疲劳、疲惫、头痛头昏、睡眠及日常作息时间紊乱等情况，经休息调整后迅速好转，应考虑为旅行疲劳而非时差变化睡眠障碍。

（2）心理生理性失眠：主要由于焦虑、思虑过度等精神因素引起的睡眠障碍，患者非常想入睡而不能如愿，但如果改变入睡环境、无意识当中反而容易入睡。

【治疗】

治疗目的是加快内源性昼夜节律与目的地时区昼夜节律的同步性。昼夜时相同步化调整方法,主要包括服用外源性褪黑激素及定时光暴露的方法。

（1）调整睡眠与觉醒时间:重新调整安排睡眠与觉醒时间可以使旅行者更快适应目的地昼夜明暗变化,避免或减少因快速飞越时区产生的不适反应。

（2）定时光照:定时光照的时间与旅行方向及飞越的时区有关。东向飞行时,可以在旅行开始前清晨接受明光照射使时相每天前移 1 小时。到达新目的地,应寻求清晨光照,并避免傍晚光照。西向飞行时,可在旅行开始前傍晚接受明光照射 1~3 小时,在新目的地,清晨应避免光照以防止时相前移。由于飞越的时区、方向、个体适应性不同,应根据不同的情况决定光照的时间。

（3）褪黑激素:时差变化睡眠障碍的药物治疗还没有获得 FDA 批准,但已有临床研究表明,在向东飞行时口服褪黑激素 0.5~5mg 可减轻时差变化睡眠障碍相关症状的发生。

（4）镇静催眠药及促醒剂:为帮助患者获得良好的睡眠,可选择服用适量的镇静催眠药。如唑吡坦、佐匹克隆或右佐匹克隆,也可选用苯二氮䓬类,如三唑仑。有研究发现,跨越 6 个时区的向东飞行后,服用阿莫达非尼 150mg 可提高清醒程度。

【预防调护】

减轻和预防时差变化睡眠障碍的方法有:①提前到达;②旅行前充分休息,避免睡眠剥夺;③提前调整睡眠时间;④提前调整钟表时间;⑤调整光照时间;⑥为避免脱水,旅行前后及旅行期间充分饮水;⑦飞行期间,尽量保持与目的地一致的作息时间,尽可能合理安排睡眠,或者应尽可能克服睡意,保持觉醒。

第七节　倒班工作障碍

倒班工作障碍（shift work disorder, SWD）又称倒班工作睡眠障碍（shift work sleep disorder, SWSD）,是指由于工作被安排在睡觉时间而产生的失眠或过度嗜睡。倒班工作的时间安排有几种类型,包括轮班、交叉轮班、晚上 7 点开始至早上 7 点结束的倒班等,凡是工作时间有一部分在夜间的都属于倒班工作。在夜间和凌晨工作的倒班最易出现睡眠障碍。

【病因病理】

（1）个体因素:目前认为年龄是增加倒班不耐受的危险因素。年龄越大对倒班工作的适应性越差。个人习惯及工作模式也是倒班不耐受的因素。

（2）日光或光暴露时间:晨光照射与倒班引起的昼夜时相变化的适应性呈负相关。早晨的自然日光或强光暴露,会使患者重新设置昼夜节律的能力和适应性下降。

倒班工作干扰了自然光周期对人体的调节作用,使机体内在的昼夜节律与环境周期不同步,机体不能迅速适应倒班引起的环境变化,这是倒班工作睡眠觉醒障碍发生的最重要的机制。

【临床表现】

1. 工作通常是在习惯睡眠时间内（如轮班工作或长期倒班）,出现由工作日程引起的短暂失眠或过度瞌睡的症状,此种情况可能持续整个倒班工作期间。

2. 失眠。清早工作的人（如早上 4~7 点开始上班）可能出现入睡困难和醒来困难。持续上晚班的人可能出现在早上入睡困难。

3. 思睡。在值班时,尤其是在值晚班时,出现瞌睡现象。

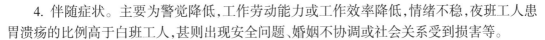

4. 伴随症状。主要为警觉降低,工作劳动能力或工作效率降低,情绪不稳,夜班工人患胃溃疡的比例高于白班工人,甚则出现安全问题、婚姻不协调或社会关系受到损害等。

【辅助检查】

倒班工作所致的睡眠觉醒障碍主要依靠病史来诊断。睡眠日记或体动记录仪监测为该病的主要诊断评估方法,可显示与倒班工作一致的睡眠觉醒紊乱。PSG 检测可显示为:睡眠潜伏期延长、总睡眠时间缩短、睡眠周期片段化,可有频繁觉醒。但 PSG 不作为常规检查。

【诊断与鉴别诊断】

1. 诊断 本病是因工作时间占用常规睡眠时间而引起,故通过询问病史不难诊断。诊断标准见表 23-6。

表 23-6 ICSD-3 关于倒班工作障碍的诊断标准(必须同时符合 A~C 项标准)

A. 失眠和 / 或嗜睡,伴总睡眠时间减少,与工作日程经常性占用常规睡眠时间有关
B. 症状存在至少 3 个月,与倒班工作日程有关
C. 至少 14 天(工作日和休息日)的睡眠日志和体动记录仪监测(可能的话最好同步进行曝光量测量)提示,睡眠 - 清醒模式紊乱
D. 睡眠和 / 或清醒紊乱不能以其他现存睡眠疾病、内科或神经系统疾病、精神疾病、药物使用、睡眠卫生不良或物质应用更好地解释

2. 鉴别诊断 发作性睡病:指白天难以控制的短时睡眠发作,一日可发作多次。大多数患者同时伴有猝倒发作、睡瘫症和入睡幻觉等。临床上只需详细询问病史,了解睡眠紊乱是否与工作时间的安排有关即可鉴别。

【治疗】

本病应以预防为主,使患者的昼夜节律符合睡眠觉醒工作时间表。同时改善患者的睡眠质量、提高工作时的警觉性、执行力及安全性。

(1)调整睡眠时间:①合理安排倒班时间:对于轮班工作,顺时针方向的轮班制度是值得推荐的(即依次从白班到傍晚班再到夜班的工作安排),有助于提高对昼夜节律的适应性,减轻临床症状。②计划小睡:在夜班工作前 2~3 小时小睡 1~2 小时,或上班时小睡 20 分钟以便尽可能减少上班时的过度思睡。

(2)定时光照:在夜班开始前接受连续或间断强光暴露(光照强度为 2 500~9 500lx),在下班前 2 小时终止(诱发时相延迟),在夜班结束后的早上佩戴深色眼镜或蓝光阻断眼镜(避免时相提前)。

(3)定时褪黑激素:睡眠前 30 分钟至 1 小时,服用褪黑激素 0.5~l0mg,可以改善日间睡眠质量及持续时间,部分患者睡眠的昼夜时相可推移。

(4)镇静催眠药物:短效的镇静催眠药有改善患者日间睡眠质量和延长睡眠时间的作用,同时还不影响夜间工作的警觉性。夜班工作者,如存在日间睡眠困难时可以选择短半衰期的镇静催眠药帮助睡眠,如唑吡坦(5~10mg)、佐匹克隆(3.75~5mg)或右佐匹克隆(1~3mg)等。

(5)促觉醒剂:美国 FDA 批准莫达非尼用于治疗倒班工作所致的过度嗜睡。莫达非尼 200mg 或阿莫达非尼 150mg 在夜班开始时服用,可治疗倒班工作所致的过度思睡,能够显著提高工作时的警觉性和工作效率与质量。美国指南推荐咖啡因可提高倒班工作睡眠觉醒障碍患者夜班时的警觉性。咖啡因可在上班前 30 分服用或在上班时服用,如与小睡配合则效果更好。

【预防调护】

1. 教育患者合理地调整睡眠时间,保证充足的睡眠。

2. 科学地安排光暴露的时间及强度。

3. 避免服用不适宜的兴奋剂及催眠药。

第八节　中医对睡眠 - 清醒昼夜节律障碍的认识

睡眠障碍也称失眠,在中医学属"不寐"的范畴。

【病因病机】

阴阳睡眠学说认为,人体阴阳消长的变化,决定了睡眠和觉醒的生理活动。阴阳是自然界的规律,中医有关睡眠的理论必然统摄于中医的阴阳学说之中。自然界的阴阳变化,有其节律,人体阴阳消长与其相应,也有明显的日节律。天地阴阳的盛衰消长,致使天有昼夜晨昏的节律变化。人与自然界是统一的整体,人体的阳气,随之有消长出入的日节律运动。平旦时人体的阳气由里出外,阳气渐长,人起床活动,中午时分人体阳气盛于外部,黄昏则阳气渐消,入夜则阳气潜藏于内,人上床休息。觉醒系统为阳,睡眠系统为阴,阴阳相互矛盾相互斗争,又相互依存,相互协调,共同来完成睡眠与觉醒的生理活动。阳入于阴则寐,阳出于阴则寤。因此,阴阳失调是睡眠障碍发病的总病机。

【中医治疗】

1. 肝郁化火证

症状:不寐多梦,头晕胀痛,口苦口干,急躁易怒,或胁肋灼痛,小便黄,大便秘结,舌红苔黄,脉弦数。

治法:疏肝解郁,清肝泻火。

方药:龙胆泻肝汤加减。

若胁肋胀痛明显,加川楝子、延胡索;若咽中如有物梗阻,咽之不下,吐之不出,加半夏、厚朴、茯苓、苏叶。

2. 心火炽盛证

症状:心烦不寐,口渴多饮,小便短黄,大便秘结,面红,舌尖红赤,苔黄,脉数有力。

治法:清心泻火,养阴安神。

方药:朱砂安神丸加减。

若心下痞满,心烦口渴,大便秘结较甚,加大黄、黄芩;若烦热口渴,小便赤涩热痛,加木通、生地、竹叶。

3. 痰热内扰证

症状:心烦不寐,胸闷脘痞,泛恶嗳气,口苦,头重目眩,舌偏红,苔黄腻,脉滑数。

治法:清热化痰,和中安神。

方药:温胆汤加减。

若恶心呕吐较甚者,加旋覆花、苏叶;若咳嗽,痰黄黏稠,加瓜蒌、胆南星、桑白皮。

4. 心血不足证

症状：不寐，心悸多梦，头晕眼花，面色淡白，舌质淡，脉细无力。

治法：养血益气，宁心安神。

方药：养心汤加减。

若心烦多梦，口燥咽干，加麦冬、天冬、生地；若眼睛干涩，视物模糊，加枸杞、决明子。

5. 心脾两虚证

症状：夜寐不宁，多梦易醒，健忘，心悸，神疲乏力，食欲不振，腹胀便溏，面色萎黄，舌质淡，脉弱或细而无力。

治法：益气养血，健运心脾。

方药：归脾汤加减。

若腹痛畏寒，加干姜、肉桂；若肠鸣泄泻，加茯苓、山药、扁豆。

6. 心胆气虚证

症状：不寐易醒，烦躁，胆怯心悸，触事易惊，疲乏倦怠，舌淡，脉弦细。

治法：镇静定志，养心安神。

方药：安神定志丸加减。

若心悸，气短乏力，脉结代，加炙甘草汤。

7. 心肾不交证

症状：不寐，心烦，心悸健忘，头晕耳鸣，腰膝酸软，五心烦热，潮热盗汗，舌红少苔，脉细数。

治法：滋阴降火，交通心肾。

方药：六味地黄丸合交泰丸加减。

若男子遗精，女子梦交者，加金樱子、芡实、莲子心；若阴虚内热，潮热盗汗，五心烦热较甚，可用知母、黄柏。

8. 阴虚火旺证

症状：虚烦不寐，兼见手足心热，盗汗，口干少津，健忘耳鸣，腰酸梦遗，心悸不安，舌红少苔，脉细数。

治法：滋阴降火，清心安神。

方药：六味地黄丸合黄连阿胶汤加减。

若五心烦热，腰膝酸痛，加知母、黄柏；盗汗较甚，加地骨皮、龙骨、牡蛎。

第二十四章 异 态 睡 眠

异态睡眠是进入睡眠、睡眠期间或从睡眠中觉醒时发生的不合时宜的躯体事件或经历，可发生在非快速眼球运动睡眠（NREM）、快速眼球运动睡眠（REM）、觉醒向睡眠转换或睡眠向觉醒转换时。异态睡眠的表现包括：睡眠相关的不正常复杂运动、行为、情绪、观念、梦境或者自主神经系统活动，大多数为短暂性发作；"睁"眼或有凝视现象；患者本人难以被叫醒以及记忆力减退等。

异态睡眠属于睡眠-觉醒转换障碍，即是一种交错状态。基于发生时间（NREM 或 REM 期）分为 NREM 异态睡眠及 REM 异态睡眠。最常见的异态睡眠疾病是一种睡眠状态分离型疾病，即患者在睡眠状态下可以同时混杂觉醒状态和 NREM 睡眠状态，此时患者表现为觉醒障碍，例如睡行症或睡惊症；还可以同时混杂觉醒状态和 REM 睡眠状态，如 REM 期睡眠行为障碍（REM sleep behavior disorder, RBD）。

第一节 睡 行 症

睡行症（sleep walking）亦称梦游症，是一种常见的 NREM 异态睡眠，表现为起始于入睡前 1/3 阶段中 N3 期的一系列复杂行为，以患者在睡眠中行走为基本临床特征。部分患者有家族史。白天过度疲劳、连续多日睡眠不足、感染发热、睡前服用安眠药等可诱发睡行症，而某些容易导致睡眠惊醒的疾病，如癫痫、周期性肢体运动障碍等，也与睡行症的发作有关。

睡行症中医病名为梦游行，是指寐卧不安，意识朦胧，深夜睡中起床，出外又回舍再卧，醒后如常人。

【病因病机】

1. 西医病因病理　睡行症患者往往会在 NREM 睡眠期（即 N3 期）醒来，因此也就经常在睡眠过程的前 1/3 时间段醒来，但绝少在打盹时容易醒来。唤醒机制紊乱可以由发热性疾病、饮酒、缺乏睡眠体力活动、情绪问题或者药物等多种因素导致。不过上述这些因素只能是起到诱因的作用，它们可以诱使易感人群发病，而不是直接的致病原因。还有一些患者会在睡着后进食或者睡着后进行性行为。

2. 中医病因病机　中医学认为，睡行症的病因主要以内伤为主，临床上不外虚实两大类。其实者多由暴受惊恐，强烈精神刺激，或五志过极，或饮食失节，或顽痰瘀血，或由癫痫症而发，以致心肝火盛，或三焦郁热，或气郁化火，或胃气失和，或痰火扰心，痰凝气结，或瘀血阻窍，神魂被扰等；其虚者多由劳心过度，思虑伤脾，失血崩漏，久病大病之后，或饮食劳倦，大吐大泻，或素体心虚胆怯，或癫痫症日久以致心之阴血不足，或肝虚不藏，或气血生化

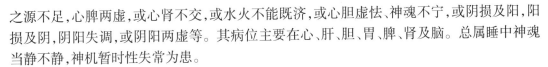

之源不足,心脾两虚,或心肾不交,或水火不能既济,或心胆虚怯、神魂不宁,或阴损及阳,阳损及阴,阴阳失调,或阴阳两虚等。其病位主要在心、肝、胆、胃、脾、肾及脑。总属睡中神魂当静不静,神机暂时性失常为患。

【临床表现】

睡行症发作时,个体可能出现复杂行为,包括进食、谈话、烹饪、购物、驾驶及性活动。

睡行通常出现在意识模糊性觉醒之后。某些患者也可直接离床行走,甚至迅速离床奔跑。可见极度不当的、焦虑性、抵抗性、战斗性或暴力行为。异常行为可以是简单、非目性的,也可是复杂、持续的,还可见不适当的性行为(对自己或同寝者)。活动可自行终止,患者有时在发作后的不当地点入睡,有时可无意识的自行回到床上继续睡眠。睡行者定向力受损,语速缓慢、意识状态改变,反应迟钝。通常有顺行性和退行性遗忘。尽管觉醒障碍时感觉传入受阻,导致对外界感知功能减低、警觉性下降、认知反应受损,但患者发作时看起来是清醒的。

【辅助检查】

多导睡眠监测可见觉醒障碍通常随深睡眠的觉醒发生,或发生在深睡眠的觉醒之后。最经常出现在第一段或第二段慢波睡眠临近结束时,有时在 N2 睡眠期出现。慢波睡眠觉醒前很少有心率增快、肌张力增加、肌肉颤动。

诊断性 PSG 可能见到高波幅、超同步 δ 波和深睡眠频繁觉醒。PSG 记录到深睡眠觉醒,并且伴有意识模糊性觉醒典型动作的概率很低。睡眠监测时很少发生离床的行为。由于居家和睡眠室的环境差异,以及作息时间、习惯和其他因素的影响,监测期间出现睡行的可能性降低。典型、非复杂性、非伤害性的睡行症不需常规 PSG 检测。如果临床诊断需要 PSG 支持,则需要进行同步视频 PSG 监测(vPSG)。儿童和成人睡行症者觉醒后 EEG 表现为部分或完全的持续睡眠,可见弥漫节律性活动。PSG 也有助于除外以 REM 睡眠失弛缓特征的 RBD。

【诊断及鉴别诊断】

1. 诊断 国际睡眠障碍分类(ICSD-3)中对于睡行症的诊断:

(1)疾病符合 NREM 觉醒障碍的通用诊断标准:

1)反复出现睡眠中的不完全觉醒。

2)发作期间对他人的干预或引导反应不当或无反应。

3)症状有限(如单一的视觉场景),即无相关认知或梦境情景。

4)部分或完全遗忘觉醒障碍的发作。

5)症状不能以其他睡眠疾病、精神疾病、内科疾病、药物或物质使用更好地解释。

(2)伴行走或其他离床的复杂行为。

2. 鉴别诊断

(1)睡惊症:是指患者在梦中恐惧惊骇而突然惊醒。其特点为发病环境是在睡眠的梦境中,出现令患者恐惧的、惊怕的情况而突然惊醒,婴幼儿可出现夜啼,且惊醒后意识是清楚的,与睡行症不同,患者可以无梦,下床后虽游走但意识一直是不清楚的,次日醒来不能记忆当时情况。

(2)梦魇:梦魇也是在梦中,为梦境中强烈的幻觉引起恐惧和躁动,特点为惊醒后仍有短暂的情绪紧张,不能转动,心慌心跳,面色苍白或出冷汗,对梦境中内容可记忆,发作后仍可入睡。

【治疗】

首先应避免诱因,注意睡眠卫生,生活规律,保持睡眠前心情愉快;要防止睡行症儿童可能出现的意外伤害。本病发作频繁时可选择地西泮、阿普唑仑、阿米替林、丙咪嗪或氯丙咪嗪等,睡前服,也可用氟西汀或盐酸曲唑酮等。心理行为治疗包括自我催眠疗法和松弛练习等,有助于缓解症状。

中医治疗原则为:明确病位,补虚泻实,调整脏腑阴阳,安魂,宁神,调整神机。补虚则用益气养血,养心健脾,滋养肝肾,健脑宁神之法;泻实则用清心泻肝和胃降逆,祛痰化浊,活血化瘀,醒神开窍等法。

第二节　REM 期睡眠行为障碍

REM 期睡眠行为障碍(RBD)是最常见的一种 REM 异态睡眠,以 REM 睡眠期肌肉弛缓消失,同时伴有与梦境相关的、以复杂运动为特征的发作性疾病。主要表现为睡眠过程中突发、大幅度运动行为,同时伴生动的、内容各异的梦境,而且其运动行为与当时的梦境相关,诸如挥拳击打、踢腿、喊叫及刻板行为,偶尔可出现磨牙、大笑、唱歌、打电话及夜间行走。上述行为均与梦境密切相关,易导致自伤或同床者受伤,并使睡眠中断。

【病因病机】

本病的病因不明。50%~60% 的 RBD 为特发性,其余可能与神经系统病变有关。目前,已经发现的可能病因包括:精神心理因素精神过度压抑导致、慢性酒精中毒。现有证据提示,RBD 和存在共核蛋白病变的一些神经退行性障碍存在密切的联系,如帕金森病、多系统萎缩症、Lewy 体性痴呆等,它们共有的病理性损害是不可溶性 α- 共核蛋白选择性地在易感神经元和神经胶质细胞沉积。RBD 和不同神经病理学基础的神经退行性疾病之间的关系,仍有待深入研究,这也可能有助于最终阐明 RBD 的神经病理学机制。此外,RBD 与其他多种常见神经系统疾病,包括缺血性或出血性脑血管疾病、多发性硬化、Guillain-Barre 综合征、脑干肿瘤(包括桥小脑角肿瘤)等,也有比较密切联系。RBD 和一些其他特殊的睡眠障碍如发作性睡病、不安腿综合征、周期性肢体运动障碍,也有比较密切的联系。

【临床表现】

RBD 发生于 REM 睡眠期,其典型形式出现于睡眠开始 90min 之后。典型的暴力性发作大约每周出现一次,但也可以连续几天每晚发作 4 次以上。临床特征是在 REM 睡眠期肌肉迟缓消失时,出现面部和肢体的各种不自主运动,伴梦语。表现为各种复杂的异常行为,动作比较粗暴、猛烈,如拳打、脚踢、翻滚、跳跃、呼喊、反复坠床并对同床者造成伤害等。RBD 发作时患者眼睛通常保持闭合状态,患者做出的是梦境中的动作而非对现实环境的动作反应,这是导致 RBD 中受伤发生比率高的主要原因。

【辅助检查】

1. 多导睡眠监测　RBD 患者的 REM 睡眠肌张力失弛缓(RWA)呈持续性或间断性,伴或不伴下颌/肢体的 EMG 时相性升高。有时 REM 睡眠时可见上肢和手部的大幅动作,需要同时监测上肢和下肢肌电,以便全面评估 RBD。在 REM 睡眠期可见肌张力增高,不出现肌张力丧失,颏肌出现大量动作电位,肢体活动显著增多。有些患者 REM 睡眠大部分时间存在肌张力迟缓,但是有频繁肌肉颤动。与觉醒障碍不同,RBD 的 REM 睡眠运动时少见自主神经功能兴奋（如心动过速）。

2. 脑电图 在 REM 睡眠期无癫痫样放电。

【诊断及鉴别诊断】

1. 诊断 诊断 RBD 的要点是 REM 睡眠张力缺失现象消失，表现为肌电图显示患者下颌肌持续或间断的肌电紧张度增高，或时相性肌电活动，或上下肢肌肉抽动，结合睡眠相关的伤害性、潜在伤害性或破坏性行为的病史，或视频 PSG 记录到 REM 睡眠期的异常行为，即可做出 RBD 诊断。

2. 鉴别诊断 重要的排除诊断包括夜间发作的癫痫、阻塞性睡眠呼吸暂停引起的睡梦相关行为异常等。鉴于 RBD 更可能是潜在神经系统疾病的症状性表现，在对患者做出 RBD 诊断后，应进一步进行病史补充、物理检查和必要的辅助检查，包括评价认知功能的成套神经心理测试，以发现潜在的神经系统疾病等。即使是暂时排除其他疾病的特发性 RBD，也应对患者进行定期的随访，以早期发现包括帕金森病在内的神经系统疾病。

【治疗】

首先应指导患者做好睡眠环境（卧室和床）的安全防范措施。对 RBD 发作比较频繁、药物治疗效果不佳的患者，这类防护措施是最基本的治疗。

在药物治疗方面，目前对缓解 RBD 症状疗效最佳的是氯硝西泮，据报告可使 90% 患者的症状减轻。剂量一般在 0.5~2mg，睡前 1 小时左右服用。大多数接受治疗的患者对氯硝西泮的耐受性较好，常见不良反应是过度镇静，这在患有神经退行性疾病的老年患者，可能是不能耐受的问题；氯硝西泮也可能加重潜在的 OSA 或发作性睡病的病情。由于 RBD 和帕金森病、不安腿综合征、周期性肢体运动障碍有比较密切的联系，而这几种疾病共同的病理生理基础是多巴胺神经系统功能的不足，因此，有初步的研究显示，多巴胺受体 D_2、D_3 激动剂普克拉索治疗 RBD 有效。

第三节 爆炸头综合征

爆炸头综合征（exploding head syndrome），又称睡眠起始异常感觉、睡眠起始冲击感，是指在入睡时或夜间醒来时，出现突发、响亮的声音幻觉或头部剧烈爆炸感，如炸裂、铙钹相击或爆炸声。少数患者发作时伴闪光感或肌阵挛，大多不伴疼痛，偶尔有头部刺痛感。

事件最容易在入睡前的思睡状态出现。有时患者反映发生在夜间醒来时发作，实际可能是在再次入睡时出现。此病有可能是某种感觉变异的其他表现形式，如睡眠起始的短暂运动现象或醒睡之间的肢体抽动。这些睡前现象的具体神经生理机制不详。

【临床表现】

在入睡时或夜间醒来时，出现突发、响亮的声音幻觉或头部剧烈爆炸感，如炸裂、猎枪声或爆炸声，声音可伴闪光感，有时出现肌肉阵挛。大多不伴疼痛，但偶有头部刺痛感。事件常伴恐惧感，患者可能误以为是卒中。异常感觉持续数秒，可随入睡再次发作。发作频率多变，少则间隔数周至数月发作一次，多则每晚数次。反复发作时可伴精神压力大，需要考虑基础病因。反复觉醒和焦虑可能导致失眠。

【诊断及鉴别诊断】

1. 诊断 国际睡眠障碍分类（ICSD-3）中对于爆炸头综合征的诊断：

（1）醒睡之间或夜间醒来时突然听见响亮声音或感到头部爆炸感。

（2）事件伴突发觉醒和恐惧感。

（3）通常无明显疼痛。

2. 鉴别诊断 爆炸头综合征应与头部突发疾病相鉴别。爆炸头综合征与这些头痛的主要鉴别点是无痛感。单纯部分癫痫发作也可以有某些感觉，但很少在入睡时发作。夜间惊恐发作可出现睡眠中惊醒但是无噪声或爆炸声。复发性夜惊通常可回忆起更复杂、持续的视觉像。入睡抽动在醒睡转换时出现，以突然肌肉抽动为主，无明显感觉症状。

【治疗】

至今没有什么办法可以完全治愈爆炸头综合征。虽然还没有根治的方法，但研究者发现，简单的诊断行为配合心理治疗能让这种症状得到缓解，抗抑郁药可以减少该病症出现的次数，放松和减压技巧也可以起到一定的治疗效果。

第四节 睡行症的中医治疗

中医药治疗睡行症，首先要针对其特点，注意分清实证和虚证两大类，要正确运用脏腑经络辨证、气血津液辨证和经络辨证的理论，结合近代医学的研究进展成果，分而治之。无论何种病因，均是最终影响了心脑、元神，使神魂出入活动功能失常而发病。其病理变化总属心脑失养，神魂不宁，神机活动失常。凡郁热、火盛、气郁、气滞、顽痰、瘀血等均为实证；凡气血、阴阳亏虚、脏腑亏损、脑髓之元神失养，总属虚证，均责之于心、肝、脾、肾及脑髓。

一、中药治疗

1. 实证

（1）心火亢盛

证候：暴受惊恐，精神刺激，或劳心过度，或喜笑无度，过度兴奋，心火独炽，热扰神明，夜卧不安，睡中突起，出外游走，转瞬回舍复睡，次日醒后不知。兼有多梦、心烦、口渴、尿赤，舌红，苔少，脉沉或数而有力。

治法：清心泻火，重镇安神。

方药：朱砂安神丸与导赤散加减。

（2）肝郁化火

证候：暴怒伤肝，或气郁日久，致肝郁化火，魂不能藏。夜寐不安，神魂不宁，睡起游走徘徊，游后复睡，醒后不知，兼有胁胀口苦，心烦易怒，性情急躁，舌质红苔薄黄，脉弦有力。

治法：疏肝解郁，清热安神。

方药：丹栀逍遥散、龙胆泻肝汤加减。

（3）肠胃不和

证候：饮食不节，暴饮暴食，游行茫然，奔走跑跳，醒后不知，伴有嗳腐吞酸，脘腹胀满，或呃逆、便结等，舌红苔腻，脉沉滑。

治法：调和肠胃，疏利气机，安神定志。

方药：承气汤与保和丸加减。

（4）痰郁热结

证候：梦游频作，头晕目眩，惊恐不安，痰涎塞盛，或痰多咯吐不爽，心烦纳呆，舌红苔黄腻，脉滑有力或弦滑。

治法：清热化痰，定惊安神。

方药：黄连温胆汤、导痰汤加减。

（5）瘀血阻窍

证候：头部外伤后日久或久病之后，模糊游走，神识不清，而后上床再睡，次日不知，伴有头痛如刺，失眠或多寐而健忘，或伴痴呆，舌质紫暗瘀斑，脉沉涩。

治法：活血化瘀，通窍安魂。

方药：通窍活血汤与癫狂梦醒汤加减。

2. 虚证

（1）心肝血虚

证候：夜寐不安，渐作夜间游行，晨起不能记忆，但头目眩晕，心悸怔忡，手足麻木，或面色无华，或兼多梦夜惊，舌淡苔少，脉细无力。

治法：补血养肝、宁心安神。

方药：酸枣仁汤、天王补心丹合四物汤加减。

（2）心脾两虚

证候：梦游兼见心惊健忘，食少懒言，倦怠乏力，气短神怯，腹胀便溏，面色萎黄，舌淡苔白，脉细弱。

治法：补益心脾，养血安神。

方药：归脾汤加减。

（3）心肾不足

证候：梦游兼见心烦，失眠，多梦，遗精，腰膝酸软，心悸，夜尿多，或目眩耳鸣，心悸易惊，舌红少苔，脉沉细或细数。

治法：补益心肾，填精益髓，宁神安魂。

方药：左归丸、六味地黄丸合天王补心丹加减。

二、针灸治疗

1. 体针　主穴：神门、肝俞、魂门。辅穴：三阴交、百会、安眠穴。配穴：心火亢盛者加曲泽，肝郁化火者加太冲，肠胃不和者加中脘，痰郁热结者加丰隆，瘀血阻窍者加血海，心肝血虚或心脾两虚者加足三里、阳陵泉，心肾不足者加命门、心俞、肾俞。

2. 耳针　取皮质下、神门、心、肝、脾、肾穴，埋压王不留行籽，以胶布固定之，中等刺激，使之局部有胀感，每天自行按摩数次，3~5 天换一次。

3. 穴位注射　取心俞、魂门、肝俞、足三里、三阴交等穴，每次取 2~3 穴，用维生素 B，每穴注射 0.1~0.5ml，每日或隔日一次，10 次 1 疗程，但需注意消毒，防止局部感染。

三、按摩治疗

对于小儿梦游患者或伴发惊病者及不耐针刺治疗者，可选用《针灸大成》中按摩手法，推运天河水，并取手足各指、趾末端掐按，每处 3~5 分钟，每天 1~2 次，或每晚睡前作一次，

10~15 天为 1 个疗程。并可重手法点按内关、三阴交、足三里、百会及背部心俞、肝俞、肾俞穴,每穴以 3~5 分钟为宜。

<h1 style="text-align:center">主要参考文献</h1>

[1] 赵忠新. 睡眠医学 [M]. 北京:人民卫生出版社,2016.

[2] 韩芳. 昼夜节律性睡眠障碍 [J]. 生命科学,2015(11):1448-1454.

[3] 刘艳骄. 快速动眼睡眠行为障碍的中医治疗探索 [J]. 中国中医药现代远程教育,2012,10(15):87-88.

[4] Piyush Das,Taru Dutt.A veteran who is suicidal while sleeping[J].Current Psychiatry,2017,16(4):43.

[5] 贝里,高和. 睡眠医学基础 [M]. 北京:人民军医出版社,2014.

[6] 韩德民,叶京英. 睡眠呼吸障碍外科学 [M]. 北京:人民卫生出版社,2006.

[7] 何权瀛,陈宝元. 阻塞性睡眠呼吸暂停低通气综合征诊治指南(2011 年修订版)解读 [J]. 中华结核和呼吸杂志,2012,35(1):7-8.

[8] 张熙. 现代睡眠医学 [M]. 北京:人民军医出版社,2007.

第二十五章　神经系统疾病相关的睡眠障碍

　　神经系统疾病依据其病变部位或功能障碍程度,可以从不同层次影响睡眠。除了较早被认识的睡眠相关神经疾病如神经变性病、痴呆、帕金森综合征外,卒中相关睡眠障碍也得到了越来越多的关注。它们对睡眠的影响主要取决于其病理损害部位。有些疾病可以累及睡眠觉醒系统,比如,痴呆可以产生多个神经通路损伤,由此不仅可以影响昼夜节律调节水平,也可累及睡眠状态和睡眠的稳定性。相反,另一些疾病仅仅继发性影响睡眠及其质量,如神经肌肉疾病可影响对吞咽和气道的控制,因此易患阻塞性睡眠呼吸暂停。表 25-1 总结了一些可以引起睡眠障碍的神经系统损伤。本章主要介绍几种重要的与睡眠障碍有关的神经系统疾病。

表 25-1　神经系统疾病相关睡眠障碍的神经损伤部位

受累区域	可能的睡眠障碍类型	可能的神经疾病
丘脑前核和背内侧核	失眠	致死性家族性失眠症
孤束核	失眠	卒中、肿瘤、脑炎
丘脑后部(结节乳头体核)	睡眠增多	卒中、肿瘤、脑炎
下丘脑前部(VLPO)	失眠	卒中、肿瘤、脑炎
下丘脑外侧(穹隆前区)	睡眠增多	卒中、肿瘤、脑炎
双侧大脑半球	陈 - 施呼吸	卒中、脑炎
脑干	中枢性睡眠呼吸暂停、低通气、OSA、失眠、RBD	帕金森病、多系统萎缩、路易体病,阿尔茨海默病、脑桥梗死、肌萎缩侧索硬化、多发性硬化
中枢系统白质	发作性睡病、日间过度思睡、失眠、不宁腿综合征、周期性肢体运动障碍、OSA、RBD	多发性硬化、脑炎
颈段脊髓	周期性肢体运动障碍、昼夜节律失调	颈椎管狭窄症、多发性硬化、脊髓空洞症、小脑扁桃体下疝畸形
腰段脊髓	痛性肌痉挛	腰椎管狭窄症、多发性硬化
腰骶神经丛	不宁腿综合征、周期性肢体运动障碍	骨盆肿瘤
周围神经	不宁腿综合征、周期性肢体运动障碍	周围神经病

续表

受累区域	可能的睡眠障碍类型	可能的神经疾病
视网膜下丘脑束	失眠、昼夜节律失调	失明（非皮质盲）、颅咽管瘤、多发性硬化
额叶		夜间发作性肌张力障碍
多部位	OSA 及其他（依损伤部位而定）	卒中、肿瘤、脑炎

注：RBD，快速眼球运动睡眠期行为紊乱；OSA，阻塞性睡眠呼吸暂停。引自 Buckley TM, Guilleminault C. Neurologic disorders//Kushida CA. Handbook of sleep disorders. 2nd ed. New York：Informa Healthcare，2009.

第一节　卒中相关性睡眠障碍

卒中是指急性脑循环障碍所致的局限性或全面性脑功能缺损综合征，直到最近 20 年，随着睡眠呼吸障碍（sleep-disordered breathing，SDB）与心脑血管疾病之间的紧密联系被证实，睡眠与卒中的关系才引发高度关注。另外，睡眠呼吸紊乱也可能增加卒中的复发以及卒中后的长期病死率。睡眠障碍和卒中这两个神经系统最常见的疾病有时会发生交集。

一、卒中与睡眠呼吸障碍

【流行病学】

1. 睡眠呼吸障碍作为卒中的危险因素　成年人 4%~24% 有习惯性打鼾（几乎总是打鼾），打鼾与阻塞性睡眠呼吸暂停（OSA）显著相关。习惯性打鼾是卒中的独立危险因素，使总患病风险增加 1.5 倍。OSA 使卒中和死亡的风险增加。

2. 卒中导致的睡眠呼吸障碍　卒中患者最常见的 SDB 类型是 OSA，至少 50% 的卒中患者存在 SDB（AHI > 10/h），20%~30% 患者存在严重 OSA（AHI=20~30）。SDB 与卒中类型（缺血或出血）和卒中严重程度无关。

【病理生理学】

1. SDB 作为卒中的危险因素　OSA 可以通过几种病理生理机制增加卒中易患性：①慢性 SDB 和习惯性打鼾可以伴有高血压。SDB 患者的冠心病、心肌梗死、心力衰竭和心房颤动发病率高，这些都是卒中的危险因素。②夜间呼吸事件的结果，如间歇性低氧血症、高碳酸血症、睡眠片段化（偶可伴有慢波睡眠和 REM 睡眠丢失），胸膜腔内压或颅内压变化以及交感神经活化，可引起一系列血流动力学（如血压波动）、神经性（交感活动过度）、代谢性（如胰岛素抵抗）、炎症性或氧化性改变（如 C 反应蛋白、肿瘤坏死因子 -α、白介素 -6 以及黏附分子水平增高）导致糖尿病、血小板聚集性增加、纤溶活性降低、内皮损伤和动脉粥样硬化发生等改变，均增高卒中的发病风险。

2. SDB 对卒中的影响　卒中急性期，睡眠中的呼吸暂停和低通气可引起心输出量减少、心律失常、系统低血压或高血压、低氧或高碳酸血症，由此引起血管扩张以及颅内压增高。这些因素可使脑血流量总体降低 15%~20%（最高可达 50%）。呼吸事件的类型、时程和发生时间可不同程度地影响血流动力学。脑血流速度和脑血流量的大幅波动可能特别有害,因为 SDB 患者的血管扩张储备本已降低。陈 - 施呼吸和中枢性呼吸暂停也可引起脑血流改变。卵圆孔未闭患者在长时间呼吸停顿过程中,发生自右向左的分流,可引起反常栓塞,这是卒中发生的另一种可能机制。SDB 的病理作用得到连续正压通气(CPAP)治疗试验的证实,CPAP 治疗可使平均动脉压降低 2.5mmHg,并可使脑卒中风险降低 20%。

3. 卒中导致的 SDB　卒中可使原有 SDB 加重,或导致新发 SDB。脑干或大脑半球损伤(延髓性麻痹和假性延髓性麻痹)可引起上气道、肋间肌和膈肌的协调活动紊乱,从而易患 OSA。在延髓前外侧损伤和 SDB 患者中,对吸入的 CO_2 敏感性降低也发挥了作用。

陈 - 施呼吸的产生,被认为是双侧幕上损伤引发的对 CO_2 超敏所致。传统认为双侧或严重卒中、心力衰竭、意识水平下降是陈 - 施呼吸的原因。目前认为特定脑区损害(比如自主神经网络中的任一结构)可能发挥了重要作用。脑干卒中也可产生陈 - 施呼吸。

OSA 患者的睡眠呼吸紊乱程度与卒中后体位密切相关,仰卧位会使其加重。尤其在卒中急性期、肢体瘫痪程度严重以及存在意识障碍的患者。

【临床表现】

SDB 的夜间症状包括入睡困难、呼吸噪声(打鼾、喘鸣)、呼吸不规则或周期性呼吸、呼吸暂停,以及因活动增加和经常觉醒导致的睡眠维持障碍。可伴有气哽感觉、气短、心悸、突然觉醒、端坐呼吸等。严重低通气患者,睡眠负债增加有可能抑制睡眠觉醒反应,且有可能导致睡眠中死亡。SDB 的日间症状包括头痛、疲乏、日间过度思睡、注意和记忆困难、易激惹、抑郁。有些患者可以出现觉醒状态下的呼吸不规则,包括呼吸困难、呼吸暂停、深吸气屏气(长吸气呼吸),呼吸不规则、浅快呼吸(呼吸过度和中枢性过度换气)、连续呃逆和其他形式的呼吸异常。

卒中患者的另一种 SDB 类型是陈 - 施呼吸。这是一种周期性呼吸形式,逐渐增强 - 逐渐减弱的呼吸模式呈节律性出现,伴有中枢性呼吸暂停和低通气。10%~40% 卒中患者在发病的最初几天出现陈 - 施呼吸。

脑干卒中患者,可以出现几种少见的异常呼吸形式。脑桥腹侧被盖部卒中出现神经源性过度通气(指没有低氧血症情况下,呼吸节律持续大于 25~30 次 / 分)。双侧脑桥腹侧被盖部后内侧(三叉下核)损伤时出现吸气时屏气(长吸气呼吸)、延髓外侧(通常是双侧)损伤可出现共济失调式呼吸(又称 Biot 呼吸,指呼吸频率和幅度的游走性变化)和自主呼吸衰竭(又称中枢性呼吸暂停)。皮质脊髓束的广泛性损害(如闭锁综合征)可以出现反复呵欠伴过度思睡。

SDB 可产生几种不良效应:①脑梗死首夜存在的 SDB 常伴有神经功能早期恶化、住院时间延长、日间和夜间血压更高。OSA 也对卒中的早期康复产生不利影响。②在慢性期,习惯性打鼾和 SDB 影响卒中的长期转归,SDB 和夜间缺氧对长期功能恢复产生负面影响。③卒中伴有 SDB 患者的死亡率明显增高,OSA 是卒中死亡率的预报因子。

【诊断】

对所有脑缺血和卒中患者进行 SDB 的病史和夜间记录(呼吸记录仪)评估很有必要。对习惯性打鼾的肥胖男性、有呼吸暂停病史、高血压、糖尿病和睡眠中发生的卒中患者的睡眠状况要重点评估。临床普遍使用的监护设备即可准确诊断 SDB 并评估其严重程度。少数诊断困难的患者可进行整夜多导睡眠监测(PSG),PSG 是目前诊断 SDB 的"金标准"。

【治疗】

1. 一般治疗　预防和及尽早治疗各种并发症（如误吸、呼吸道感染、疼痛）；慎用或避免使用酒精和镇静催眠药物。

2. 连续正压通气（continuous positive airway pressure，CPAP）　是治疗卒中期 OSA 的重要手段，其治疗获益已被证实，但患者能否坚持使用（治疗依从性）则是目前临床面临的问题。

3. 睡眠体位指导及干预　应尽量减少或避免仰卧位。体位干预治疗虽然疗效不及 CPAP 的作用强，但依从性更好。体位干预治疗可以使 OSA 患者睡眠呼吸紊乱的严重程度降低 20%~60%。体位干预疗法由于其简单、易行、低费用、疗效确切，患者及家属依从性高，特别适合急性卒中后轻度 OSA 的初始治疗以及不耐受或不接受 CPAP 治疗者。

4. 氧疗　对中枢性呼吸暂停和陈 - 施呼吸患者，给氧可改善呼吸紊乱。

5. 伺服通气　可用于中枢性呼吸暂停和陈 - 施呼吸，其疗效可能优于 CPAP 和氧疗。

6. 机械通气　中枢性低通气、中枢性呼吸暂停和共济失调式呼吸患者有时需要机械通气和气管切开术。

二、卒中与睡眠及觉醒障碍

【流行病学】

卒中患者中，睡眠与觉醒障碍占 20%~50%。临床表现包括睡眠需求增加（睡眠增多），日间过度思睡，失眠。"疲劳"可发生于相当比例的卒中患者（年龄小于 75 岁的轻度卒中患者中 72% 存在），有时患者睡眠和觉醒之间的过渡损害，可能表现为梦境和现实的混淆，卒中后上述症状可单独出现，但经常联合出现。

【病理生理学】

卒中患者的睡眠与觉醒障碍常由多种原因引发。除脑损伤外，环境因素如噪声、光线、重症监护装置等也可促发睡眠与觉醒障碍。其他如 SDB、心肺功能障碍、癫痫、感染、发热和药物等，都能加重睡眠的片段化，导致睡眠紊乱。卒中患者经常伴有或并发的焦虑、抑郁和心理应激，这些可进一步引起睡眠与觉醒障碍。

1. 睡眠增多和日间过度思睡　波及上行网状激活系统（ascending reticular activating system，ARAS）的损害使觉醒时间减少，这是卒中后多眠（被动多眠）的最常见原因。最严重和持续性去醒觉状态可见于双侧丘脑、丘脑下、下丘脑区域和脑桥上部损害，这些部位聚集着成束的 ARAS 纤维，即使单一的小病灶也能造成严重的损害。这类卒中在发展为多眠之前能够导致病初昏迷，或者相反的躁狂谵妄，警觉性过高和失眠等症状。在丘脑中脑水平，背侧中间核、髓板内核、中央中核和 ARAS 头端部分通常被波及。中线损害似乎更严重的影响精神觉醒，而运动觉醒则容易受侧面损害影响更大。卒中导致多眠的其他损害部位包括纹状体、脑桥被盖、延髓内侧区和单侧半球。单侧卒中后多眠通常提示大病灶；这些病灶发生在左侧多于右侧，前循环多于后循环。在大面积偏侧卒中患者中，由于上部脑干 ARAS 损害导致的去觉醒状态仅次于脑水肿引起的脑组织垂直（小脑幕疝）和水平位移。皮层或者纹状体卒中虽然没有大病灶的效果，但是随后发生的觉醒障碍支持这些结构在维持觉醒和更广泛的睡眠 - 觉醒调节中起作用的假设。多导睡眠监测偶尔记录到丘脑、中脑和脑桥卒中患者多眠伴有 24 小时睡眠增加（"主动"多眠）。

2. 疲劳　卒中后疲劳可伴随睡眠与觉醒障碍（睡眠增多、日间过度思睡和失眠）、情绪和情感改变出现,常为多因性。卒中后疲劳和卒中后抑郁常有重叠。卒中后疲劳与卒中部位和病灶大小无关。不能充分应对卒中后果所带来的心理应激,可能是卒中后疲劳的重要原因。

3. 失眠　轻、中度失眠很常见,多为急性卒中后的非特异性、多因性并发症。反复觉醒、睡眠不连续、睡眠剥夺可由共患病（如心力衰竭、肺部疾病）、SDB、药物、感染、发热、活动减少、环境（如 ICU）、应激、抑郁等因素造成。失眠可能还与脑损伤本身有关。脑干背侧或被盖部、丘脑旁正中和外侧、皮质下等部位的损伤可引起卒中后失眠。部分患者可以在失眠和睡眠增多之间快速转换,与丘脑、基底前脑、脑桥中脑和脑桥延髓连接等脑区对睡眠与觉醒调节的双重作用有关。

4. 睡眠相关运动障碍和异态睡眠　前脑被盖部卒中后,出现的快速眼球运动睡眠期行为紊乱（REM sleep behavior disorder, RBD）与该脑区在 REM 睡眠期失张力调节过程中的中心作用相吻合。皮质下和脑干卒中后新发的不宁腿综合征可能与皮质脊髓系统功能紊乱有关。

【临床表现】

1. 睡眠增多和日间过度思睡　睡眠增多临床定义为入睡潜伏期缩短,睡眠增多,或日间过度思睡。卒中后过度睡眠,伴或不伴日间过度思睡,常见于丘脑、中脑或脑桥上部的卒中。卒中发生在觉醒激活系统通路或丘脑旁正中核时,睡眠增多和失眠可以交替发生。

2. 疲劳　睡眠增多、抑郁和疲劳是一个连续的谱系障碍。疲劳是指患者感到身体疲倦、精疲力竭、缺乏能量,而且伴有对睡眠的高度渴望。脑干卒中患者的疲劳更多见。

3. 失眠　可表现为入睡困难、睡眠维持困难、早醒和睡眠质量下降。皮质下、丘脑、中脑以及脑桥被盖部梗死时,失眠可以伴有睡眠与觉醒倒转,表现为夜间失眠和激越,白天睡眠增多。

4. 睡眠相关运动障碍和异态睡眠　脑桥被盖部卒中患者可出现快速眼球运动睡眠行为障碍。卒中后可以新发不宁腿综合征,可引发不宁腿综合征的病变部位主要包括脑桥、丘脑、基底核和放射冠。不宁腿综合征多为双侧,常在卒中后 1 周内出现,伴有周期性肢体运动障碍（PLMD）。卒中后,周期性肢体运动障碍可以较以前增多,甚至新发周期性肢体运动障碍,引起失眠。

5. 幻觉和梦境变化　脑桥中脑被盖或者中脑被盖部以及旁正中丘脑卒中的患者可能有大脑脚性幻觉症,尤其在夜间以及睡眠发作时出现。大脑脚性幻觉可能表示 REM 睡眠精神活动的释放。

【诊断】

卒中后睡眠与觉醒障碍的识别和诊断主要基于临床。一些问卷如 Epworth 思睡量表和疲劳严重度量表有助于卒中后思睡和疲劳的鉴别。多次睡眠潜伏期试验（MSLT）和其他警觉性测试可用于证实日间过度思睡。体动记录仪有助于估计睡眠与觉醒节律。

【治疗】

1. 睡眠增多和日间过度思睡　卒中后多眠的治疗通常收效甚微。使用安非他命、莫达非尼、利他林和多巴胺能药物治疗的效果已经见于个别丘脑和中脑卒中的患者。旁正中丘脑卒中的患者,使用 20~40mg 溴麦角环肽治疗可能改善淡漠和睡前行为。有报道使用

200mg 的莫达非尼治疗双侧中脑旁正中梗死患者能改善醒觉。使用激动性抗抑郁药物治疗抑郁可能也会改善卒中后多眠。有人报道利他林（5~30mg/d 治疗 3 周的试验）对早期卒中康复有积极的影响，这种效果至少部分同改善这些患者的醒觉相关。

2. 疲劳　可尝试使用具有激动作用的抗抑郁剂和金刚烷胺，但氟西汀可能无效。莫达非尼能改善脑干和间脑卒中患者的疲劳，但对皮质卒中患者的疲劳无效。

3. 失眠　尽量将患者夜间安置在人少的病房或单间、避免噪声和光线刺激。白天增加运动和光线暴露。必要时可短期使用无明显认知不良反应的镇静催眠药物，如非苯二氮䓬类（唑吡坦、佐匹克隆、右佐匹克隆）和苯二氮䓬类。这些药物不但能增加镇静，也能加重神经心理缺损，还可导致其他神经症状再次出现，因此要慎用。

4. 睡眠相关运动障碍和异态睡眠　睡前 1~2 小时口服 0.25~2mg 氯硝西泮是治疗快速眼球运动睡眠行为障碍的首选药物。罗匹尼罗（0.125~1mg/d）和普拉克索（0.125~0.5mg/d）常用于治疗卒中后不宁腿综合征。

【预后】

卒中后的睡眠与觉醒障碍常伴随认知和精神障碍（抑郁、焦虑）出现。临床和动物研究均证实，睡眠状态对运动康复和学习有肯定影响。普通人群中，睡眠过度和失眠都与死亡率增高有关。失眠伴客观睡眠时间缩短患者的高血压患病风险增高。卒中后不宁腿综合征也预示后果较差。睡眠呼吸紊乱和睡眠 - 觉醒障碍常见于缺血卒中患者，需高度警惕才能发现这些问题。它们的治疗应为同一治疗时间窗，这样才可能提高生存率，改善预后以及卒中后的生活质量。

三、卒中与昼夜节律紊乱

缺血性卒中多发于早晨的几个小时，特别是觉醒后，6:00AM 到中午这个时间段。Meta 分析显示，在 6:00AM 至中午这个时间段，各类卒中（缺血性卒中、出血性卒中和 TIA）发病增加 49%。觉醒时血栓性卒中（29%）和腔隙性卒中（28%）的发生率高于栓塞性卒中（19%）。首次卒中和复发性卒中的昼夜节律无明显差异。这种现象可能与昼夜节律或体位变化有关。觉醒后重新开始的身体和精神活动使得血小板聚集性、纤溶活性、血压、心率和儿茶酚胺水平发生改变。此外，多数延长的 REM 睡眠期出现在觉醒前，而 REM 睡眠期的自主神经系统常常不稳定。阿司匹林治疗对这种昼夜节律型卒中无效。

鉴于脑出血和蛛网膜下腔出血极少在夜间出现，而 20%~40% 缺血性卒中在夜间发生。提示睡眠是缺血性卒中的易患阶段。睡眠中发生的卒中应该联想到睡眠呼吸障碍。急性脑梗死，特别是右侧半球和岛叶受累时，可以干扰自主神经系统的昼夜节律变化（如心率、血压、体温控制）并影响呼吸，导致卒中后心血管病发病率增高。体动记录仪证实，急性卒中和多梗死痴呆患者，存在睡眠觉醒周期的破坏、缩短、延长或移位。脑干或者大面积半球卒中导致昏迷，患者醒来后在单项睡眠 - 觉醒节律之前常常出现多相性节律。

第二节　神经系统变性病相关性睡眠障碍

神经变性通常是指多种原因所致的神经细胞（即神经元）的结构或功能丧失。神经变性病是一大组原因不明、以神经系统进行性损害为主要特征的疾病，不同的神经变性病通常影响神经解剖系统中具有特定功能的神经元亚群,而呈现不同的临床症状和病理改变。已经发现的神经变性病有数百种之多,但引起重视的主要是那些具有较大危害性的疾病,如阿尔茨海默病(Alzheimer disease,AD)、帕金森病(Parkinson disease,PD)、亨廷顿病(Huntington disease,HD)和肌萎缩侧索硬化(amyotrophic lateral sclerosis,ALS)。

近年来,神经变性病相关睡眠障碍越来越受到重视,神经变性病自身以及治疗过程中可能出现某些睡眠障碍,而睡眠障碍也可能是某种神经变性病的前兆症状(如快速眼球运动期睡眠行为紊乱),睡眠障碍还可以是某些神经变性病的危险因素(如阿尔茨海默病)。总体而言,神经变性与睡眠障碍之间存在复杂的交互联系,目前尚处于认识不断更新的阶段。由于阿尔茨海默病和帕金森病的睡眠障碍表现较为特殊,本节单独予以描述。

一、阿尔茨海默病相关性睡眠障碍

【发病机制】

阿尔茨海默病睡眠障碍的主要机制包括:

1. 视交叉上核变性损伤　视交叉上核是哺乳动物内源性生物节律起搏点,AD可出现视交叉上核损害,引起生物节律紊乱是目前公认的主要原因。

2. 基底前脑胆碱能神经元丢失　这些神经元参与REM睡眠和睡眠与觉醒周期调控,其丢失引起睡眠与觉醒调控障碍。

3. 松果体区褪黑激素及其受体的改变　褪黑激素是一种具有催眠作用的胺类激素,由松果体在视交叉上核的调控下呈昼夜节律性分泌。AD患者的松果体结构无异常,但褪黑激素水平却明显降低。剖检证实,AD患者褪黑激素水平仅为正常对照组的1/5。

近年的研究结果提示,睡眠障碍也可能是AD的潜在致病因素。临床初步研究的证据显示,OSA所致的慢性低氧血症可引起认知功能损害甚至痴呆。睡眠障碍与AD之间的交互联系机制,提示睡眠障碍是AD的潜在致病因素。

【临床表现】

睡眠障碍是AD患者常见的症状,约44%的AD患者存在睡眠障碍,其中轻中度AD患者的睡眠紊乱患病率约为25%,中重度患者约50%。主要睡眠障碍形式如下:

1. 睡眠紊乱　包括夜间失眠、睡眠维持困难和日间过度思睡。

2. 昼夜节律紊乱　主要表现为夜间睡眠时相延迟和日落行为(日落综合征)。日落综合征是指患者傍晚出现的一组明显的行为紊乱,见于10%~25%的AD患者。表现为谵妄、激越、好斗、异常运动(如踱步和游走),思维和言语混乱。最常见的是患者无法维持睡眠。黑夜来临加重了患者的定向障碍和虚构,夜间可以出现无法控制的游走行为。

3. OSA　OSA通常不会被AD患者或照料者主动述及,医师的问诊、问卷调查和实验室检查(如PSG)通常能确定OSA的存在。

【辅助检查】

PSG检测:入睡后的觉醒增加,总睡眠时间减少,睡眠片段化增加,睡眠效率降低,REM睡眠减少,REM睡眠潜伏期延长,慢波睡眠减少。睡眠纺锤波和K-复合波减少。MSLT可证实存在日间过度思睡。本病患者中,OSA的发病率也增高(为33%~53%),但周期性肢体运动障碍的发病率无明显增加。

【治疗】

首先应辨明痴呆患者睡眠障碍的症状,可有 4 大类症状:①失眠或睡眠中断;②日间嗜睡;③睡眠觉醒周期的改变;④夜间的过度运动,包括 RBD、PLMS、夜间躁动或梦游。但其中的一些紊乱可能是因为 RLS、OSAS、营养不良、感染、药物(往往是复方制剂)、抑郁症、留置导尿、便秘或环境因素而造成的。医护人员需要识别和治疗这些潜在的躯体或精神功能紊乱。针对上述四类睡眠障碍的每一类,我们来分别讨论其合适的药物和非药物治疗策略。表 25-2 简要地列出了每个问题的药物选择、推荐剂量以及使用时间。

表 25-2　痴呆患者的睡眠障碍和混乱的药物选择与建议剂量

临床症状或疾病	药物	起始剂量	建议滴定时间表	常用剂量范围
失眠症	曲唑酮	25mg,每晚	每次加量 25mg,每 3~5 天加量 1 次	50~200mg,每晚
	水合氯醛	500mg,每晚	每次加量 500mg,每 5~7 天加量 1 次	500~1 500mg,每晚
	喹硫平	25mg,每晚	每次加量 25mg,每 3 天加量 1 次	25~100mg,每晚
	唑吡坦	5mg,每晚	如果必要增加到每晚 10mg	5~10mg,每晚
不宁腿综合征	普拉克索	0.125mg,每晚	每次加量 0.25mg,每 2~3 天加量 1 次	0.25~0.75mg,每晚
	罗匹尼罗	0.25mg,每晚	每次加量 0.25mg,每 2~3 天加量 1 次	0.25~2mg,每晚
	加巴喷丁	100mg,每晚	每次加量 100mg,每 2~3 天加量 1 次	300~1 800mg,每晚
日间嗜睡	哌醋甲酯	2.5mg,每早	每次加量 2.5~5mg,每 3~5 天加量,分两次给药(上午、中午)	5mg,每早;可加至 30mg/ 次,1 天 2 次
	莫达非尼	100mg,每早	每次加量 100mg,每 5~7 天加量 1 次,分 2 次给药(上午、中午)	100~400mg/d,单次(早)或两次给药
	安非他明 / 右苯丙胺	5mg,每早	每次加量 5mg,每 7 天加量 1 次,分单次(早)或两次给药(上午、中午)	5mg,每早;可加至 20mg/ 次,1 天 2 次
REM 睡眠行为障碍	氯硝西泮	0.25mg,每晚	每次加量 0.25mg,每 7 天加量 1 次	0.25~1.5mg,每晚
	褪黑色素	3mg	3~6mg,每晚	3~12mg,每晚
精神症状、行为失控、夜间激越、夜游症	多奈哌齐	5mg,每早	4 周后加至 10mg,每早	5~10mg,每早

续表

临床症状或疾病	药物	起始剂量	建议滴定时间表	常用剂量范围
	卡巴拉汀	1.5mg/次,2次/天(早晚给药)	每4周加量4~12mg/d,每天分2次给药(早晚给药)	3~6mg/次,一天2次
	加兰他敏	4mg/次,1天2次	每4周加量4mg/d,每天分2次给药(早晚给药)	4~12mg/次,一天2次(早晚给药)
	利哌立酮	0.5mg,每晚	每7天加量0.5mg/d,每天分2次给药(早晚给药)	0.5mg,每晚;可加至1.5mg/次,1天3次
	奥氮平	5mg,每晚	每7天加量5mg/d,每天分2次给药(早晚给药)	5mg,每晚;可加至10mg/次,1天3次
	氯氮平	12.5mg,每晚	每次加量12.5mg,每2~3天加量1次	12.5~50mg,每晚
	喹硫平	25mg,每晚	每次加量25mg,每3天加量1次	25~100mg,每晚
	丙戊酸	125mg,每晚	每次加量125mg,每3~7天加量1次,分2~3次/天给药	250mg,每晚;可加至500mg/次,1天3次
	卡马西平	100mg,每晚	每次加量100mg,每3~7天加量1次,分2~3次/天给药	200mg,每晚;可加至200mg/次,1天3次

选择何种用药方案及使用推荐剂量的时间表必须个体化。任何患者使用任何药物时,包括上面列出的药物,临床医生必须考虑到其潜在的副作用、药物相互作用、过敏反应及危及生命的其他不良反应,需根据肾或肝功能异常情况调整剂量等。

二、帕金森病相关性睡眠障碍

帕金森病(Parkinson disease,PD)是常见的神经变性病。长期以来,运动障碍不仅是诊断PD的必备条件,也是药物治疗的靶位。随着多巴胺替代治疗的普及和患者运动功能的明显改善,非多巴胺能和非运动症状,如情感、认知、精神、睡眠和自主神经紊乱等问题也逐渐凸显,因为多巴胺替代治疗并未减轻,甚至有时还加重了这些非运动症状。睡眠障碍与PD之间并非单向关系,快速眼球运动睡眠期行为紊乱在PD中的重要作用,使得PD相关睡眠障碍成为近年来的研究热点。

【发病机制】

PD患者正常睡眠觉醒调控机制的破坏主要源自三种因素:①负责睡眠与觉醒调控相关脑区(特别是脑干)的变性损伤;②伴随疾病出现的行为、呼吸和运动障碍;③药物的有害作用。这三种因素不同程度地影响睡眠。不同形式睡眠障碍的主要机制不尽相同。

1. 失眠 失眠是帕金森病的非特异性症状,与任何睡眠系统的选择性损伤没有必然联系。几方面的因素均可参与失眠发生:首先,一般因素如老化、本病常见的抑郁、焦虑等可以部分解释其睡眠改变;其次,患者夜间的运动波动和失能则是睡眠维持困难的主要原因。患者夜间的多巴胺能不足症状更为突出,运动缓慢和运动不能更明显,使得患者在床上翻身困难,经常伴随出现的疼痛、痛性痉挛、夜间和清晨的肌张力障碍(脚趾的爪样收缩)可引起频繁觉醒、睡眠维持困难。部分患者(特别是晚期患者)夜间排尿明显增多,构成其失眠的主因。此外,夜间运动困难也增加患者的抑郁和焦虑水平,进一步影响睡眠。PD 的不宁腿综合征患病率为 15%~20.8%,多为继发现象,也是失眠的原因之一。此外,PD 患者睡眠中的周期性肢体运动障碍现象明显高于普通人群,这也可能影响患者的睡眠。

2. 快速眼球运动睡眠期行为紊乱　PD 患者发生快速眼球运动睡眠期行为紊乱的确切机制尚未完全阐明。不过,REM 睡眠期负责控制失张力过程的非多巴胺能系统的损伤可能是其发生的主要原因。

3. 日间过度思睡　PD 思睡和睡眠发作的机制,涉及疾病进展和药物不良反应之间复杂的相互作用。患者脑中的大多数觉醒系统发生神经元丢失和路易小体形成,此外,夜间运动波动引起的觉醒过多、睡眠剥夺也是引起白天思睡的重要原因。

【临床表现】

PD 患者可以出现多种形式的睡眠障碍,主要包括三大主诉:失眠、睡眠中的异常而且剧烈的运动(快速眼球运动期睡眠行为紊乱)和白天睡眠过多(日间过度思睡),这些症状可以单独出现,也可以联合出现,见表 25-3。

表 25-3　帕金森病的睡眠障碍

病理生理学	表现	治疗
胆碱能和单胺能系统的变化	清醒 - 睡眠控制受损,REM 睡眠减少	谨慎使用镇静型抗抑郁药和催眠药
运动迟缓和强直	睡眠期间翻身减少→不适感和觉醒增加,入厕困难	LD/CD 控释剂或 DAs
震颤	觉醒失眠	CD/LD 控释剂或 DAs
药物诱导的运动障碍	抽搐、觉醒	减少晚间 LD/CD 或 DAs
呼吸系统和上气道肌肉的运动控制异常	OSA(BMI 通常正常)	CPAP
RBD	干扰 REM 睡眠,伤及自身或床伴,RBD,可于其他表现前数年出现,患病率为 15%~30%	氯硝西泮、褪黑素、多巴胺激动药
PLMS,RLS	觉醒、入睡困难	多巴胺激动药
抑郁和焦虑	失眠、入睡困难、早醒	慎重使用催眠药和抗抑郁药
痴呆	夜间意识混浊发作	喹硫平,多奈哌齐(安理申)

注:BMI,体重指数;CD,卡比多巴;CPAP,持续气道正压通气;DAs,多巴胺激动药;LD,左旋多巴;OSA,阻塞性睡眠呼吸暂停;PLMS,睡眠期周期性肢体运动;RBD,快速眼球运动行为障碍;REM,快速眼球运动;RLS,下肢不宁综合征。

1. 失眠　60%~90%PD 患者存在失眠,包括入睡困难和睡眠维持困难。多数患者每晚会有 2~5 次长时间的觉醒,觉醒时间可占整夜睡眠时间 30%~40%。频繁觉醒(38.9%)和早醒(23.4%)是 PD 突出的睡眠问题。

一般而言,PD 患者的入睡时间常无明显异常。不过,如果 PD 患者合并存在不宁腿综合征,则可有入睡困难。尽管不同来源的资料显示 PD 中的不宁腿综合征患病率不尽相同,但 PD 患者中的不宁腿综合征明显高于同年龄社区人群则是公认的现象。不宁腿综合征与 PD 的关系较复杂,在 PD 中出现的不宁腿综合征可为特发性、继发性或由于运动波动产生的不宁腿综合征样症状(即 PD 患者运动波动期间可以出现与不宁腿综合征相似的下肢不适、疼痛、感觉异常等症状,当运动波动缓解时,下肢不适也同时缓解)。临床研究证实,PD 中的不宁腿综合征可导致失眠、日间思睡和日间功能损害。

2. 快速眼球运动睡眠期行为紊乱　PD 患者夜间可出现多种形式的运动异常。当患者夜间出现急促运动时,首先需要明确这种运动的发生规律:如果是周期性出现的刻板样运动(即每次运动的形式相同),提示可能为睡眠中周期性肢体运动障碍,周期性肢体运动障碍可能唤醒患者;如果是非刻板样运动,则有可能是快速眼球运动睡眠期行为紊乱。其次,PD 患者还可以出现不同类型的肌张力障碍,包括剧烈的肌张力障碍性肌阵挛,表现为静止性震颤的短暂加剧,这种现象通常发生在左旋多巴作用的开始或结束阶段。

3. 日间过度思睡　约 1/3PD 患者存在日间过度思睡,思睡甚至可以先于运动症状出现。本病最严重的思睡是睡眠发作,是指患者在毫无征兆的情况下突然进入睡眠,患者可在进餐、行走、工作和驾车时突然入睡,这种现象最早出现在使用非麦角类多巴胺受体激动剂普拉克索和罗匹尼罗的患者中。1%~4% 的 PD 患者体验过睡眠发作,1%~4% 的患者曾有过驾车时睡眠发作的经历。

4. 睡眠相关呼吸障碍　睡眠相关呼吸障碍在 PD 患者中常见,尤其是中晚期的 PD 患者,甚至在觉醒状态仰卧位时即可出现潮式呼吸。上气道阻力综合征和三种类型睡眠呼吸暂停,即阻塞性、中枢性和混合性睡眠呼吸暂停均可见于 PD 患者。晚期 PD 患者中枢性睡眠呼吸暂停明显多于阻塞性睡眠呼吸暂停。

【辅助检查】

1. PSG　尚未发现对 PD 相关睡眠紊乱有确诊意义的 PSG 改变。下列 PSG 特征经常可见:

(1)睡眠片段化:觉醒和唤醒增加,睡眠潜伏期延长,睡眠期觉醒时间增加,REM 睡眠比例下降是疾病广泛恶化的特征性改变。

(2)震颤:睡眠期震颤明显少于觉醒时,通常在进入睡眠后消失。不过,在觉醒、睡眠时相改变、NREM 睡眠 2 期或者 REM 睡眠期前后这几个时间段,震颤可以再次出现 5~15 秒。震颤极少发生于 NREM 睡眠 3 期和 4 期。

(3)肌张力障碍 / 肌强直:睡眠中偶可发生一个或几个肢体强直性收缩几分钟到几小时。

(4)运动:周期性腿动,反复发作性肌收缩,孤立的肌颤搐;REM 睡眠期和 NREM 睡眠期频繁出现不伴有身体运动的短暂性肌电爆发。眼睑痉挛和反复眨眼可出现在睡眠中。

(5)不典型睡眠:REM 睡眠片段化,REM 睡眠期没有特征性脑电改变或肌电抑制,NREM 睡眠中的 REM 睡眠插入,睡眠纺锤波减少或消失,觉醒时脑电活动变慢且无法分辨觉醒与 NREM1 期睡眠。

(6)呼吸:中枢性和阻塞性睡眠呼吸暂停,发作性低通气,吸气模式紊乱等可出现,特别是有自主神经功能异常的患者。

PSG 是诊断快速眼球运动睡眠行为障碍的“金标准”,REM 睡眠期颏下记录到肌电张力增高,录像可见异常的简单或复杂运动行为。

MSLT 或日间 PSG 记录能够显示日间思睡。部分日间思睡患者可出现觉醒状态下的背景活动减慢。

2. 其他辅助检查结果　血、脑脊液常规检查无异常。结构影像学(CT、MRI)检查亦无明显改变,主要作用是排除其他神经疾病。功能神经影像(SPECT、PET)对 PD 有辅助诊断价值,但临床上尚未普及。

【诊断】

与其他疾病的诊断相同,详尽的病史询问对诊断 PD 睡眠障碍的原因十分关键,应该获取睡眠障碍的具体类型和时间规律、PD 症状及其运动波动特征,各种药物,特别是多巴胺能药物的应用情况。PD 患者药物治疗的一个突出特征就是药物种类多、服用频繁,加上语速慢、经常伴随的认知功能下降,使得病史叙述有时不全而且费时,因此可以鼓励患者和看护者用 PD 日记和睡眠日记详细记录与疾病波动和睡眠相关的信息,以利医师快速准确地评估患者的睡眠概况。

一些评定量表对睡眠障碍和睡眠质量的评估有帮助,可以根据患者的睡眠障碍特征适当选用一些量表。临床常用的量表有统一帕金森病评定量表(UPDRS)、快速眼球运动睡眠期行为紊乱筛查量表(RBDSQ)、帕金森病睡眠量表(PDSS)、匹兹堡睡眠质量指数(PQSI)、Epworth 思睡量表(ESS)等。

PSG 是目前客观评估睡眠状况的"金标准",录像 PSG 能够提供极其重要的信息。对日间过度思睡患者,需要进行夜间和白天的睡眠监测。因此,对存在睡眠主诉的 PD 患者,PSG 监测的适应证要尽可能宽松。对存在日间过度思睡的患者,MSLT 检查有助于与发作性睡病的鉴别。PSG 监测有困难时,体动记录仪可以作为替代手段评估患者的夜间总睡眠时间和睡眠模式。对单纯失眠患者来说,PSG 检查的作用有限。

帕金森病相关睡眠障碍诊断标准见表 25-4。

表 25-4　帕金森病相关睡眠障碍诊断标准

A. 患者有失眠或过度思睡的主诉。主诉偶尔表现为惊扰床伴的梦境变化或异常运动

B. 经常觉醒或日间睡眠发作,伴有或不伴睡眠期的异常活动

C. 患者有帕金森病的诊断

D. 符合下列 1 条或多条特征:
　(1)觉醒或浅睡眠期的震颤
　(2)睡眠中一个或多个肢体的紧张性收缩
　(3)反复肌收缩或孤立肌颤搐
　(4)睡眠中相对不能移动
　(5)肌张力障碍性运动

E. PSG 监测可以确认如下特征:
　(1)睡眠效率降低,觉醒次数和觉醒时间增多
　(2)下列 1 种或多种表现:
　　1)睡眠期震颤
　　2)紧张性收缩
　　3)肌电爆发活动

　　4）REM 睡眠期分裂

　　5）纺锤波活动减少

　　（3）MSLT 证实思睡增加

　F. 其他内科或精神疾病（如可治性痴呆、抑郁症等）也可出现类似表现但无法解释主要症状

　G. 其他睡眠疾病（如周期性肢体运动障碍、阻塞性睡眠呼吸暂停）也可出现类似表现但无法解释主要症状

【治疗】

1. 非药物治疗

（1）一般治疗：增强昼夜节律调节，措施包括规律锻炼，白天进食，白天多见亮光，夜间减少光线暴露。限制日间睡眠和尽量避免仰卧体位也能改善夜间睡眠。

（2）光照疗法：一项对照研究发现，早晨 9：30 给予 PD 患者 2 500lx 亮光照射 2 小时，可以改善患者的睡眠和昼夜活动节律，并减轻激越。

（3）呼吸支持：如果出现睡眠呼吸暂停，连续正压通气（CPAP）有可能改善呼吸暂停和日间思睡。对有睡眠相关低通气和氧气脱饱和的患者，最好采用双水平正压通气（BPAP）支持。对存在 OSA 的 PD 患者进行 CPAP 治疗，可以明显改善其日间过度思睡的行为，但能否改善其认知功能，尚无定论。

2. 药物治疗

（1）失眠：失眠的药物治疗应采用最低有效量和间断使用法（每周 2~4 次）。如果需要每晚连续使用，最好不超过 3~4 周。停药要逐渐减量，以免反弹。尽量选用短半衰期药物，以减轻次日早晨的残留效应和日间镇静作用。

失眠治疗药物包括传统的苯二氮䓬类和新一代的非苯二氮䓬类。这类疾病中的药物治疗普遍缺少高级别证据的临床试验结果，因此，PD 患者的失眠治疗更多基于临床经验。临床上也常用小剂量具有镇静作用的抗抑郁药物来帮助改善 PD 的睡眠，观察发现这些药物并不会加重原本已存在的不宁腿综合征、快速眼球运动睡眠期行为紊乱、幻觉或日间思睡。对合并抑郁的患者来说，多数抗抑郁剂可以加重原本已存在的不宁腿综合征、快速眼球运动睡眠期行为紊乱和周期性肢体运动障碍，在选择这些药物时需要综合考虑。

（2）周期性肢体运动障碍和不宁腿综合征：尽管多巴胺受体激动剂是一线治疗药物，但在老年人中有时可以引起失眠。因此，通常以极低剂量开始，缓慢增加至最低有效量。比如普拉克索可以从 0.125mg 开始，缓慢增加，最大不超过 1~1.5mg。其他药物包括抗惊厥药物（如加巴喷丁、卡马西平、普瑞巴林等），苯二氮䓬类（如氯硝西泮）。由于苯二氮䓬类药物可以加重睡眠呼吸暂停，在睡眠呼吸暂停得到有效治疗之前，苯二氮䓬类药物不宜选用。

第二十六章　精神疾病相关的睡眠障碍

睡眠紊乱是精神疾病最常见的症状之一,睡眠问题往往也是驱使患者主动求医的重要原因之一。目前,大量研究表明各种睡眠障碍与精神疾病,尤其是与焦虑障碍、抑郁障碍有很高的共病率。睡眠障碍常使易患个体出现心理困扰,从而导致精神疾病发生或加重,同样,精神疾病的存在也可使睡眠障碍的诊断和治疗更加复杂化。因此,精神疾病相关的睡眠障碍必须引起足够的重视,精神疾病和睡眠障碍"同治"应成为所有患者的标准治疗措施。

第一节　焦虑障碍相关性睡眠障碍

焦虑障碍包括广泛性焦虑障碍、惊恐障碍、社交焦虑障碍、分离性焦虑障碍、特定的恐怖症等疾病。焦虑障碍相关性睡眠障碍是指由于焦虑障碍而引起的睡眠紊乱。

一、广泛性焦虑障碍相关性睡眠障碍

广泛性焦虑障碍(generalized anxiety disorder, GAD)是以持续的显著紧张不安、伴有自主神经功能兴奋和过分警觉为特征的一种慢性焦虑障碍,以经常或持续的、全面的、无明确对象或固定内容的紧张不安及过度焦虑感为基本特征。广泛性焦虑障碍在女性更为多见,并常常与应激有关,病程不定,趋于波动并成为慢性。普通人群年患病率超过10%,15~45岁人群终生患病率为24.9%。失眠是广泛性焦虑障碍最常见的临床症状之一,而且睡眠问题往往是广泛性焦虑障碍的前驱症状。

【临床表现】

广泛性焦虑障碍所致睡眠紊乱的基本特征是入睡困难、夜间觉醒次数增多、深睡眠减少、早醒、睡眠时间短、睡眠效率差,原因在于对某些生活事件的过度焦虑和期待,或与焦虑性梦境导致的频繁醒转或觉醒有关。广泛性焦虑障碍的核心认知特点是"过度担心",这种担心常常是引起失眠和易醒的根源。患者常常抱怨这种担心无法控制和令人讨厌,并且妨碍了他们正常入睡,有时患者即使躺在床上,也会感到无法做到"放松""丢掉烦恼"和"停止思考";无论是清醒还是刚入睡都会受到胡思乱想和焦虑不安的影响;而在白天或就寝前,患者常常对夜间可能出现难以摆脱的失眠而预期性焦虑。因此,焦虑与失眠常常互为因果。

【辅助检查】

广泛性焦虑障碍患者的多导睡眠监测(PSG)表现为睡眠潜伏期延长、夜间觉醒次数增加、睡眠效率下降、总睡眠时间减少、REM睡眠比例下降、REM时间和周期减少、NREM睡眠1期明显增多3期减少。但这些多导睡眠图的改变缺乏特异性。因此,仅供诊断时参考。

【治疗】

广泛性焦虑障碍相关性睡眠障碍的治疗主要包括原发病治疗和睡眠障碍治疗两个方面。

（一）原发病因的治疗

抗焦虑治疗中对于广泛性焦虑障碍相关性睡眠障碍的治疗首先应着眼于广泛性焦虑障碍。目前治疗广泛性焦虑障碍的临床手段以药物治疗为主，其原则如下：①诊断确切；②根据不同亚型和临床特点选择用药；③个体化用药；④应特别关注妊娠和哺乳期间的用药治疗；⑤使用苯二氮䓬类药物时注意避免导致依赖；⑥尽量单一用药；⑦需密切观察病情变化和积极处理不良反应；⑧应将药物的性质、作用、不良反应及对策告知患者及其家人；⑨使用非典型性抗精神病药物时最好和一线抗抑郁药联合使用，同时权衡不良反应及早期治疗效果。

（二）睡眠紊乱的治疗

广泛性焦虑障碍所致睡眠障碍主要为失眠障碍，因此治疗上以镇静催眠为主。

1. 药物治疗　凡是能够快速诱导入睡、延长总睡眠时间或深睡眠的药物，均有助于治疗失眠。临床上应根据不同形式的失眠选择镇静催眠药物：①入睡困难可选用诱导入睡作用快速而半衰期短的药物，如唑吡坦；②夜间浅睡易醒和早醒可选择能够延长睡眠时间的药物，如艾司唑仑、右佐匹克隆。

2. 睡眠卫生指导　不论是否进行药物治疗，首先要帮助睡眠障碍患者建立健康的睡眠习惯，大部分睡眠紊乱患者存在不良睡眠习惯和对睡眠的错误观念，破坏了正常的睡眠模式，从而导致失眠等睡眠问题。睡眠卫生教育主要是帮助失眠患者认识不良睡眠习惯在失眠的发生与发展中的重要作用，分析寻找形成不良睡眠习惯的原因，建立良好的睡眠习惯。睡眠卫生教育的内容主要包括：①持续规律的作息时间；②卧室环境应安静、舒适，光线及温度适宜；③了解睡眠是一种自然过程，睡前平心静气；④睡前数小时避免使用兴奋性物质（咖啡、浓茶或吸烟等），睡前不要饮酒，睡前不要大吃大喝或进食不易消化的食物；⑤规律的体育锻炼，但睡前应避免剧烈运动；⑥睡前至少 1 小时内不做容易引起兴奋的脑力劳动或观看容易引起兴奋的书籍和影视节目。

二、惊恐障碍相关性睡眠障碍

惊恐障碍（panic disorder，PD）又称急性焦虑障碍，其主要特征是反复出现不可预测和突发的惊恐发作。患者在没有真实危险存在的情况下出现强烈恐惧或不适，反应程度强烈，常体会到濒临灾难性结局的害怕和恐惧。焦虑迅速（通常在数分钟）达到高峰，而后迅速终止，患者常常存在对下一次惊恐发作的持续担心，比如担心惊恐发作的可能影响或后果，或存在与发作相关的显著行为变化。据统计，普通人群 12 个月的惊恐障碍发生率为 1%~2%，男性约为 1.3%，女性约为 3.2%。起病年龄大多在青少年晚期或成年早期，晚发惊恐障碍非常少见。睡眠紊乱在惊恐障碍患者中常见，尤其夜间惊恐发作会严重影响睡眠，出现明显的睡眠障碍。

【临床表现】

入睡困难、浅睡眠、觉醒次数增加、早醒、夜间或睡眠中惊恐发作等是最常见的睡眠问题主诉。大约 2/3 的惊恐障碍患者出现入睡或睡眠维持困难。睡眠中惊恐发作时，表现为患者突然惊醒,随后出现过度警觉,伴有呼吸急促、心动过速、心悸、窒息感、胸部不适、寒战或潮热。除出现上述的典型惊恐症状外,患者随后出现过度清醒,很难再次入睡。许多患者出现继发性预期性焦虑和回避行为,有些患者可能因此而形成条件反射性害怕睡眠或回避上床睡眠,以各种借口推迟上床时间或要人陪伴,或者设法使自己只休息而不入睡(如开灯坐着)。

【辅助检查】

大多数惊恐障碍患者出现过至少一次与睡眠相关的夜间惊恐发作,至少 1/3 患者反复出现夜间惊恐发作。PSG 显示发作多见于 NREM 睡眠期间,特别是在由 NREM 2 期睡眠进入慢波睡眠的转换期间,睡眠相关的夜间惊恐发作的症状与白天惊恐发作相同。尽管 PSG研究表明惊恐障碍患者睡眠效率降低、睡眠潜伏期延长或 REM 睡眠潜伏期缩短等异常,但结果缺乏一致性,尚无定论。

【鉴别诊断】

1. 躯体疾病所致睡眠障碍　许多躯体疾病如甲状腺功能亢进、心脏病、糖尿病、前庭功能障碍等躯体疾病均可导致焦虑障碍,进而引起睡眠紊乱。有些疾病还可引起惊恐样发作,如嗜铬细胞瘤、癫痫、肾上腺皮质危象、心功能不全、哮喘,易与惊恐障碍混淆。

2. 阻塞性睡眠呼吸暂停低通气相关的突然觉醒　夜间惊恐发作必须与阻塞性睡眠呼吸暂停低通气相关的突然觉醒相鉴别,后者一般持续时间很短(几秒),通常不伴有持续的惊恐发作症状。继发于心肺疾病的阵发性夜间呼吸困难可引起持续的呼吸困难,并伴有焦虑或惊恐。胃食管反流(特别是当伴有喉痉挛时)可引起伴有呼吸不畅和惊恐的突然觉醒。

【治疗】

与广泛性焦虑障碍相关性睡眠障碍类似,惊恐障碍相关性睡眠障碍的治疗包括原发病治疗和睡眠障碍治疗两个方面。

(一)病因的治疗

1. SSRIs 和 SNRIs　SSRIs 和 SNRIs 也是惊恐障碍的一线用药,尤其是当共患抑郁症、社交焦虑障碍、广泛性焦虑障碍、创伤后应激障碍或物质滥用时。

2. TCA 类药　因不良反应重,过量毒性大,对共患社交恐怖无效,故很大程度上已为SSRIs 和 SNRIs 所替代。目前,此类药物仅作为二线或三线抗惊恐治疗。

3. 苯二氮䓬类药物　由于苯二氮䓬类药物具有疗效良好、起效迅速和不良反应轻微等优点,常用于治疗惊恐障碍。苯二氮䓬类药物常见的不良反应主要有镇静和运动共济失调。通常用小剂量开始治疗,逐渐加量,以减轻不良反应。高效苯二氮䓬类药物治疗惊恐障碍尤其有效,可防止惊恐发作和缓解预期性及广泛性焦虑。

4. 心理治疗　心理治疗是帮患者找回安全感,减少害怕,以减弱交感神经张力,降低唤醒性,从而缓解惊恐障碍。

(二)睡眠紊乱的治疗

惊恐障碍所致睡眠紊乱的治疗原则和药物选择与广泛性焦虑障碍所致睡眠紊乱类似,临床上主要根据睡眠紊乱的特点给予对症处理。由于睡眠剥夺等不良行为可能加剧惊恐发作,因此应当对患者加强睡眠卫生知识教育,注意生活方式,睡眠之前避免各种兴奋性刺激,不饮用咖啡或茶。

三、社交焦虑障碍相关性睡眠障碍

社交焦虑障碍（social anxiety disorder, SAD）又称社交恐怖症，患者主要表现为对社交场合和人际接触的过分担心、紧张和害怕。女性患病率较高。睡眠障碍在社交焦虑障碍患者中的发生率低于其他焦虑障碍，但也不少见。

【临床表现】

社交焦虑障碍患者通常不会主诉睡眠紊乱，但通过详细的病史采集发现睡眠问题在患者中并不少见。患者通常感到睡眠质量差，入睡困难，睡眠中易受干扰，夜间醒觉偏多，并且在白天感到功能失调。社交焦虑障碍患者容易发生酒精和药物滥用，从而可能导致或加剧睡眠紊乱。因此当患者存在睡眠紊乱主诉时，应进一步追查病因，了解有无物质滥用史。

【辅助检查】

关于社交焦虑障碍患者 PSG 特征的相关研究较少。尽管社交焦虑障碍患者往往有失眠或睡眠紊乱的主诉，但目前证据显示大多数进行 PSG 检测的患者睡眠结构正常，比如睡眠潜伏期和睡眠效率与健康对照相似；REM 睡眠潜伏期、REM 睡眠分布和 REM 睡眠密度也属于正常。

【治疗】

治疗包括原发病治疗和睡眠障碍治疗两个方面。

苯二氮䓬类药物如阿普唑仑、氯硝西泮可以快速缓解患者的焦虑症状，也可以缩短患者的入睡时间。唑吡坦等非苯二氮䓬类药物可以按需服用以改善患者的睡眠。SSRJ8 类药物帕罗西汀、舍曲林和 SNRIs 类药物文拉法辛等对社交焦虑障碍有效（表 26-3）。

许多患者在疾病过程中已经学会如何回避令他们产生恐惧的对象和场景而不影响自己的日常社会功能。行为疗法是治疗社交焦虑障碍的首选心理治疗方法。系统脱敏法、暴露冲击疗法对社交焦虑障碍效果良好。治疗的基本原则：一是消除恐惧对象与焦虑恐惧反应的条件性练习；二是对抗回避反应。

第二节　抑郁障碍相关性睡眠障碍

广义上的抑郁障碍指的是一大类抑郁性情绪障碍，狭义的抑郁障碍通常是指重性抑郁障碍。本节主要讨论重性抑郁障碍相关性睡眠障碍。

重性抑郁障碍相关性睡眠障碍是指由重性抑郁障碍引起的睡眠紊乱，多慢性起病，并且与重性抑郁障碍的严重程度有关。临床最多见的表现形式为失眠和／或过度睡眠，有些人在一次发作中可表现出两种形式的交替发作。

据流行病学资料，在普通成年人中，14%~20% 明显失眠的患者和 10% 睡眠过多的患者有重性抑郁障碍的表现，而在没有睡眠紊乱主诉的成年人中抑郁的发生率低于 1%。另一项关于青壮年人群中睡眠障碍和心境障碍终生患病率的研究发现，有睡眠紊乱主诉的患者其抑郁患病率明显偏高（其中失眠者抑郁患病率为 31.1%，睡眠过多者 25.3%，两者兼有 54.3%），而没有睡眠紊乱主诉者抑郁患病率仅为 2.7%。

【临床表现】

重性抑郁障碍相关性睡眠障碍是重性抑郁障碍的一个具有诊断价值的症状，其表现与一般性失眠或睡眠增多患者的临床症状基本相同,但也有其自身特点,如患者的主观失眠障碍更严重,负性情绪更明显,这可能与抑郁障碍导致的认知功能下降有关。失眠或者睡眠质量差是患者最常见的主诉,可能早于其他抑郁症状许多年出现。以入睡困难、频繁的夜间觉醒、早醒、未恢复性睡眠、睡眠总量减少、多梦或噩梦等为特征性表现。

【辅助检查】

通过 PSG 监测已经发现抑郁患者的睡眠结构存在异常,包括睡眠连续性中断(睡眠潜伏期延长、睡眠后觉醒次数增加、早醒)、REM 睡眠脱抑制(REM 睡眠潜伏期明显缩短、首次 REM 期睡眠时间延长、REM 睡眠密度增加)和 NREM 睡眠改变(慢波睡眠、慢波活性和2 期睡眠减少,在年轻患者,慢波睡眠和慢波活性自首个 NREM 睡眠期漂移至第二个 NREM 睡眠期)。

【诊断】

睡眠症状是各种抑郁障碍的临床症状之一。但对抑郁首次发作前较长时间内存在失眠病史,且符合慢性失眠障碍诊断者,可作出共病诊断。当抑郁障碍的发生成为睡眠障碍产生的明确病因时,则考虑抑郁相关性睡眠障碍的诊断。抑郁相关性睡眠障碍大体分为失眠和睡眠过多两种,其诊断标准如下:

1. 突出主诉失眠症状(入睡困难、睡眠维持困难、早醒或睡眠未恢复精神,伴白天疲乏或功能损害,至少每周 ≥ 3 晚),或主诉睡眠过多(几乎每天睡眠时间超过 9 小时,或尽管夜间睡眠超过 7 小时,但白天仍反复睡眠发作),且病程至少 3 个月。

2. 失眠或睡眠过多(或所致后果)引起明显痛苦或社交、职业或其他重要功能损害。

3. 可以判断失眠或睡眠过多与抑郁障碍有关,而且严重到可给予独立的临床诊断。

4. 不能用另一种睡眠障碍更好地解释失眠(异态睡眠、呼吸相关性睡眠障碍等)或睡眠过多(发作性睡病、呼吸相关性睡眠障碍等)。

5. 失眠或睡眠过多不是某种物质(如滥用毒品、药物)或躯体疾病的直接生理效应所致。

6. 符合相关抑郁障碍的诊断标准。

【治疗】

治疗抑郁障碍相关性睡眠障碍的基本原则是:积极治疗抑郁障碍,通常是当抑郁症状获得缓解,睡眠障碍也会逐渐改善,但当睡眠障碍成为抑郁障碍部分缓解的残留症状时,应继续积极治疗抑郁障碍。

在治疗抑郁障碍相关性睡眠障碍前要排除其他睡眠障碍,如周期性肢体运动障碍和睡眠呼吸暂停综合征。一方面是因为后两者都能引起抑郁症状,另一方面有些抗抑郁药特别是 SSRIs 抗抑郁药能引起腿动事件和影响睡眠结构(对伴有明显周期性肢体运动障碍的患者慎用 SSRIs 抗抑郁药),一些催眠药物如苯二氮䓬类药物能加重睡眠呼吸暂停。

心理治疗或干预如认知 - 行为治疗、松弛治疗、睡眠限制治疗和刺激控制治疗对抑郁和失眠症状都有明显效果,特别是对病情轻者、老年患者、物质依赖易患人群和药物治疗依从性差的患者。但是,对于重性抑郁障碍的治疗尤其是中重度患者的治疗仍首选药物治疗。因不同的抗抑郁药对睡眠的影响完全不同,故应根据患者睡眠障碍的类型仔细选择药物。

1. 抑郁相关性失眠的治疗　对这类患者通常考虑选择:①具有镇静作用强的抗抑郁药如米氮平、曲唑酮、阿米替林单药治疗;② SSRIs 或 SNRIs 短期加镇静催眠药;③ SSRIs

或 SNRIs 短期加小剂量镇静性抗抑郁药。当前临床一线使用最广泛的抗抑郁药是 SSRIs 药,若无效可改为 SNRIs。虽然三环类的抗抑郁药不良反应较大,但对于 SSRIs 和其他新型抗抑郁药治疗无效者可能有效。详细的抗抑郁药使用可参照相关书籍。虽然有研究表明 SSRIs 能降低睡眠的连续性,但许多患者使用 SSRIs 药物后,主观睡眠得到改善,其原因部分是缓解了抑郁障碍患者的负性认知从而降低了微觉醒的数量,因此,只有少数人使用 SSRIs 药物出现失眠持续或恶化。而这类患者通过短期加用镇静催眠药或小剂量镇静性抗抑郁药后,其失眠可能随着抑郁症状的实质性好转而缓解(通常在抗抑郁药治疗 6~8 周后)。联用苯二氮䓬类药物能加强 SSRIs 和其他新型抗抑郁药物对中枢的作用,特别对伴有焦虑和失眠症状的患者有明显改善。但苯二氮䓬类药物并不能增加深睡眠,长期应用有产生药物依赖的风险。应注意苯二氮䓬类药物和 SSRIs 合用,会导致苯二氮䓬类药物血药浓度的提高,所以可以通过降低苯二氮䓬类药物剂量加以解决。半衰期比较长的药物一般不适合老年人应用,以免发生蓄积和宿醉现象。苯二氮䓬类药物还可以加重睡眠呼吸暂停综合征的症状。此外,值得注意的是,单用镇静性抗抑郁药治疗重性抑郁障碍伴失眠时也可能因睡眠过多而影响抗抑郁疗效。

2. 抑郁相关性睡眠过多的治疗　对于这类患者要尽可能选择镇静作用小的抗抑郁药,例如氟西汀、舍曲林、艾司西酞普兰、文拉法辛、度洛西汀、安非他酮。丁胺苯丙酮属于氨基酮类非典型抗抑郁药,能改善睡眠效率,有减少慢波睡眠作用,因此,目前认为丁胺苯丙酮可能是唯一治疗伴睡眠过多抑郁障碍的抗抑郁用药。

第二十七章 心血管系统与睡眠障碍

第一节 睡眠相关性心肌缺血

睡眠障碍可导致多种心血管疾病,包括缺血性心脏病、心律失常、心力衰竭等。其中,夜间心肌缺血的发生与睡眠及睡眠障碍关系密切。睡眠相关性心肌缺血按照不同的病因和发病机制可分为 NREM 睡眠期心肌缺血、REM 睡眠期心肌缺血、昼夜节律异常相关性心肌缺血、阻塞性睡眠呼吸暂停综合征(OSA)相关性心肌缺血。其中,OSA 是心血管疾病的独立危险因素,研究显示在急性心肌梗死患者中其患病率高于 60%。

【病因及发病机制】

（一）NREM 睡眠期心肌缺血的发生机制

NREM 睡眠期副交感神经紧张性增高,肾上腺素、去甲肾上腺素分泌减少,低血压导致冠状动脉灌注压下降,血流减慢,血容量减少,从而导致局部心肌缺血和血栓形成。另外 NREM 期内源性纤维蛋白活性降低,组织型纤溶酶原激活物水平增高,血液黏滞度增高,自由基产生增多,易导致血栓形成。

（二）REM 睡眠期心肌缺血的发生机制

REM 睡眠期交感神经兴奋性增高,心率及血压升高,迷走神经张力及压力感受器受抑制,呼吸节律不规则。心脏泵血功能不能满足交感神经兴奋时心肌的需要,心血管调控中枢的剧烈变化容易导致变异型心绞痛的发生。睡眠期间舒张压降低导致心脏灌注不足,从而导致睡眠相关性心绞痛。高龄、糖尿病及药物因素导致自主神经功能障碍,减弱了心血管系统平衡血压的调节能力。因此,研究显示多数患者的夜间心肌缺血发生于 REM 期。

（三）昼夜节律异常相关性心肌缺血的发生机制

睡眠期心肌缺血、心绞痛发作高峰与昼夜节律相关,发生心肌缺血的最低阈值出现在凌晨 1:00~3:00 之间。变异型心绞痛患者在 REM 睡眠期出现冠状动脉痉挛,睡眠期发生心肌梗死的高峰时间与纤维蛋白溶解活性最低的时间一致。

（四）OSA 相关性心肌缺血的发生机制

OSA 表现间歇低氧血症、血压波动和心率变化。低氧时交感神经活性增强,内皮素、黏附因子、炎症因子高度表达,白细胞活化、氧化应激以及高凝状态等,均可促进心肌缺血的发生。OSA 促进冠状动脉疾病患者血管壁的病理改变,导致睡眠期或觉醒后不久发生急性冠状动脉事件。

【临床表现】

与日间心肌缺血的临床发作症状类似,睡眠相关性心肌缺血患者表现为睡眠期胸部压

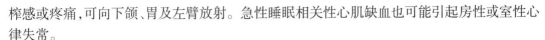

榨感或疼痛,可向下颌、胃及左臂放射。急性睡眠相关性心肌缺血也可能引起房性或室性心律失常。

不同类型的睡眠障碍引发的心肌缺血出现在不同的睡眠时相。例如,在 SaO_2 明显降低时出现 OSA 相关心肌缺血。在清晨即 REM 睡眠期将醒来时,常出现与血流动力学变化及血管痉挛相关的心肌缺血。在血压最低的 NREM3 期,易出现与睡眠期低血压相关的心肌缺血。

【辅助检查】

（一）病史与查体

综合的睡眠评估十分必要,包括完整的睡眠病史采集和体格检查（呼吸系统、心血管系统、内分泌系统、神经系统等）。

（二）多导睡眠监测（PSG）

PSG 一直被作为诊断 OSA 的金标准,不仅可以检查出阻塞性睡眠呼吸障碍,同时可以监测到并发的其他形式的睡眠呼吸紊乱。

睡眠相关性心肌缺血患者 PSG 监测结果多提示睡眠潜伏期延长,NREM1 期睡眠增加,觉醒次数增多,REM 睡眠潜伏期延长,REM 睡眠密度及次数减少,REM 睡眠时间缩短,合并 OSA 的患者常伴 AHI＞5 次 / 小时。

PGS 检查适应证:①普通人群、冠心病和心力衰竭患者同时存在肥胖、颈粗、习惯性打鼾和高血压等常见危险因素时;②睡眠发生心绞痛致痛醒者;③阵发性夜间睡眠呼吸困难;④日间思睡、长期失眠及睡眠期腿部不适的患者;⑤有心力衰竭或经积极治疗后心功能仍为Ⅲ级或Ⅳ级者;⑥安装复律器或除颤器的中枢性睡眠呼吸暂停综合征（CSA）患者;⑦等待心脏移植的睡眠相关性呼吸障碍患者;⑧ $PaCO_2$ 低,易发生 CSA 的心力衰竭患者;⑨难治性心律失常患者;⑩难治性高血压患者。

（三）动态心电图

睡眠相关性心肌缺血在动态心电图上的主要表现为睡眠期 ST 段压低≥0.1mv,ST 段压低的形态呈水平型或下斜型。

（四）心率变异性检测

心率变异性检测是反映自主神经系统活性、定量评估心脏交感神经与迷走神经张力及其平衡性、判断心血管疾病的病情、预测心源性猝死和心律失常事件的一个有价值的指标。HRV 升高提示心脏副交感神经占优势,HRV 降低提示心脏副交感神经活性下降。低频和高频的比值（LF/HF）反映交感神经的活性。

健康人 NREM 睡眠期 HF 升高而 LF 降低,REM 睡眠期 HF 降低 LF 升高。冠心病、心肌梗死患者睡眠期交感神经活性增加,副交感神经活性下降,心肌梗死发生前 10 分钟 HF 开始降低,心脏迷走神经兴奋性下降,交感神经活性不能被抑制,心肌梗死后 NREM 睡眠向 REM 睡眠转换时,LF/HF 比值逐渐升高,以 REM 睡眠期最为显著。LF/HF 升高为心源性猝死的主要危险因素。

【诊断要点】

睡眠相关心肌缺血诊断标准必须包括以下 1、2 项:

1. 主诉胸痛、失眠或睡眠多、打鼾及不宁腿等症状。

2. 心电图示 ST 段降低 0.1mV 以上,或对称性 T 波倒置。

3. PSG 检查可见睡眠潜伏期延长，NREM1 期睡眠增加，觉醒次数增加；REM 睡眠潜伏期延长，REM 睡眠密度及次数减少，REM 睡眠时间缩短，睡眠时间减少或增加。

4. 可能存在其他类型睡眠障碍（如 OSA、CSA、周期性肢体运动障碍）并影响本症状的发生发展。

5. 上述症状不能用其他内科疾病来解释。

【鉴别诊断】

1. 胃食管反流病　胃食管反流病的胸部不适可通过疼痛的性质、相关症状及病史鉴别，必要时可行胃镜鉴别。

2. 左心衰　左心衰患者表现为夜间端坐呼吸、阵发性呼吸困难和咳粉红色泡沫痰，经心动超声检查以及血 BNP 检测等可资鉴别。

3. 夜间哮喘　哮喘患者多先出现打喷嚏、流泪，后出现胸闷气短、咳嗽、喘息、呼吸困难，患者被迫坐起，口唇发绀，四肢厥冷。哮喘多出现于后半夜，以凌晨 4 点左右多见。患者从睡眠中醒来，伴有低氧血症。

4. 其他　发作性睡病、不宁腿综合征、原发性鼾症、上气道阻力综合征。

【治疗】

（一）针对睡眠障碍的治疗

1. 失眠的治疗　首选非苯二氮䓬受体激动剂（BZRAs），若无效可进一步选用中长效 BZRAs/ 褪黑素受体激动剂等。伴焦虑、抑郁障碍的患者需加用抗焦虑、抗抑郁药物。除药物治疗外，认知行为治疗是国际、国内首推的治疗方法。

2. OSA 的治疗

（1）CPAP：是国内外公认的治疗 OSA 的方法，可显著降低呼吸暂停发生率，抑制 OSA 的不利影响，降低接受 PCI 的 OSA 患者的死亡率，降低急性心肌梗死患者的复发率。

（2）口腔矫正器：通过佩戴口腔矫正器可改变面颌部及口腔的结构位置，从而改变呼吸通气状况。

（3）手术：包括悬雍垂软腭咽成形术、激光悬雍垂软腭成型术、鼻咽手术、扁桃体腺样体摘除成型术、射频腭咽成型术以及气管切开术等。

（二）针对心肌缺血的治疗

在采用上述措施治疗 OSA 后，若心肌缺血症状持续存在，可考虑抗血小板治疗、介入手术以及他汀类药物、硝酸酯类药物治疗。治疗原则主要包括积极防治动脉粥样硬化，合理个体化用药，避免使用 β- 受体阻滞剂等。

【预防调护】

1. 减轻体重，禁烟酒。

2. 讲究睡眠卫生，保持良好睡眠习惯，正确睡眠姿势，枕头不宜过高。

3. 对于同时合并 OSA 患者，应禁用或慎用镇静安眠药。

第二节　睡眠相关性心律失常

睡眠相关性心律失常是指睡眠期由于心脏起搏和传导功能障碍而发生的心脏节律、频率或传导秩序异常，表现为心动过速、心动过缓、心律不齐和心脏停搏。其中，心室停搏或房

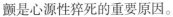

颤是心源性猝死的重要原因。

心律失常的发生与睡眠关系密切,研究表明,心脏起搏器置入者的房颤发作高峰在凌晨4：00~5：00 之间。另据报道,约 15% 的心脏病患者因心室颤动在睡眠期猝死。

睡眠呼吸障碍(sleep-disordered breathing, SDB)和心律失常多以共病形式出现。研究表明与没有 SDB 的病人相比,中度至重度 SDB 患者发生心律失常的概率增高 3 倍。

【病因及发病机制】

各种睡眠障碍可通过直接或间接的方式影响心脏的电生理过程。与 REM 睡眠相关的心律失常患者,常伴有生动、离奇、强烈情绪化的梦境,引起愤怒和恐惧,室性期前收缩明显增多,甚至诱发心室颤动、心肌梗死及猝死。睡眠期 OSA 发作导致低氧血症、高碳酸血症、酸中毒、肾上腺素能神经兴奋、后负荷增加及心室壁应力变化、心动过速 - 心动过缓交替发作和房性、室性心律失常等心血管功能障碍。由于 OSA 导致的低氧可诱导化学反射性心动过速和高血压,从而增加心肌耗氧需求,导致反复的心房缺血和继发性房颤。低氧诱导不应期延长和异质性增加,传导速度降低,异质传导增加,从而增加了心律失常的发生率。阵发性房颤发生前交感神经紧张性增加,而副交感神经紧张性降低。这些自主神经功能的变化均继发于夜间的呼吸暂停。

【临床表现】

睡眠相关性心律失常包括心房颤动、快 - 慢综合征、心脏停搏、缓慢型心律失常以及致命性室性心律失常等,主要表现为心慌、心悸、咽喉部不适感,可伴有气短、心绞痛、呼吸困难等症状,易使患者从睡眠中醒来。

OSA 患者因心脏交感神经活性增强和副交感神经活性减弱,导致睡眠期心动过缓 - 心动过速周期性发作及频繁觉醒,既可在 OSA 终止时促发心动过速,又可诱发重度缓慢型心律失常,通过心室异位起搏而引发多形性室速等致命性心律失常。

此外成人或婴儿睡眠猝死综合征与睡眠期心律失常密切相关。

【辅助检查】

1. PSG 检查　可提示出现于不同睡眠期的各种心律失常,同时可以发现睡眠结构改变及睡眠片段化。

2. 心电图或动态心电图检查及心电监护　可监测到睡眠期心律失常,OSA 反复发作时动态心电图可见心动过速 - 心动过缓交替发作,同时若睡眠期动态心电图监测到反复发作的心动过缓或心动过速,提示可能存在 OSA。

3. 心率变异性检查　LF/HF 升高为心源性猝死的主要危险因素。

4. 基因检测　必要时可行离子通道等相关基因检测,尤其在 SUNDS 和 SIDS 中基因检测可提示诊断。

5. 血清 C 反应蛋白(CRP)检查　OSA 患者 CRP 升高是房颤的独立预测因子。

【诊断要点】

睡眠相关性心律失常的诊断标准必须包括 1、2、3 项:

1. 主诉在睡眠期因心悸、气短而醒来。

2. 心电图存在心律失常的特征,可伴有心肌缺血。

3. PSG 存在心律失常、心肌缺血的改变及睡眠结构变化。

4. 可能存在其他类型睡眠障碍(如 OSA)并影响本症的发生发展。

5. 上述症状不能用其他躯体疾病解释。

【鉴别诊断】

睡眠相关性心律失常需与睡眠期心绞痛、心力衰竭、OSA 进行鉴别,可借助心电图及 PSG 检查进行鉴别。

1. 睡眠期心绞痛 多表现为睡眠期胸骨后部阵发性、压榨性疼痛,可放射至心前区与左上肢,可伴有其他症状,发作时间短是其特点,每次发作持续 3~5 分钟,服用硝酸酯类制剂后消失,动态心电图可见睡眠期心肌缺血改变。

2. 睡眠期心力衰竭 表现为夜间阵发性呼吸困难,急性起病可出现咳粉红色泡沫样痰、端坐呼吸、喘息不止、心率快、烦躁、心尖部常可闻及奔马律;两肺满布湿啰音和哮鸣音。超声心动图可助于了解心脏结构、功能,胸部 X 线可提示肺淤血和肺水肿,心衰标示物 pro-BNP 浓度升高。

3. OSA 表现为睡眠时打鼾、反复呼吸暂停,出现睡眠期因低氧而觉醒,常伴有日间思睡、注意力不集中、情绪障碍、睡眠紊乱,且不能被其他类型的睡眠障碍、内科及神经系统疾病和药物使用解释。PSG 可提示 AHI ≥ 5 次 / 小时,呼吸暂停和低通气以阻塞性为主。

【治疗】

1. 睡眠相关室性心律失常的治疗 与日间心律失常相似,发生于 REM 睡眠时的心律失常,可应用 β 肾上腺素能受体拮抗剂;毒蕈碱受体拮抗剂可明显缩短患者睡眠期心脏停搏持续时间,但不能阻止其发生;应注意降压药物和扩血管药物对血流动力学的影响,避免血压过低导致心脏突发事件;选用Ⅲ类抗心律失常药物患者需先明确睡眠期是否存在心脏停搏。OSA 是缓慢型心律失常的潜在病因,其诱发心律失常可通过 CPAP 治疗纠正,可避免患者接受不必要的心脏起搏器置入治疗。

2. 睡眠相关心房颤动的治疗 与日间心房颤动的治疗相似,包括控制心室率、应用药物或除颤器终止房颤。伴 OSA 的心房颤动患者需同时行 CPAP 治疗,研究显示电复律后如果未经 CPAP 有效治疗,12 个月内心房颤动复发率为 82%,接受 CPAP 有效治疗患者,心房颤动复发率下降至 42%。

第三节 心力衰竭相关性睡眠障碍

心衰患者因其夜间血流动力学改变、神经兴奋性改变及夜尿频繁等原因成为睡眠障碍的高发人群。在各种类型的睡眠障碍中,以失眠和睡眠呼吸障碍(sleep disordered breathing, SDB)最为常见。

国内研究报道心衰患者中失眠的发生率高达 71%~73%,国外研究报道亦高达 74.4%~81%。心衰患者的心功能越差,其睡眠质量越差。而睡眠质量下降往往导致心衰患者日间过度嗜睡、注意力分散、疲乏、易怒等不适,进而影响心衰患者药物依从性、活动能力、认知能力和生活质量,甚至增加心血管疾病的死亡率。

除失眠以外,SDB 也是心衰患者常见的一种睡眠障碍。SDB 所致的呼吸不规则主要发生在睡眠期间。其特征是周期性的睡眠呼吸暂停,伴发缺氧和频繁的微觉醒。SDB 是慢性心力衰竭患者最常见的睡眠障碍类型,据调查其患病率为 24%~82%。

根据发生机制的不同,SDB 可分为阻塞性睡眠呼吸暂停(obstructive sleep apnea, OSA)

和中枢性睡眠呼吸暂停综合征（central sleep apnea, CSA）。陈 - 施呼吸（Cheyne-Stokes respiration, CSR）是一种发生在收缩性心力衰竭时的周期性呼吸，其特点是潮气量呈递增 - 递减交替变化，期间伴有 CSA，主要发生在睡眠期间，清醒期很少出现，是病情终末期的表现。5%~32% 的收缩性心力衰竭患者伴有 OSA，30%~60% 的收缩性心力衰竭患者伴有 CSA。有 40%~50% 心衰患者同时存在 CSA 和 CSR。CSA-CSR 是心脏衰竭患者死亡率的一个独立危险因素。

【病因及发病机制】

心衰患者出现 SDB 是由于多因素导致，同时二者相关影响、互为因果。

（一）心衰对 SDB 发病的影响

1. 心衰对 OSA 发病的影响　睡眠影响上气道括约肌神经肌肉的调控。右心衰时上气道静脉血容量增加、压力增大，上气道内径减小，更易发生上气道阻塞。

2. 心衰对 CSA 发病的影响　CSA 通常发生在睡眠或日间小睡时，$PaCO_2$ 与呼吸暂停 $PaCO_2$ 阈值之间差值是发生 CSA 的关键，差值越小，越容易发生呼吸暂停。心衰患者睡眠时 $PaCO_2$ 接近呼吸暂停阈值，易发生 CSA。

（二）SDB 对心衰发病的影响

OSA 主要通过血流动力学效应对心衰产生影响，在呼吸暂停的即刻和后期血流动力学变化不同。在收缩性心力衰竭患者，OSA 左心室射血分数显著低于对照组，OSA 是心衰的危险因素，AHI 与心衰患病率呈正相关。对于舒张性心力衰竭患者，睡眠期高血压与低氧血症反复发作，以及由 OSA 引起的体循环压力升高和左心室容积增加，最终导致左心室舒张功能障碍。与无 OSA 者相比，OSA 可导致左心室肥厚、左心室容积增大，加重左心舒张功能障碍，可能是舒张性心衰的原因。

（三）心衰相关性睡眠障碍的影响因素

1. 生理性因素　在心衰患者中，睡眠效率和睡眠时间在睡眠质量评价中得分最高，而夜尿是睡眠效率和睡眠时间最常见、最重要的影响因素。频繁的夜尿导致心衰患者睡眠中断，降低患者的睡眠质量和躯体功能，进而引起白天疲乏、嗜睡、运动能力降低。

2. 病理性因素　心衰本身的症状及其合并症是心衰患者睡眠质量的重要影响因素。呼吸困难、咳嗽、疲乏、水肿、心悸等症状越重，心衰患者睡眠质量越差，越容易日间嗜睡。心衰症状可使患者入睡困难、易醒、睡眠效率低、睡眠时间短，严重者常需要采用相应的药物和器械治疗，这进一步影响了患者的睡眠质量。合并症越多的心衰患者睡眠质量越差，尤其是脑卒中、呼吸系统疾病、高血压等。

3. 药物性因素　药物干扰也是慢性心衰患者睡眠障碍的影响因素之一。部分药物存在影响睡眠的不良反应，如苯妥英钠、奎尼丁、β- 受体阻滞剂、含咖啡因的止咳药等。利尿剂的使用导致夜尿增多也间接影响患者的睡眠质量。

4. 心理性因素　与心衰患者睡眠相关的主要心理因素是抑郁和焦虑。有抑郁的心衰患者更容易出现睡眠障碍，即使是轻微抑郁也和睡眠障碍有关，且在心功能越差的患者中抑郁和睡眠障碍相关性越强，有干预性研究显示降低了心衰患者焦虑后，其睡眠质量得到了改善。

5. 环境因素和睡眠习惯　环境改变会导致患者易醒，如住院期间医院病室造成生活环境的改变、自身生活习惯和作息方式的改变。同病室患者的走动、鼾声、咳嗽、监护仪器及输液泵的报警声响等噪声也是造成患者睡眠障碍的原因。慢性心力衰竭患者的不良睡眠习惯同样能够影响其睡眠质量,并与日间症状和日常功能减退有关。

【临床表现】

心力衰竭的患者表现为夜间端坐呼吸、阵发性呼吸困难和咳粉红色泡沫样痰。入睡困难和易醒是心力衰竭患者睡眠障碍的常见表现。

夜间阵发性呼吸困难(paroxysmal nocturnal dyspnea, PND)被认为是失代偿心力衰竭的基本特征,但也可以提示 SDB。病人可能会主诉打鼾,伴随着心悸,入睡不安,夜间频繁的醒来,难以保持睡眠或入睡困难,气道 Mallampati 分级 3~4 级,颈围增大(男性为 17cm,女性为 16cm),女性绝经期或之后,2 型糖尿病,慢性肾脏疾病和甲状腺功能减退都会增加合并 SDB 的心衰患者发病率。特定的心血管事件,难治性高血压的出现,在睡眠期间出现心房颤动,心房扑动,或心动过缓(呼吸阻塞时出现迷走神经兴奋增高所致),夜发性心绞痛,以及脑血管事件应被视为该病危险的前兆。

【辅助检查】

1. 多导睡眠监测(PSG)　包括脑电图、眼电图、心电图、肌电图、鼻口气流、呼吸运动、打鼾时氧饱和度、体位、睡眠阶段的评估,被认为是 SDB 金标准。PSG 监测结果除提示 OSA 或 CSA 相应改变外,还常提示睡眠结构变化。

2. 超声心动　可提示患者心脏结构、收缩及舒张功能、室壁运动障碍等。

3. 应用 ^{99m}Tc 心脏功能评估　OSA 组左室射血分数均值显著降低。

4. 血、尿去甲肾上腺素　水平升高。

5. 血浆脑钠肽(BNP)　NT-pro BNP > 300pg/ml, BNP > 100pg/ml。

6. SWAN-GANZ 漂浮导管　进行血流动力学检查。

7. 其他　心肌损伤标志物、血气分析及 CRP 检查。

【诊断要点】

1. 夜间端坐呼吸、呼吸困难、咳粉红色泡沫样痰,在睡眠期醒来,双肺布满湿啰音和哮鸣音。

2. 心电图显示存在心律失常及心肌缺血。

3. PSG 显示存在 OSA 或 / 和 CSA 改变及睡眠结构变化。

4. 血 BNP 及 pro-BNP 升高。

5. 上述症状不能用其他躯体疾病解释。

诊断必须包括 1、2、3 项。

【鉴别诊断】

急性心力衰竭需与重度支气管哮喘鉴别,后者表现反复喘息,以呼气期为主,可伴少许湿啰音,此外还需与其他非心源性肺水肿进行鉴别。

【治疗】

治疗主要包括药物治疗、氧气疗法和机械通气治疗。主要分为两方面:一方面是积极治疗心衰,以指南为基础优化心力衰竭的药物治疗、冠状动脉血管重建,以及进行心脏再同步化治疗,可以改善 CSA-CSR。但这些治疗方法结果多变且改善并不完全,且利尿剂治疗不能改善阻塞性睡眠呼吸暂停。另一方面是通过改善心肺功能、减重、CPAP 等方法改善 OSA 相关症状。

1. 药物选择方面　主要是呼吸兴奋剂（如：对茶碱和乙酰唑胺等），尽管可减少呼吸暂停事件发生的频率并改善氧合，但因心律失常等不良反应，而限制了临床应用。

2. 氧气疗法　可减轻 CSA 的严重程度，降低夜间去甲肾上腺素水平，夜间补充氧气疗法通过影响外周化学感受器，降低 CSA-CSR 严重程度，并对抗缺氧对心肌功能的损伤。但是高水平的氧气会增加系统性的血管阻力，还需要进行大规模随机对照试验，进一步评估这种治疗在心力衰竭和 CSA-CSR 中的作用。

3. 持续正压通气治疗（CPAP）　可降低去甲肾上腺素水平，并改善心脏射血分数和 6 分钟距离试验结果，其疗效与 CSA 事件的减少相平行，但 CPAP 并不影响生存率。

4. 适应性伺服通气（adaptive servo-ventilation, ASV）是一种在呼气相正压的基础上提供伺服控制吸气压力支持来减轻 CSA 的无创呼吸机治疗，调整压力支持对呼吸变化的反应。有研究提示 ASV 比氧气治疗、CPAP 更有效。

【预防调护】

许多护理干预措施可以有效地提高患者的睡眠质量，有氧运动与抗阻力运动相结合的运动训练、背部按摩等可降低心衰患者的焦虑水平、皮质醇水平、血压及心率，改善患者的睡眠质量。认知行为疗法是失眠的一种自我管理方法，灵活方便、可行性强，几乎无副作用，可以有效降低心衰患者的睡眠障碍和疲乏困倦。

第四节　睡眠相关性高血压

睡眠与血压的关系十分密切。睡眠时间不足、频繁觉醒、OSA、睡眠相关运动障碍、昼夜节律颠倒等睡眠障碍均可导致不同程度的血压升高。

阻塞性睡眠呼吸暂停综合征（OSA）与心血管疾病发病率有关，尤其是高血压。据统计，26.4% 的成年人患有高血压，30% 以上的高血压患者有 OSA，45%~92% 的 OSA 患者有高血压。OSA 是高血压的一个独立危险因素。

【病因及发病机制】

睡眠减少或睡眠障碍对血压的影响机制尚不完全清楚，概括来说，可能存在以下几种假说。

1. 精神源学说　长期的睡眠障碍导致不良的情绪变化，使大脑皮层功能失调，以致不能正常调控皮层下中枢的活动，延髓血管运动中枢以及丘脑、下丘脑乃至更高级核团的相关血管调节中枢功能失调，使各级中枢发放的缩血管冲动增多或各类感受器传入的缩血管信号增强以及阻力血管对神经介质反应过度等都可能导致血压的升高。

2. 神经元学说　中枢生物钟在血压调节中发挥重要作用。昼夜节律的紊乱可导致日间血压分布曲线升至较高水平，"非杓型"高血压的发生率增加，心输出量的昼夜节律紊乱等。与血压正常者和死于心肌梗死或脑外伤的高血压者相比，睡眠相关性高血压者视上核的主要神经元数量减少近 50%。

3. 体液调节学说　睡眠减少引起很多激素或体液因子的原有节律发生改变，从而在睡眠减少与高血压的关系间扮演重要角色。

4. 其他　OSA 引发高血压的原因是由于睡眠时上呼吸道塌陷造成气道阻塞，引起血氧饱和度下降，二氧化碳浓度升高，从而导致交感活性增强。而交感活性亢进可造成周围阻力小动脉发生代偿性改变,引起管壁肥厚,管腔狭窄,对缩血管活性物质的反应性增高,使之出现血压升高。

【临床表现】

高血压患者临床表现常见的是头晕、头痛、颈项板紧、疲劳、心悸等。高血压的症状与血压水平有一定关联,多数症状在紧张或劳累后可加重,清晨活动后血压可迅速升高,出现清晨高血压,正常人睡眠时血压下降10%,即表现为昼夜节律性,伴睡眠障碍的高血压呈"非杓型"或"反杓型",呈现夜间、清晨血压高、血压随呼吸暂停周期性升高,常发展为难治性高血压。

OSA患者睡眠期间每小时发生SaO_2下降的次数与睡眠期血压及日间收缩压、舒张压变化呈线性相关。与社区对照人群相比,OSA患者日间及睡眠期收缩压、舒张压均明显升高,睡眠期血压下降幅度明显减小,引起严重的心血管事件。

高血压患者常伴有多种形式睡眠障碍,包括睡眠时间不足、频繁觉醒、睡眠增多、OSA、睡眠相关运动障碍(包括周期性肢体运动障碍及不宁腿综合征)和昼夜节律紊乱。

【辅助检查】

1. 动态血压监测　可提示夜间血压升高或血压随OSA或睡眠结构紊乱而波动。

2. 多导睡眠监测(PSG)及多次小睡潜伏期试验(MSLT)　主要用于夜间高血压、难治性高血压、睡眠障碍的诊断及排查。PSG检查多提示睡眠时间减少,睡眠效率下降,睡眠结构改变,浅睡眠增多,伴有OSA及睡眠期周期性腿动,睡眠觉醒时间及次数增加,多次小睡睡眠潜伏期缩短。

3. 嗜睡量表(ESS)评分　ESS评分 ≥ 9分。

4. SaO_2监测趋势图　氧减指数ODI ≥ 10次/小时。

【诊断】

1. 头昏、头痛、失眠、思睡及睡前腿部不适等症状。

2. 动态血压监测:睡眠期及日间血压＞140/90mmHg;睡眠期血压升高20~30mmHg,以收缩压升高为主,高血压呈"非杓形"或"反杓形"。

3. PSG检查:睡眠时间减少,睡眠结构变化,浅睡眠增多,睡眠效率下降。AHI5次/时,睡眠周期性腿动指数15次/小时,睡眠觉醒时间及次数增加,MSLT睡眠潜伏期缩短。

4. 经过CPAP治疗后血压降低。

5. 上述症状不能用其他躯体疾病或睡眠障碍解释。

【鉴别诊断】

睡眠相关性高血压需与原发性醛固酮增多症、肾血管性高血压、慢性肾脏疾病、库欣综合征及药物相关性高血压进行鉴别;白天有打鼾、思睡症状的应与单纯鼾症、OSA、发作性睡病、不宁腿综合征和周期性腿动进行鉴别。

【治疗】

1. 生活方式改善　是OSA患者和OSA合并高血压患者治疗的重要内容,轻度OSAS患者通过改善生活方式可改善病情。如:减重、侧卧位睡眠等。

2. 高血压合并OSA患者的降压治疗药物选择　各类抗高血压药物对OSA事件的效果不一致,仍缺乏足够的循证医学证据。可选用ACEI类、ARB类、钙离子拮抗剂、β-受体阻断剂和利尿剂,应用后二者时应慎重,因其可能影响患者睡眠。

　　3. OSA 合并高血压患者的 CPAP 治疗　每晚坚持 5 小时以上的 CPAP 治疗能降低 OSA 患者的血压,对于重度 OSA 合并高血压尤为明显。

　　4. 高血压合并失眠的治疗　可应用非苯二氮䓬类受体激动剂、褪黑素受体激动剂,应慎用苯二氮䓬类药物。伴焦虑、抑郁障碍的患者需加用抗焦虑、抗抑郁药物。伴不宁腿综合征的患者可选用加巴喷丁、普巴瑞林。合并铁代谢异常者需补铁剂治疗。

第二十八章　儿童睡眠障碍

儿童期经常发生睡眠问题。睡眠不足或者睡眠中断都可以对孩子的身心产生不良影响。同时,睡眠不足也会影响孩子的行为、注意力和情绪。

20%~30% 的儿童会出现睡眠问题。儿童期最常见的睡眠障碍是深度睡眠状态下的睡眠异常行为,包括睡行症、睡语症、夜惊症、遗尿症等,其次为失眠、阻塞性睡眠暂停综合征。儿童睡眠的特点如下:

1. 儿童睡眠的时间特征　新生儿期至生后 3~5 个月,每日总睡眠时间约 16 小时;6~23 个月的婴儿每日总睡眠时间 13~14 小时;3~5 岁幼儿每日总睡眠时间 11~12 小时;6~9 岁儿童每日总睡眠时间 10~11 小时;10~14 岁儿童每日总睡眠时间 9~10 小时。其中快速眼动睡眠随着年龄的增加而逐渐减少,由新生儿期的 50% 降至青少年期的 20%。

2. 儿童期睡眠的生理特征　2~6 岁的儿童每天上午的小睡逐步消失,多为每天夜间 1~2 次的长时间睡眠和每日下午的 1~2 小时的小睡。随着年龄的增长和生活环境的改变,一般到 7 岁左右小睡自动消失,少数可保留到成年,但通常认为到学龄期前后午睡习惯的消失是由于家庭习惯和社会要求的影响,每日的睡眠 - 觉醒周期也由多周期变为单周期,周期持续的时间越来越长。睡眠的体位也由婴儿期的俯卧位或仰卧位变为侧卧位。到了青少年以后,儿童睡眠的生理特征已经基本上与成人相似。

3. 儿童睡眠 REM 与 NREM 节律特征　REM 睡眠随着年龄的增长、大脑的成熟,占总睡眠的百分比逐渐减少。30 周的胎儿 REM 睡眠占每日睡眠总量的 80%,36 周胎儿为 60%,婴儿为 50%,1 岁时减至 30%,青少年则减至 20%。

新生儿睡眠时和清醒时的脑电图差异不大,入睡后直接进入 REM 睡眠,而没有慢波睡眠,到生后 3~4 个月才出现慢波睡眠,即新生儿出生后至 3~4 月的睡眠模式是"觉醒 -REM 睡眠",然后逐步变为成人的"觉醒 -NREM 睡眠 -REM 睡眠"模式。新生儿 REM 睡眠周期较短,约每 50 分钟出现一次,以后逐步延长,2 岁时平均 75 分钟。

NREM 睡眠,婴儿期约占总睡眠时间的 50% 左右,至青少年增加至 80% 左右,睡眠纺锤波一般在生后第 4 周出现,第 6~8 周逐步成熟。至 3 个月时出现 NREM 睡眠 2 期的典型特征。K 复合波一般在出生后 6 个月前后首次出现,2 岁左右发育成熟。NREM 睡眠的 3 期在第 3~4 个月才出现,随年龄的增长,NREM 睡眠 3 期的长度有所增加。

第一节　梦　语　症

梦语症是指睡眠中发音或讲话,清醒后本人不能回忆。梦语时语句及持续时间较短,内

276

容无意义,偶有情绪化的冗长句子、唱歌或苦笑。通晓多种语言的人,梦话内容也可包含多种语言。梦语症也可由同室者或其他对话而诱发。本病呈自限性,预后良好。本病多见于神经系统尚未健全的儿童,有家族发病倾向。

【病因病理】

本病通常发生在浅睡眠期此时大脑普遍处于抑制而语言运动中枢处于相对兴奋状态。目前病因不详,可因写同室者对话、压力过大、精神紧张、情感应激、发热或其他类型的睡眠障碍等促发。

【临床表现】

本病表现为睡眠中说话、唱歌或哭笑。有时梦语是连贯的言语,或成段的述说,个别人梦语时能与人对答,有的梦语构音不清晰,或仅成文的只言片语,其内容无意义。梦语的部分内容往往与平时思维相仿,多为白天所想的事情。

【辅助检查】

多导睡眠图研究证实梦语可出现于睡眠各期。脑电图波形有高波幅慢波转变为低波幅 α 波,同时出现大量的肌电干扰。在 REM 期说话时,睡眠图呈现低波幅不同步快波,并可见 α 波。

【诊断】

1. 在睡眠时出现讲话,内容无意义。

2. 由相关因素诱发,主观上没有意识到自己讲话。

3. 可伴有躯体或其他精神疾病(如焦虑障碍或发热)。

【鉴别诊断】

1. 睡行症　通常发生在夜间睡眠的前 1/3 阶段,患者在睡眠中起床漫无目的游走,但步伐缓慢且能回避障碍物,有时手中还可持有一些器具,衣衫不整且喃喃自语。若试图将其叫醒,可能造成其意识混乱并有躁动现象。患者通常可较容易地回到床上,并很快入睡,清晨醒后对夜间发生的事毫无记忆。患者很少有做梦的报告,或其内容支离破碎,但成年梦游者却常有生动的梦境。

2. 快速眼动睡眠期相关性障碍　是一种发生在 REM 睡眠中的睡眠行为异常,发作时丧失正常 REM 睡眠时伴有的肌张力抑制,而代以和梦境一致的运动活动。常伴有精神压抑、过度饮酒、脑血管疾病和变性性神经系统疾病等。

【治疗】

1. 治疗原则　梦语可能是烦恼和痛苦的,在某些情况下甚至对患者和他人造成某些伤害。但梦语症是良性的实体,一般不需要治疗。

2. 一般治疗　精神放松,消除紧张,加强锻炼,注意休息,调节工作、生活带来的压力是治疗本病的重要措施。

3. 睡眠障碍治疗　在发作频繁的情况下,可以在睡前使用苯二氮䓬类药物治疗,临床通常应用氯硝西泮、氟西泮、阿普唑仑和地西泮,但要因人、因病程度而斟酌选用剂量。

4. 心理治疗　引起梦语的原因很多,压力过大、精神紧张等均可诱发,神经衰弱者更易出现梦语。因此,注重心理调节对患者有很大帮助。

第二节　夜　惊　症

夜惊症又称睡惊症,是出现于睡眠中的极度恐惧和惊恐的动作,伴有强烈的语言、运动形式和自主神经的高度兴奋,持续时间大约为几分钟。典型的夜惊症常常突然发生,孩子惊叫一声突然坐起,醒来后心率加快、瞳孔扩大、行为极端、表情惊恐。然而,这些孩子虽然看起来是醒着的,但他们实际上意识比较模糊,不认识自己的父母,而且经常很伤心。甚至,他们从床上下来盲目地到处乱跑,就好像要逃离事实上不存在的危险环境。

【病因病理】

本病确切的病因不清楚,遗传、发育、器质性及心理因素在发病中均可能起到一定的作用。睡眠不足、发热、中枢神经抑制剂、过度疲劳、情绪紧张、睡眠时间不规则等均可诱发此病。本病可有家族遗传史。易感患者在唤醒时可以激发本病。其他许多因素也可促发本病,包括环境刺激(如比较响的声音刺激或开灯)和内在刺激(如胃收缩)等。

【临床表现】

本病好发于 4~12 岁的儿童,患病率为 3%,男童多于女童,可有家族史。其发病特征是在慢波睡眠期突然觉醒,表现为患者突然从床上坐起,尖叫或哭闹、躁动,表情十分恐惧和焦急,伴有大汗、瞳孔散大、脉搏及呼吸加快等。无论如何安抚,症状均持续出现,肌张力增加,并对任何身体上的接触有抗拒的行为。若将患者强行唤醒,可表现为意识混乱、语无伦次,但不久又安然入睡,次日对夜间发生的事情毫无所知。睡惊症随着儿童年龄的增长逐渐消失,睡眠不足、发热及中枢神经抑制剂均可诱发本病。

【辅助检查】

多导睡眠图显示本病开始于 NREM 睡眠的第 3 期,也可发生于慢波睡眠的任何时候。部分患者心电图可显示心动过速。同时也可以鉴别睡眠中惊跳与睡眠期间出现的其他原因的肢体运动。

【诊断】

凡出现以下表现即可诊断睡惊症:①在睡眠中突然惊叫、哭喊伴有惊恐表情和动作以及心率增快、呼吸急促、出汗、瞳孔扩大等症状。②通常在晚间睡眠后较短时间内发作,每次持续时间少于 10 分钟。③对试图平息睡惊进行的努力相对无反应,而且几乎伴有至少数分钟的定向障碍和持续动作。④对发作即使能够回忆,也十分有限。同时应排除脑器质性障碍和躯体障碍(如热性惊厥和癫痫发作)引发的可能。

【鉴别诊断】

1. 梦魇　仅是普通的"噩梦",可发生于夜间的任一时刻,很容易被唤醒,对梦的经过能详细、生动地回忆。

2. 睡眠相关性癫痫　后者可发生于睡眠的任何阶段,发作时有肢体抽动吐白沫的典型表现,脑电图可见癫痫波。

【治疗】

1. 治疗原则　偶尔发作不必处理。若频繁发作,可服用少量苯二氮䓬类药物。

2. 一般治疗　睡惊症的发生与睡行症有部分共同因素,如过度劳累或睡眠时间不足。因此,要保证患者的总体睡眠时间,帮助患者在睡眠之前将注意力集中在正性想法、影像与

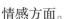

情感方面。

3. 睡眠障碍治疗　苯二氮䓬类抗焦虑药、三环类抗抑郁药可阻断或预防睡惊症的发作。常用的有地西泮、氯硝西泮、盐酸氯米帕明等。选用常规剂量,于睡前口服1次,一般3周为1个疗程。儿童用药应从小剂量开始,逐渐增加至正常剂量。

4. 心理治疗　要有一个良好的生活环境,不要看恐怖节目,注意休息,可采用支持性心理治疗,排除各种诱因。心理治疗在配合药物治疗的情况下,效果更明显。成人夜惊症患者可能同时存在焦虑症,心理治疗会有所帮助。

第三节　遗　尿　症

遗尿症是指小便不受控制而自遗。本节所指的是在睡眠中发生不自主排尿,白天膀胱功能则正常,又称夜尿症。夜尿症可发生在睡眠的各个阶段,以儿童最为多见,也是儿童最常见和持续的睡眠问题。

【病因病理】

1. 遗传因素　本病的家族发病率甚高,国外报道大于74%的男孩和大于58%的女孩,其父母双方或一方有遗尿历史。父母均有遗尿症者,其子女遗尿的发病率约为77%,父母中有一人有遗尿者,其子女遗尿的发病率约为44%。

2. 膀胱容置减少　国外用膀胱内压测量方法研究63名遗尿儿童,发现遗尿症儿童膀胱容量比正常儿童小30%。

3. 睡眠过深　遗尿的孩子一般夜间睡眠都很深;不易唤醒,即使被唤醒之后,也还是迷迷糊糊,似醒非醒。由于睡眠过深,大脑皮层不能接受来自膀胱的尿意刺激而起床排尿。

4. 心理因素　亲人的突然死亡或受伤,父母吵闹或离异,母子长期的隔离,黑夜恐惧受惊,均可导致孩子遗尿。部分遗尿儿童存在心理问题,如焦虑紧张、自卑、不合群等,严重者有攻击行为等。

其他还有小便排泄异常、神经系统异常、尿道异常、功能性因素等。

【临床表现】

原发性遗尿症一般从婴儿期开始,遗尿消失后至少6个月再次出现则为继发性遗尿。遗尿症主要发生于晚上睡眠后,以前半夜居多,轻者数天1次,或每月仅2~3次,重者每夜遗尿1次甚至数次,甚者午睡也可发生,过度疲劳、兴奋都可增加遗尿次数,有时尿床后自己全然不知,有时尿出部分后即醒。发生于婴儿期的患者一般随着年龄的增长大部分会自愈,继发性遗尿患者,随着原发病的治疗遗尿也会逐渐好转。

【辅助检查】

睡眠脑电图检查和多导生理仪描记发现,尿床多发生在睡眠的前1/3阶段,与正常儿童相比,6~14岁遗尿儿童NREM睡眠1期时间增加,NREM期睡眠3期和REM期睡眠减少。脑电图上出现高波幅的δ波发放,与此对应,患者出现躯体不安、肌张力增加、呼吸急促、皮肤电阻降低等现象。

【诊断】

1. 睡眠中发生的复发性不自主排尿。

2. 每月发生2次以上遗尿。

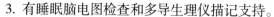

3. 有睡眠脑电图检查和多导生理仪描记支持。

【鉴别诊断】

本病主要与一些由于神经系统疾病、泌尿系感染、外伤、下肢瘫痪等引起的小便失禁相鉴别,这些疾病都存在其特异性临床表现,不难区分。

【治疗】

1. 一般治疗　与患者父母积极合作,对患儿给予高度关心和鼓励,去除患者的自卑心理。减少睡前液体的摄入,睡前排净小便,夜间可定时唤醒患者起床排尿。

2. 训练　对膀胱容量较小的患者可以做一些增加功能性膀胱容量的训练,如在日间嘱患儿尽量延长排尿间隔时间。

3. 条件反射治疗　安装遗尿的警报装置,与患者身下电子垫相连,遗尿时警报声响惊醒患者起床排尿。

4. 养成良好的睡眠习惯,避免睡前过度兴奋。

5. 药物治疗　①盐酸羟丁宁:具有缓解平滑肌痉挛和抗胆碱能作用,口服每次 5mg,每日 2 次。②氯丙咪嗪:对膀胱具有抗胆碱能作用,使膀胱容量扩大,并可刺激大脑皮层,使患儿容易惊醒而起床排尿,口服每次 25mg,每日 3 次。③麻黄素:可增加膀胱颈部和后尿道的收缩力,每次 25mg,睡前口服。

6. 手术治疗　部分患者可进行膀胱矫形手术。

7. 心理治疗　遗尿症给患儿带来了极大的心理负担,故心理治疗非常重要。可选用语言疏导法、认知疗法、行为治疗、暗示疗法及催眠法等治疗。

第四节　儿童失眠

儿童失眠是指发生在儿童时期的入睡困难和睡眠维持障碍,随年龄不同,婴幼儿的睡眠问题与年长儿也不尽相同,从婴儿期到儿童期可能发生许多这些特定年龄层的睡眠障碍。国外统计有 25%~35% 的儿童出现睡眠相关的问题而到医院就诊。我国 2~7 岁儿童睡眠障碍检出率约为 62.5%。

【病因病理】

儿童失眠在学龄儿童,尤其青少年较为常见,婴幼儿和学龄前儿童中较少发生。原因在不同年龄阶段的儿童各有特点。失眠可由于觉醒和睡眠体系的不平衡而引起,这种类型的失眠可能因睡眠 - 觉醒周期的神经生理变化产生,导致过度警觉或嗜睡。婴幼儿期最常见的原因是睡眠时间无规律、入睡时饥饿或过饱、慢性疾病或身体不舒适、疼痛瘙痒、睡前活动过于激烈、与亲密抚养者分离而产生焦虑、睡眠环境不良等。较大儿童失眠除上述原因外,还常有学习、考试、家庭、社交因素造成的心理紧张、焦虑、抑郁;晚间饮用或服用某些使中枢神经兴奋的物质,如可乐、茶、咖啡、中枢性兴奋药物;部分患儿数次失眠后对睡眠怀有恐惧心理而形成条件反射,上床后就会担心睡不着,从而形成习惯性失眠。此外,性别也会影响儿童睡眠,男童的睡眠障碍检出率高于女童。其具体病因病理有待于进一步研究。

【临床表现】

儿童失眠主要表现为入睡困难和睡眠维持障碍,如半夜醒后难以继续入睡及早醒,伴多梦、磨牙等症状。其他类型的儿童睡眠障碍的临床表现见相关章节。

【辅助检查】

1. 多导睡眠图检查 多导睡眠图显示患儿在失眠期间表现为睡眠周期频繁交替,睡眠中经常觉醒,睡眠效率降低,或睡眠分布异常。伴有睡惊症、睡行症、遗尿症等睡眠障碍者参见其他章节。

2. 其他检查 排除器质性疾病,如中耳炎、消化不良、佝偻病、脑性瘫痪等。

【诊断】

根据年龄、主观陈述和客观检查判断,结合睡眠量表、多导睡眠图可作出失眠的诊断。

【鉴别诊断】

1. 应排除器质性疾病如中耳炎、消化不良、佝偻病、脑性瘫痪等躯体性疾病引起的儿童失眠。儿童期常见的其他睡眠障碍如睡惊症、睡行症、遗尿症等的鉴别诊断见相关章节。

2. 应排除原发性抑郁症、焦虑及癔症所致的睡眠障碍及其他原因引起的假性失眠。

【治疗】

1. 治疗原则 积极治疗原发病,消除认知和心理障碍,改善睡眠状况是根治失眠的最佳方法。非药物治疗应为首选,纠正不良卫生习惯及心理不良情绪等有时比药物更重要,不提倡使用催眠药物,如病情确需,必须在严密监测下用药。

2. 睡眠健康指导 ①建立良好的睡眠条件与环境:居室要保持安静、清洁整齐、空气清新、避免噪声。②养成良好的睡眠卫生习惯:儿童失眠相当一部分与睡眠卫生问题和行为问题有关。在出生至周岁这段时间,应该帮助建立婴儿良好的睡眠习惯。儿童 1~3 岁这段时间,应注意培养晚上自己入睡及半夜醒来时能够很快睡着的能力。6~12 岁的儿童,大部分容易入睡,如果此阶段的孩子在学校上课时经常打瞌睡,千万不要随便指责,应该仔细了解与分析儿童的睡眠是否存在问题,是否有发作性睡病或睡眠呼吸暂停综合征等睡眠障碍,还是晚上的睡眠时间不足导致白天嗜睡。青少年正值身体快速发育阶段,此阶段睡眠不足是青少年普遍存在的现象,其原因是多方面的,特别是与学习过于紧张,作息时间安排不正确有关。③参加各种形式的体育锻炼:对长期失眠的患者进行有计划的、适度的体育锻炼是纠正失眠的有效措施之一。

3. 镇静安眠药治疗 一般认为,对于儿童使用镇静催眠药物是不恰当的,应仔细分析产生失眠的原因,进行确切的分类,然后再进行综合性治疗,在必须使用镇静催眠药物时应认真评估其利弊得失,即使应用也应该是小剂量的短期或间断使用,并严格掌握每种睡眠障碍药物的适应证和禁忌证,密切关注使用药物的不良反应。

4. 心理治疗 睡眠障碍患儿常有负性生活或不良人格特征。预防和治疗睡眠障碍,提高睡眠质量的关键是消除患儿的心理矛盾因素。应该寻找引起失眠的原因,进行心理疏导。解除患儿对失眠的焦虑和恐惧情绪,锻炼坚强的意志和开朗的性格。

第五节 婴儿睡眠呼吸暂停

婴儿睡眠呼吸暂停是指婴儿在睡眠期间出现短暂性停止呼吸,分为中枢性和阻塞性。中枢性呼吸暂停是由于大脑不能向呼吸肌发出开始呼吸的恰当信号所致;阻塞性呼吸暂停是由于上呼吸道狭窄或堵塞所致。

【病因病理】

本病发生与婴儿发育、代谢、病理生理及环境因素有关：

1. 先天性疾患：如先天性心脏病、颌面部畸形、先天性呼吸道狭窄、先天性内分泌代谢异常。

2. 感染、贫血、癫痫、胃食管反流、产伤、早产及出生体重过低均可造成婴儿睡眠呼吸暂停。

3. 母体在怀孕期间烟酒无度或过度服用镇静剂、催眠剂或吸毒，均可严重损害胎儿的中枢神经系统。

4. 呕吐、腹泻导致水电解质失衡。

5. 肿瘤及颅内出血。

【临床表现】

1. 睡眠期间频繁发生呼吸停止超过20秒，伴有心动过缓、发绀、面色苍白或血氧饱和度下降或者肌张力降低。

2. 有时表现为睡眠动作异常及睡眠时打鼾。其鼾声不像成人那样吵得四邻不安，多表现为睡眠时发出奇怪的声音，很少引起家长的重视，有时还会出现嗜睡。

3. 患儿发育迟缓或畸形。

【辅助检查】

1. 多导睡眠图检查 妊娠时间低于37周早产儿出现的呼吸暂停一般在REM睡眠期多见，具有周期性，部分患儿可出现心动过缓、发绀、面色苍白、动脉血氧饱和度下降等异常生命体征。而妊娠时间37周以后出生婴儿的呼吸暂停一般不出现异常生命体征。

2. 其他检查

（1）X线检查：可见由于扁桃体和腺样体肥大造成的呼吸道狭窄、心脏肥大、肺水肿等。

（2）超声心动图：部分患儿发现肺动脉高压。

（3）扫描：有助于诊断新生儿颅内出血和中枢神经系统疾患。

【诊断】

1. 睡眠期间频繁出现呼吸停止且超过20秒，伴有心动过缓、发绀、面色苍白、血氧饱和度下降或者肌张力降低。

2. 睡眠时出现手脚乱动等异常动作；其鼾声异于成人，一般是在睡眠时发出奇怪的声音。

3. 睡眠期间出现中枢性或阻塞性呼吸暂停。

4. 多导睡眠图监测提示：呼吸暂停时间超过20秒，且伴有发绀、短暂性心动过缓；睡眠期间血氧饱和度异常。

【鉴别诊断】

1. 癫痫 癫痫患儿表现为突然意识丧失，继之先强直后阵挛性痉挛。常伴尖叫、面色青紫、尿失禁、舌咬伤、口吐白沫或血沫、瞳孔散大。持续数十秒或数分钟后痉挛发作自然停止，进入昏睡状态。醒后有短时间的头昏、烦躁、疲乏，对发作过程不能回忆。

2. 打鼾 打鼾呼吸音响亮，且没有呼吸暂停和通气不足周期，由于打鼾使睡眠呼吸反复暂停，造成大脑严重缺氧，形成低氧血症，诱发多种疾病，甚至造成猝死。

【治疗】

1. 一般治疗 保持婴儿正确的睡姿，避免睡姿不正确造成呼吸道堵塞；睡床不宜太软，防止被褥堵塞呼吸道；正确喂食。

2. 药物治疗

（1）甲基黄嘌呤：可刺激呼吸，减少呼吸暂停，有一定治疗作用，但其影响神经发育，须慎用。

（2）纳洛酮：吸收速度较快，相对安全，偶有恶心、呕吐等反应。

3. 手术治疗 通过手术修复先天性疾患。

4. 物理治疗 鼻呼吸道持续正压呼吸（NCPAP）可以有效地支持呼吸，适合婴儿及家庭使用。睡前给氧也可缓解本病，且安全方便。

第六节 儿童睡眠障碍的中医治疗

儿童常见的睡眠障碍主要有昼夜节律紊乱、睡眠不宁、夜惊、失眠、梦游、梦呓、梦魇、磨牙症等，目前在治疗方面，除开展睡眠卫生教育、认知和行为治疗等方法外，主要镇静催眠等药物治疗。但尽管大多数催眠药物在短期内使用有效，但目前尚没有研究数据表明这些药物的长期效果。此外，在治疗过程中或停药后常出现睡眠阶段改变、药物残余效应、反跳性失眠和药物依赖等问题。相比之下，传统中医学对睡眠障碍的治疗，显示了其独特的优势。

【病因病机】

小儿睡眠障碍的病因病机主要有以下几方面：

1. 阴阳失衡 中医学认为，人的正常睡眠，是阴阳之气自然而有规律转化的结果，如果这种规律一旦被破坏，就可导致失眠的发生。小儿体质阳常有余，阴常不足，更易引起阴阳的偏盛偏衰。一为阳气偏亢。患儿素体阴虚，机体阴液不足，不能敛阳，或阳气太盛致机体阴液相对不足，阴不制阳，导致阳气浮于外，或由外邪侵袭，邪热燔灼，内迫心肝，阴不制阳，扰乱神明，而引起失眠、不寐、夜惊等睡眠障碍。二为阳气亏虚。患儿素体阳虚或久病多病，伤及气阳，机体阳气不足，不能配阴，或阴气太盛致机体阳气相对不足，阳不制阴阴气独居内外，神气衰弱，故而引起多眠、嗜睡等睡眠障碍。

2. 营卫不合 营卫运行失常也是睡眠异常的一个重要原因。外邪侵犯，导致卫气运行不能顺利入于阴分，形成夜晚卫强营弱的病理状态，夜晚阳盛，精神亢奋，故失眠。而多卧则是由于卫气久留于阴分，不能出于阳，导致卫气白天不能完全行于阳分所致。

3. 胃气不和 脾胃是气血生化之源，胃和脾健，化源充足，中焦斡旋，则神得所养，阴阳相交，而得安寐；病理上，胃不和，生化乏源，则营气不足，心神失养，或升降失职，则邪气内扰，心神不安，均可导致睡眠失常。小儿脾常不足，更易引起脾胃不和而致睡眠障碍，小儿常见的脾胃不和病因为饮食停滞、痰饮等原因。

4. 七情伤神 小儿神气怯弱，最常见原因为惊恐伤神，若见异常之物，或闻特异声响，常致惊恐。惊则伤神，恐则伤志，致使心神不宁，因惊而或夜啼，或不寐，或夜惊等，不一而足。

【辨证论治】

1. 心经积热

证候：入睡困难，甚则入夜不寐或夜惊，啼哭时哭声较响，见灯尤甚，哭时面赤唇红，烦躁不宁,身腹俱暖,大便秘结,小便短赤,舌尖红,苔薄黄,指纹多紫。

治法:清心导赤,泻火安神。

方药:导赤散加减。常用生地、竹叶、通草、甘草梢、灯心草等。生地清热凉血;竹叶、通草清心降火;甘草梢泻火清热;灯心引诸药入心经。同时要注意避免衣被及室内过暖。

大便秘结而烦躁不安者,加生大黄以泻火除烦;腹部胀满而乳食不化者,加麦芽、莱菔子、焦山楂以消食导滞;热盛烦闹者加黄连、栀子以泻火除烦。

2. 痰湿阻滞

证候:失眠,睡则多噩梦且易于惊醒,躁扰不宁,头重昏蒙,胸脘痞闷,肚腹灼热,情绪抑郁,呕恶痰涎,舌淡苔白腻,脉弦滑。

治法:化痰解郁,安神定志。

方药:温胆汤加减。方用陈皮、半夏、茯苓、甘草、竹茹、枳实、郁金、远志、菖蒲、酸枣仁。方中陈皮燥湿化痰;半夏、茯苓安神治失眠惊悸;枳实、竹茹理气疏郁以清化痰热,加郁金、远志、石菖蒲理气化痰安神;酸枣仁养肝安神。本方疏肝解郁理气化痰,安神定志,临床痰热重者加黄连、瓜蒌。

3. 阴虚火旺

证候:入睡困难,失眠易醒,睡中突然啼哭,哭声不已,时作惊惕,或多梦易惊,心烦,同时兼有手足心发热,盗汗,舌质红,或仅舌尖红,少苔或光剥,脉象细数。

治法:滋阴降火,清心安神。

方药:黄连阿胶汤加减:黄连、黄芩、芍药、鸡子黄、阿胶。方中黄连、黄芩泻心火;阿胶、芍药益肾水;鸡子黄滋肾阴;养心血而安神。

4. 肝血不足

证候:失眠多梦,或终日困倦而难以入眠,心悸健忘,神疲乏力,面色少华;或肢麻筋搐,爪甲枯瘪。舌质淡,脉细涩,指纹淡红。

治法:补肝养血,疏郁安魂。

方药:酸枣仁汤加减:酸枣仁、茯神、知母、川芎、甘草、柏子仁、当归、阿胶。酸枣仁入心肝,养心补肝安神,同柏子仁共安神志;当归、阿胶补肝血安心神;茯神宁心安神;知母滋阴清热;川芎调气疏肝;生甘草清热和中。

5. 阳气亏虚

证候:失眠多梦或嗜睡多眠,睡时露睛,形神疲惫,不耐疲劳,头晕且重,肢倦畏寒或筋脉挛缩乏力,腰膝少腹冷痛,四末不暖,时有腹泻,舌暗淡苔白滑,脉虚或沉细。

治法:温养脾肾,益气安魂。

方药:固真汤加减。人参、白术、茯神、炙甘草、黄芪、炮附子、肉桂、山药、升麻、当归、熟地、酸枣仁,水煎服。方用黄芪、人参、白术、山药、炙甘草补气升阳,而人参又可补五脏安精神;升麻升提阳气;当归、熟地补肝血,一则防其益气升阳药升腾太过,一则取其补益肝血,肝血充则气有所附;肉桂、炮附子温肾补阳;酸枣仁养心安神。

6. 惊恐伤神

证候:夜间突然啼哭,哭声尖锐,似见异物状,神情不安,时作惊惕,紧偎母怀,面色乍青乍白,哭声时高时低,时急时缓,舌苔正常,脉动数,指纹青黯。

治法:定惊安神,补气养心。

方药：远志丸加减。远志、石菖蒲、茯神、龙齿、人参、茯苓。远志、石菖蒲、茯神、龙齿定惊安神；人参、茯苓补气养心。

　　睡中时时惊惕者，加钩藤、蝉蜕以息风镇惊；喉有痰鸣，加射干、郁金化痰安神，也可用琥珀抱龙丸或朱砂安神丸以安神定志，但此类药物不宜常服。

　　此外，还可根据证候，加以相应的针灸、推拿等治疗方法。